オトナ女子の
自律神経
セルフケア大全

松井真一郎　治療家・
MB式整体創始者

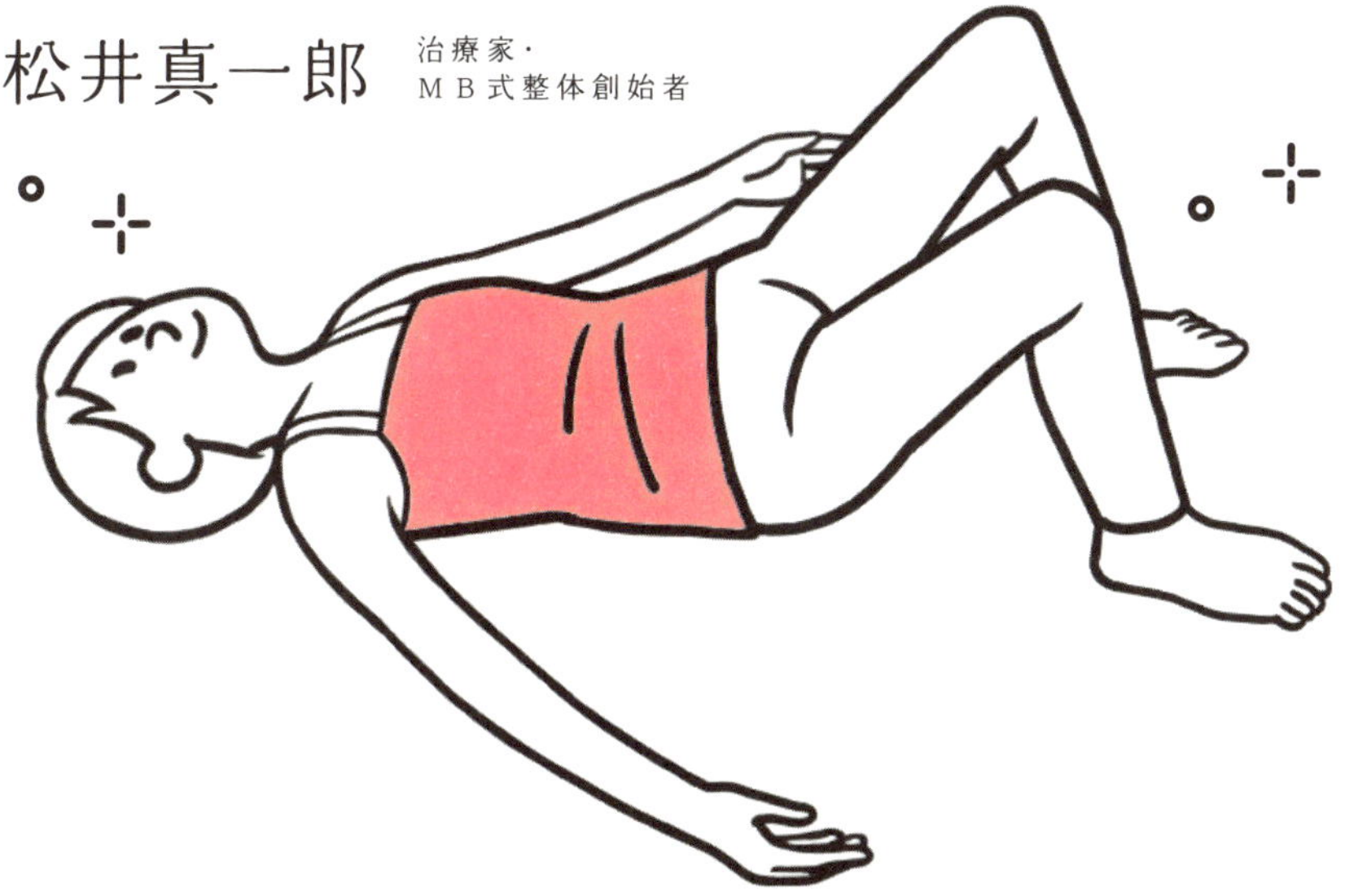

［新装版］

自由国民社

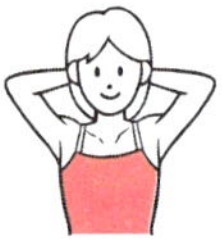

はじめに

日本人女性の辛い症状の1位は、「肩コリ」。けれども、不思議なことに欧米には、「肩が凝る」という意味の英語はありません。

「肩コリ」は精神的に気を使い過ぎることや、ストレスが原因の一つとも言われています。男女格差を測るジェンダーギャップ指数で、日本は１５６ヶ国中１１６位（2022年版世界経済フォーラム「ジェンダーギャップ報告書」）と「肩身の狭い思いをしていることと、日本人女性に「肩コリ」が多いことは、何らかの因果関係があるのではないでしょうか。

私は、治療家になって約30年、代々木の「松井バランス研究所」という整体院でこれまで延べ３万人以上の患者様の身体を診てきましたが、ここ数年で原因不明の不調が圧倒的に増えてきているのを実感しています。

「病院に行ったけれど何ともないと言われた」「辛いのに原因がわからない」（実際、腰痛の85％は原因不明といわれています。）「なにをやっても効果なし」

そう嘆かれる患者様の原因不明の不調は、実はすべて**自律神経**からきています。

実際に、自律神経を整えてから肉体的な不調を整えさせていただくと、それまでなかなか改善しなかった患者様の不調がみるみると良くなり、「不思議だわ」「魔法のようだ」などと言われるようになりました。

口コミが広がり、日本全国から患者様がいらっしゃるようになりましたが、同時に、遠方にお住まいの方や忙しすぎてどうしても弊治療院に来ることができない方々から、「自分でもできるセルフケアの方法を教えて欲しい」という声を多く頂くようになりました。

これが本書を出すことになったきっかけです。

ところが、書き進めている最中にコロナの影響でしょうか、女性に自殺者やうつ病が非常に増えているというニュースをあちこちで耳にするようになり、「ご自分の身はご自分で守ってほしい」という思いが強くなりました。

ココロと身体は密接に繋がっています。

そして身体とココロを繋いでいるのは、「自律神経」です。

本書には、自律神経が乱れやすい現代女性のために、身体の不調だけでなく、「不眠」や「憂鬱になりやすい」などのココロの項目も含めました。

「昨日は絶好調だったのに、今朝は気分が沈む……」「先週は肩こりだけど、今週は頭痛で辛い……」

このような「流動的な症状」は、自律神経からくる不調の特徴です。そのため、日々変化する不調に対応できるように、本書では**頭から足先まで57項目のセルフケア**をご紹介しました。

もう一度お伝えしますが、ココロと身体は繋がっています。また社会とココロも無縁ではいられません。複雑な社会のなかで、身体の不調も複雑化していますが、セルフケアは忙しい皆さんが自宅や職場、電車の中でもすぐにできるように極力シンプルにしました。

どこからでも、気になった項目から始めていただければ、いつのまにか全身が整っていく不思議な感覚を実感していただけるかと思います。

病院に行くほどではないけれども不調に悩んでいる方はもちろん、「どこに行っても治らない」「これまでたくさんセルフケアを試したけれど効果が感じられなかった」方は「最後の駆け込み寺」として、本書を活用し、実践され、そして喜んでいただければ幸いです。

目次

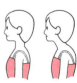

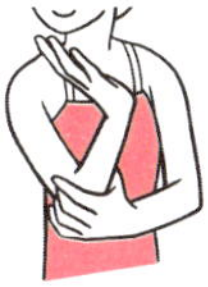

PART5　腰

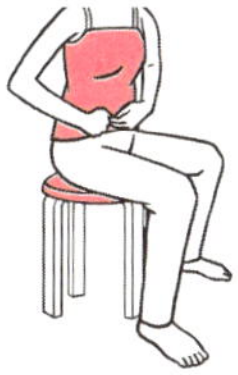

PART6　お腹・お尻

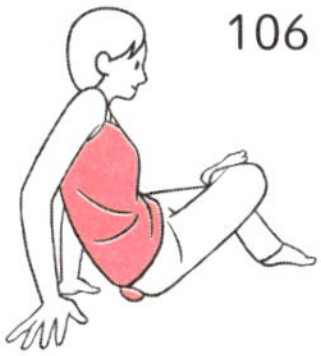

PART7　膝・脚

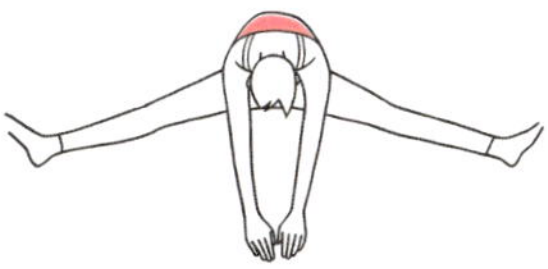

PART8　ココロ

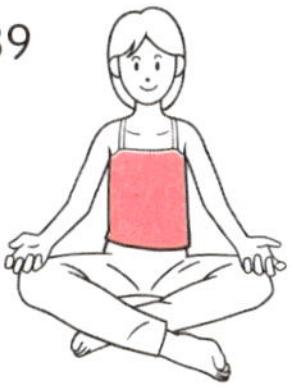

PART9 女性特有の症状

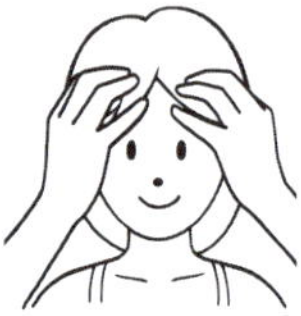

PART10 美容

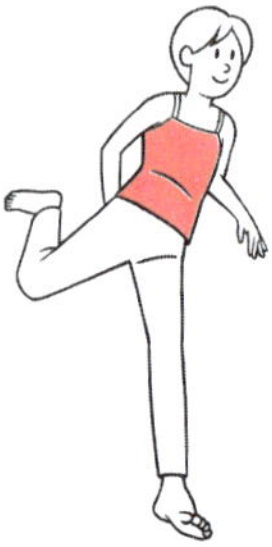

PART 1

頭・顔

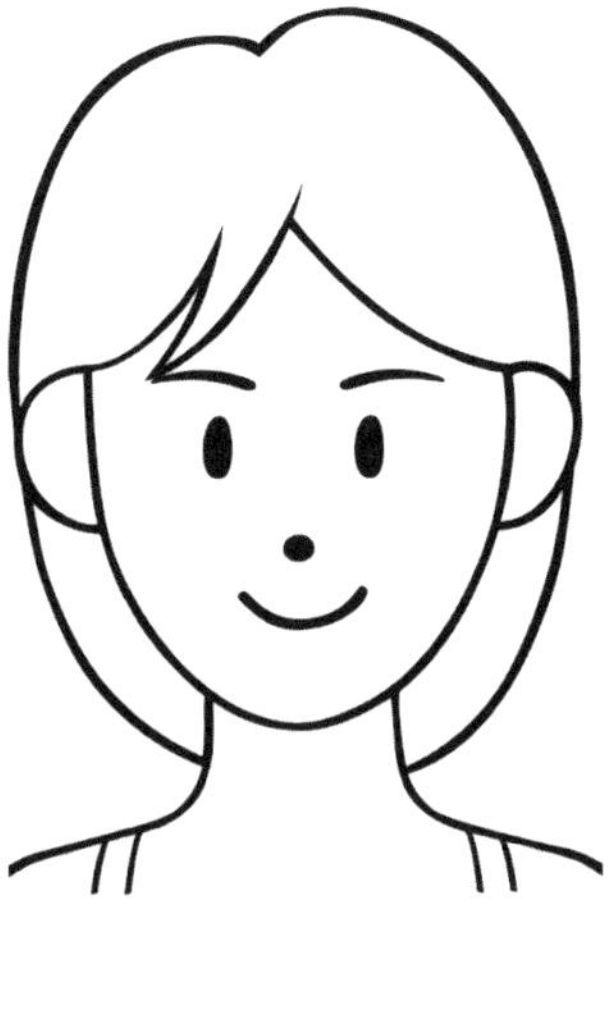

頭痛（筋《きん》収《しゅう》縮《しゅく》性《せい》頭《ず》痛《つう》）

主な原因
- ストレス
- 疲労
- 肩こり

解消ポイント
- 額・こめかみ・後頭部の筋肉をゆるめる
- 全身の筋膜をゆるめる

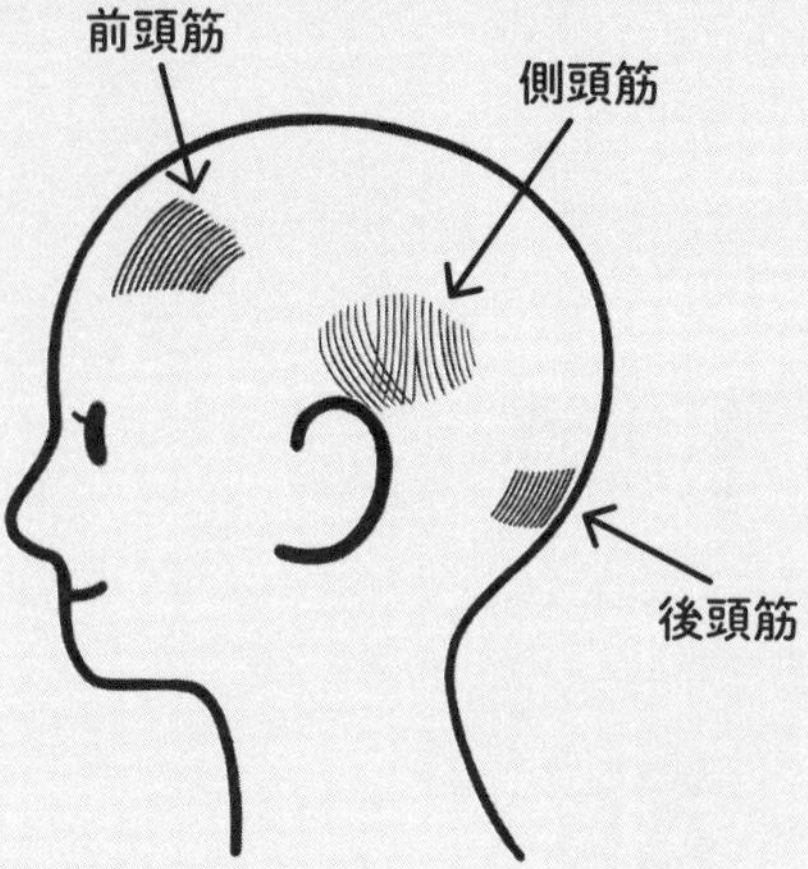

頭蓋骨と頭皮の間には3つの薄い筋肉があり、それぞれ①前頭筋《ぜんとうきん》、②側頭筋《そくとうきん》、③後頭筋《こうとうきん》と呼ばれています。これらの筋肉がストレスや疲労により硬くなって起きる頭痛を「筋収縮性頭痛」と呼び、頭を締めつけられるような痛みが特徴です。別名「肩コリ頭痛」とも呼ばれるほど、肩コリや首のコリとも関係しています。

頭痛には、頭部を含め全身の筋肉を包みこんでいる筋膜も関係しています。この筋膜はシーツのように全身を覆っていますので、頭部だけでなく全身の筋膜を動かすように意識すると、頭痛はさらに改善しやすくなります。

セルフトリートメント①額の筋肉と全身の筋膜をゆるめる

コツは、頭を動かさないようにしながら、大きく身体をねじることです。

1〜3セット

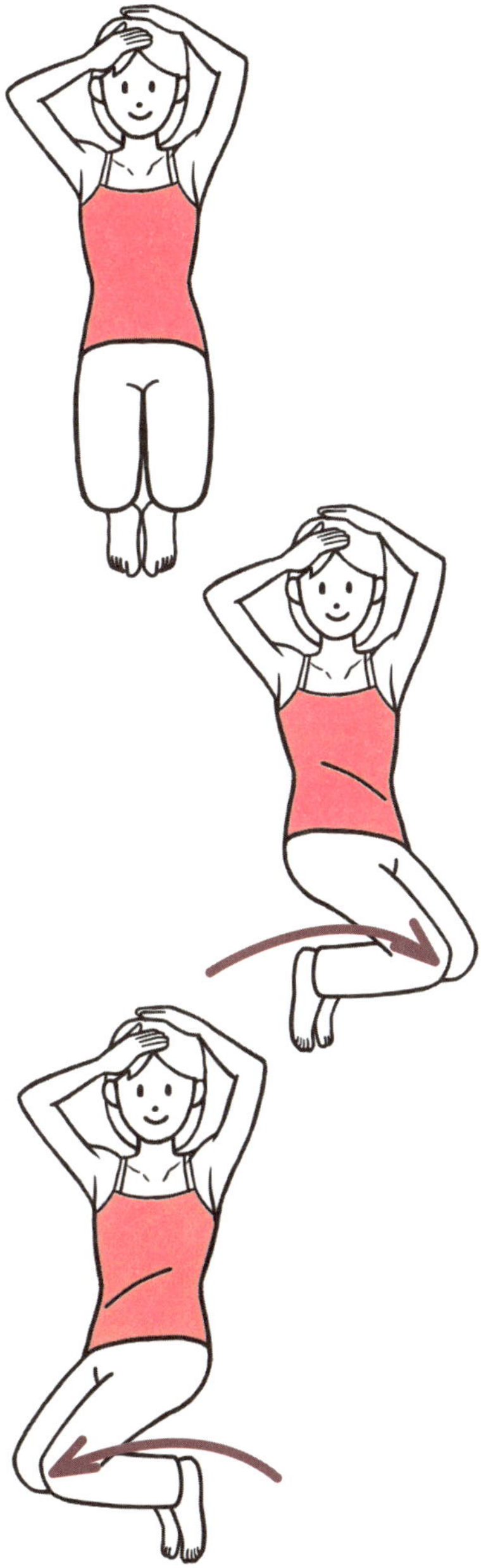

1

あおむけになり、両膝をつけた状態で脚を曲げ、額と頭のてっぺんに手を当てます。額に当てる手は、右でも左でもいいです。

2

両膝をつけたまま、左右に倒して膝を床につけます。

※頭はまっすぐに固定したまま、左右に倒します。

3

左右合わせて20回（1セット）行います。

セルフトリートメント②こめかみの筋肉と全身の筋膜をゆるめる

コツは、頭を動かさないようにしながら、大きく身体をねじることです。

1〜3セット

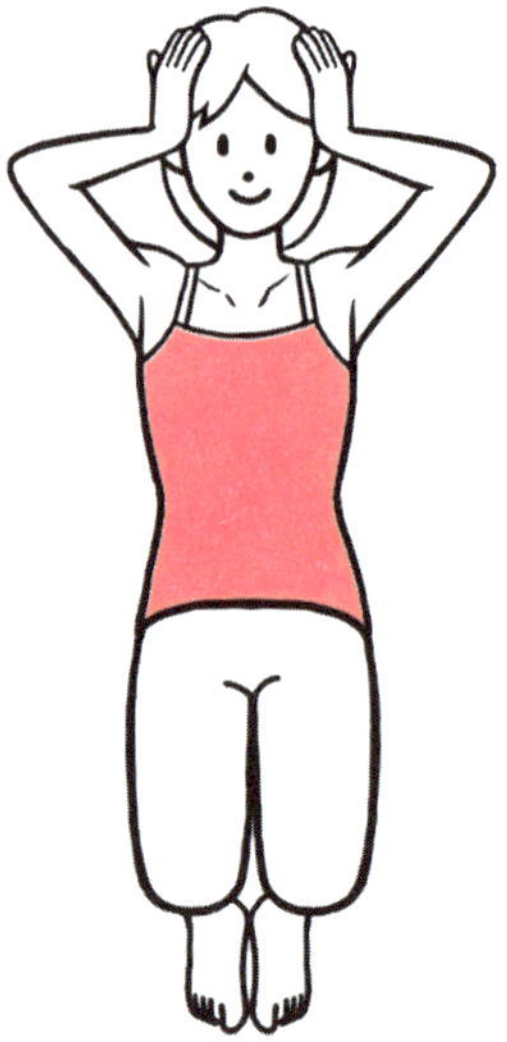

1

あおむけになり、両膝をつけた状態で膝を曲げ、こめかみに両手を当てます。

2

両膝をつけたまま、両脚を左右に倒して膝を床につけます。
※頭はまっすぐに固定したまま、左右に倒します。

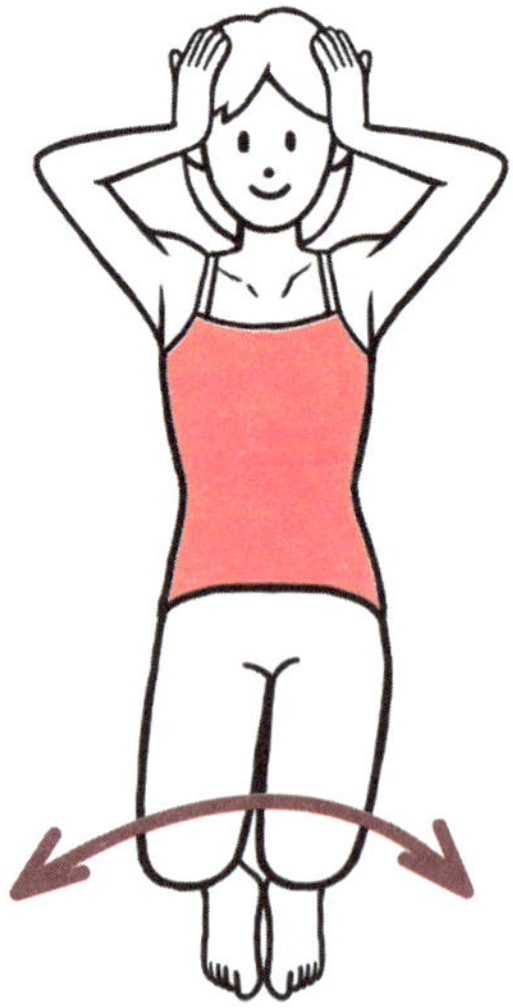

3

左右合わせて20回（1セット）行います。

セルフトリートメント③後頭部の筋肉と全身の筋膜をゆるめる

コツは、頭を動かさないようにしながら、大きく身体をねじることです。

1〜3セット

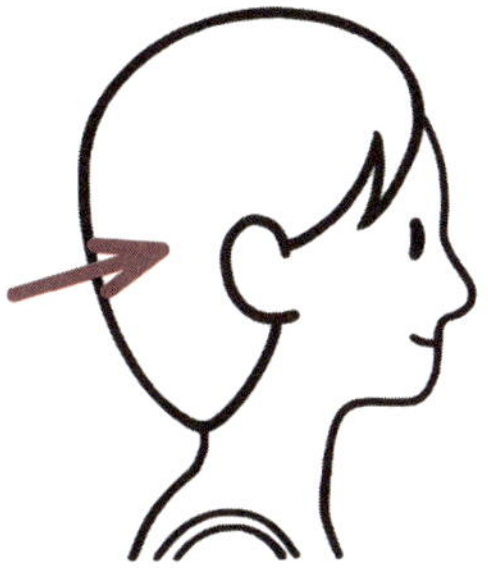

1

頭部のちょうど目の裏側の辺りに押さえると響く箇所があります。その部分に両手の中指と人差し指、薬指の3本の指を当てます。

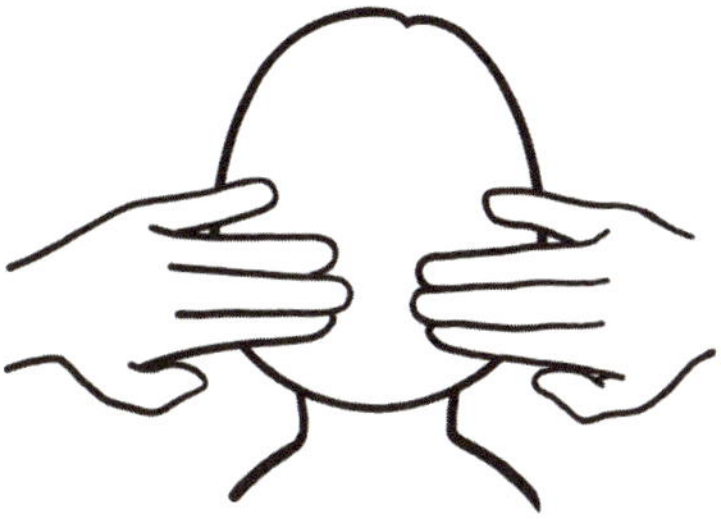

2

あおむけになり、1の箇所を押さえたまま、両膝をつけ、両脚を左右に倒して膝を床につけます。

※頭はまっすぐに固定したまま、左右に倒します。

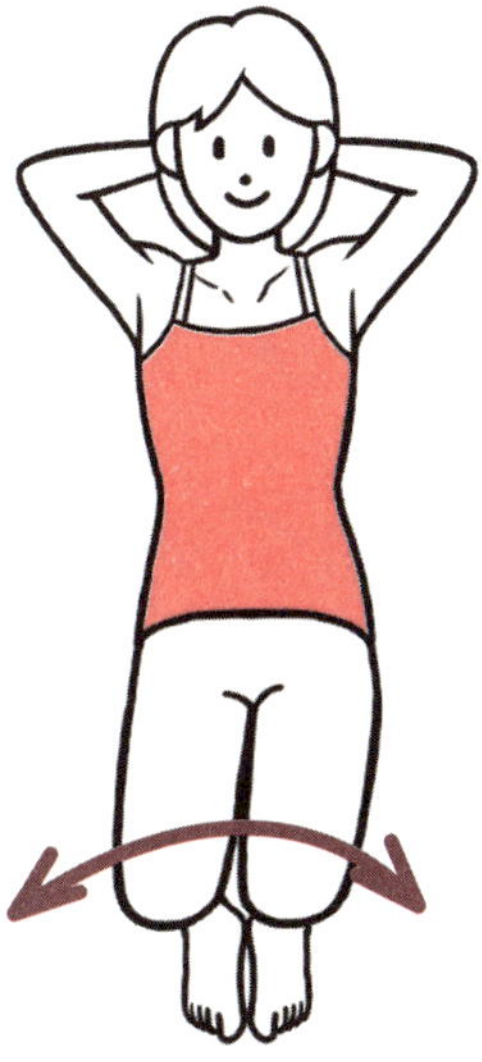

3

左右合わせて20回（1セット）行います。

眼精疲労

主な原因

▼過度なデスクワーク
▼近視や乱視、老眼、ドライアイ

解消ポイント

▼目を開く筋肉をゆるめる
▼目のピントを合わせる筋肉をゆるめる

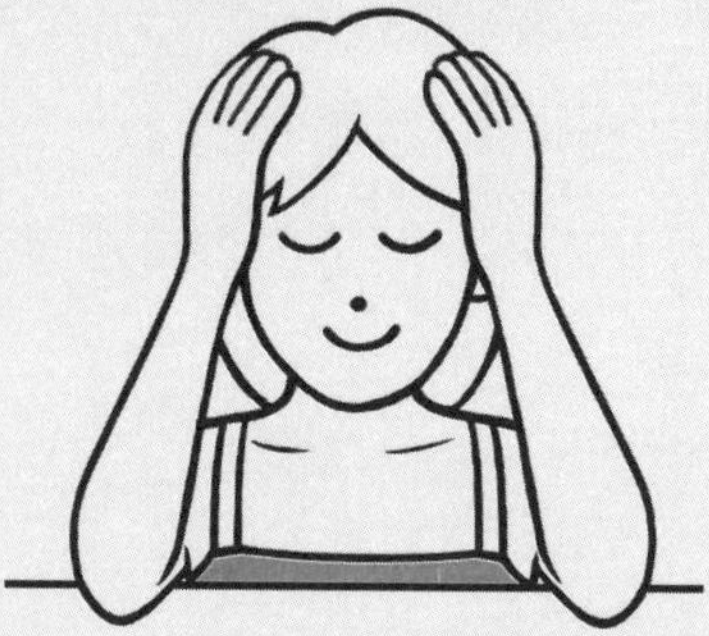

眼精疲労とは、目の筋肉疲労のことです。運動すると筋疲労や筋肉痛を起こすように、目を使う筋肉が疲労し、場合によっては筋肉痛のような痛みを発している症状のことです。

眼精疲労を引き起こす筋肉は2つで、「目を開く筋肉」と「目のピントを合わせる筋肉」です。目を開くときに使う筋肉は主に眉間にあります。長時間パソコンやスマホ、テレビを見て目を開きっぱなしにしていてつい眉間を押さえてしまうのは、無意識に疲労している箇所を押さえているのです。にらめっこのように「目を無理やり開く」筋肉はこめかみにあるからです。

眼精疲労を解消するには、眉間とこめかみに溜まった疲労を取ることが大事です。

セルフトリートメント①眉間の筋肉をゆるめる

1セット

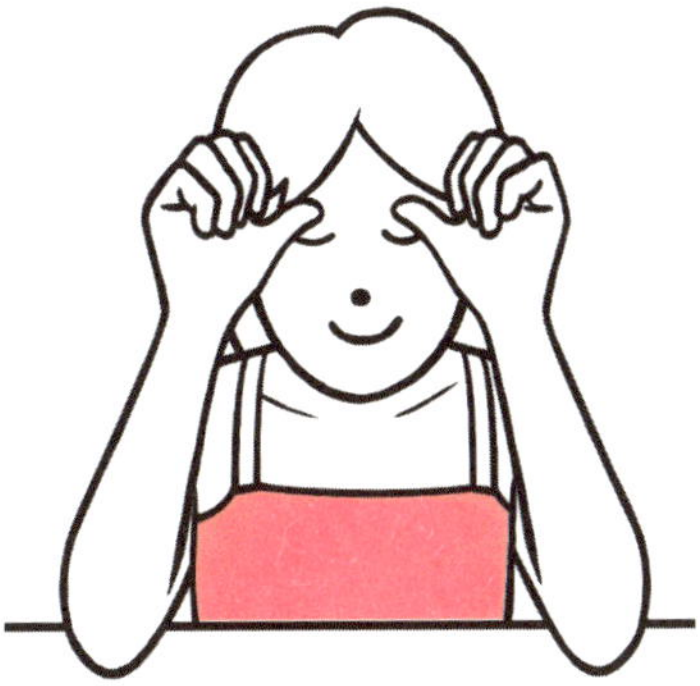

1

机の上に両肘をのせます。

2

両方の親指を眉毛の内側に当てます。

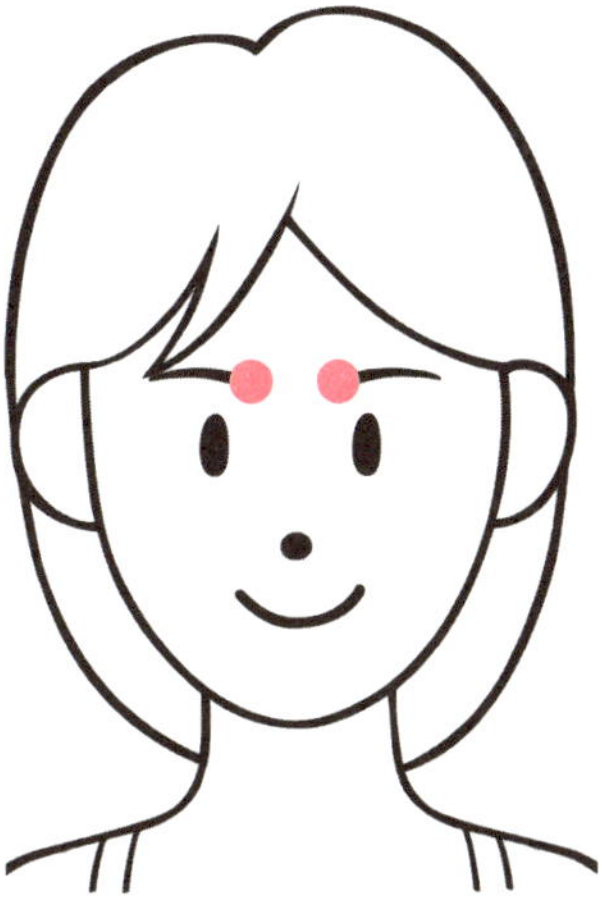

3

そのまま首の力を抜きながら、頭の重さを利用して圧を加えます。

※圧を加える方向は額にむかってです。眼球の方向には加えないでください。

※10秒間ほど押したらゆっくり戻します。

セルフトリートメント②こめかみの筋肉をゆるめる

1セット

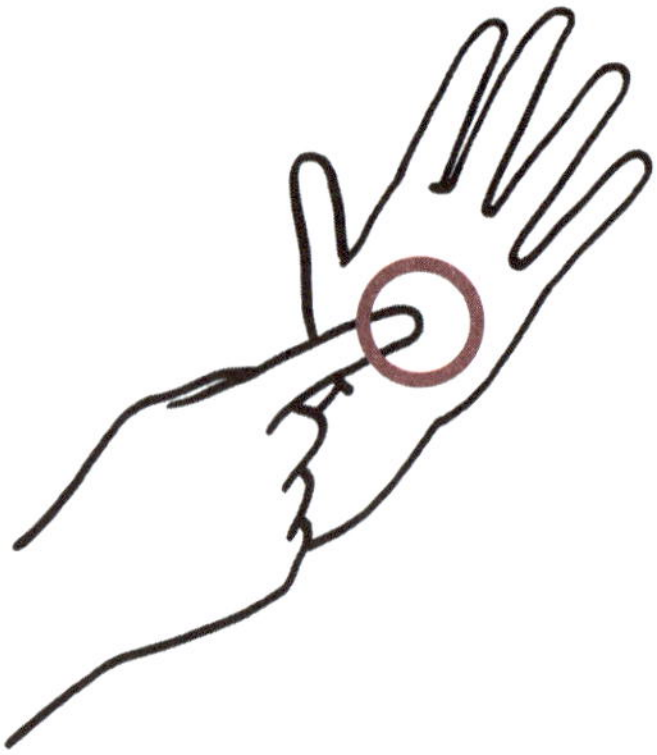

1

両手の平の真ん中の部分をこめかみに当てます。

2

机の上に肘をつけ、こめかみと頭部を包み込むようにして軽く圧を加えます。

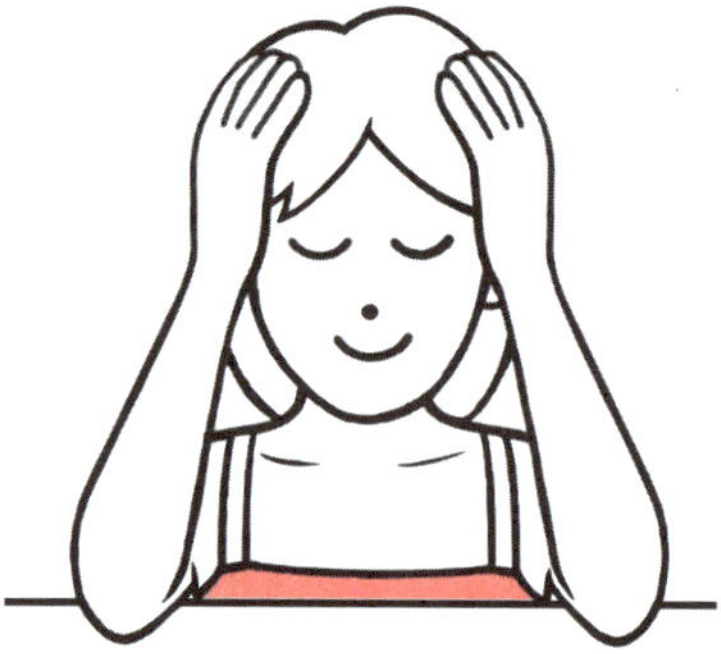

3

30秒ほどキープします。
※気持ち良いぐらいの強さで押します。痛みが出るほど強く押さえないように注意してください。

セルフトリートメント③目のピントを合わせる筋肉をゆるめる

目のピントを調整している筋肉は目の中にあります。目を使いすぎると目の奥が痛くなるのはこの筋肉が疲労するからです。そしてこれは、後頭部に付着している筋肉と関係しています。直接マッサージしなくても、後頭部の筋肉をほぐせばピントを調整している筋肉はゆるみ、眼精疲労は改善していきます。

1セット

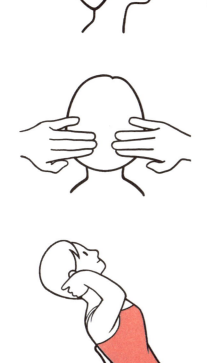

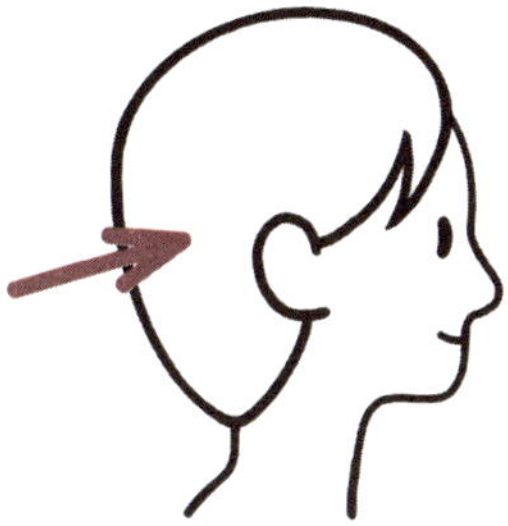

1

後頭部のちょうど目の裏側の辺りに押さえると響く箇所があります。
その部分に両手の中指と人差し指、薬指の３本の指を当てます。

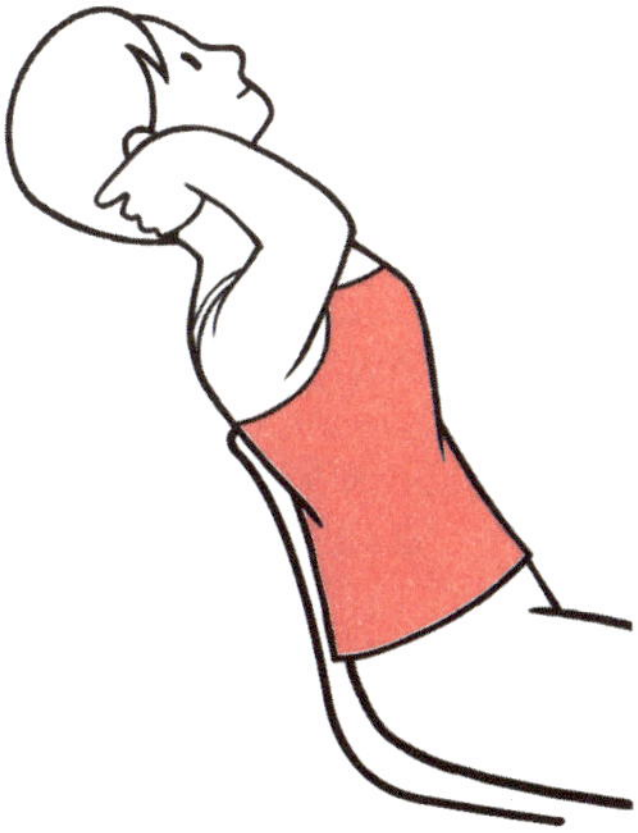

2

椅子の背にもたれながら天井を見るように上を向きます。
この時、指に頭の重さを乗せるようにして後頭部に圧を加えます。

3

30秒ほどキープし、ゆっくり戻します。

目の周り（まぶた）のけいれん

主な原因

▼パソコンなどで目を酷使
▼過度なストレス
▼睡眠不足

解消ポイント

▼目の周りの筋肉をゆるめる
▼目の周りの血行を良くする
▼スマホやパソコンを長時間見ないようにする
▼カフェインの摂取量を減らす

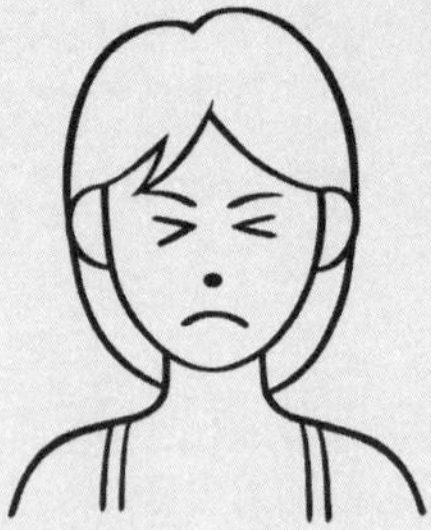

まぶたのけいれんは、通常は片眼だけに起こり、数秒～数分で自然に治まることが多いですが、人によっては数日～数週間と症状が続く場合もあります。
ほとんどはパソコンなどで目を酷使したり、過度なストレスや睡眠不足、肉体的・精神的なストレスによる自律神経の乱れが原因で起こるものです。

セルフトリートメント①目の周りの筋肉をゆるめる

「眼精疲労」のセルフトリートメント（P13～15）を1セット行ってください。

セルフトリートメント②目の周りの血行を良くする

1セット

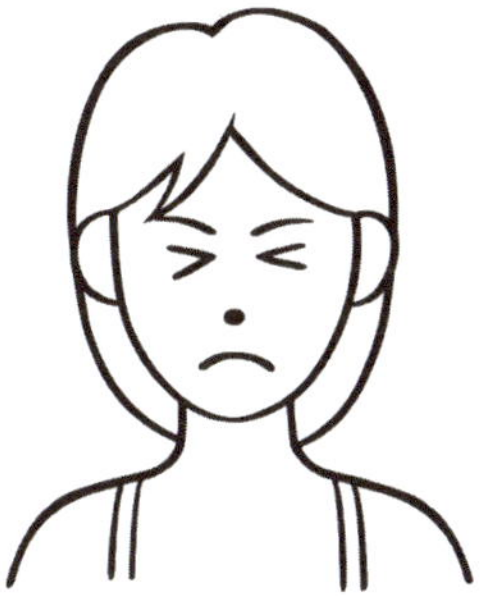

1

目をしっかりつぶります。

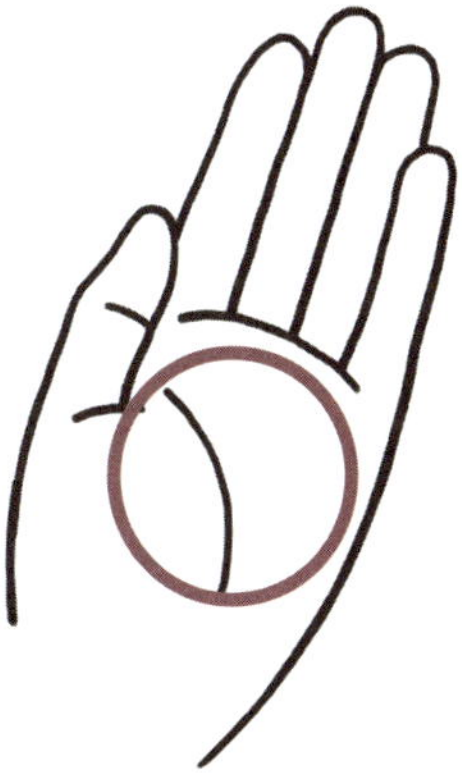

2

両手の手のひらの真ん中部分を、目を閉じたまぶたの上にあてます。

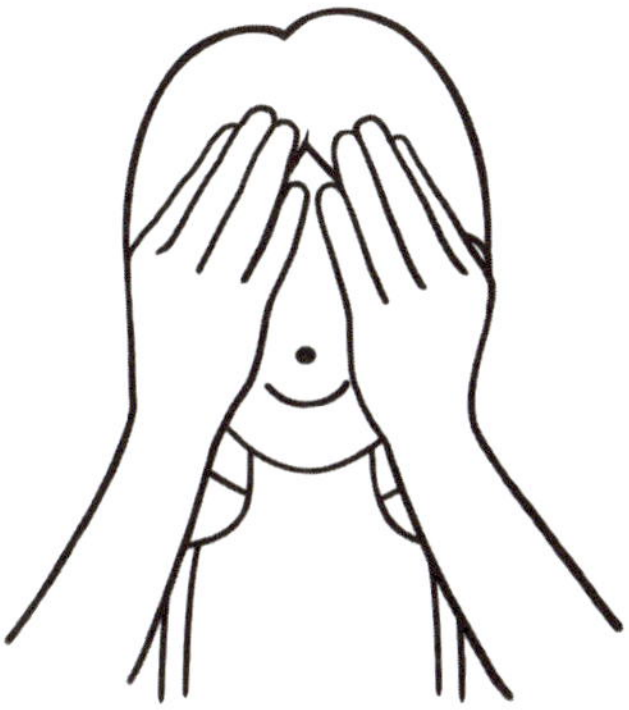

3

1分間キープします。

セルフトリートメント③スマホやパソコンを長時間見ないようにする

1時間に1回3分ほど、目をパソコンから離し、まばたきを意識的に行ってみてください。

セルフトリートメント④カフェインの摂取量を減らす

カフェインの摂取量が多くなると自律神経の交感神経が優位になり、目の周辺にある三叉神経という神経が過敏に働くことでまぶたのけいれんが強くなると言われています。

コーヒーや紅茶などは午前中に1杯程度、または飲まないように控えた方が改善しやすいです。

食いしばり・歯ぎしり

主な原因

▼ストレス、緊張

解消ポイント

▼歯を離す癖をつける
▼寝る前に咬筋《こうきん》をゆるめる

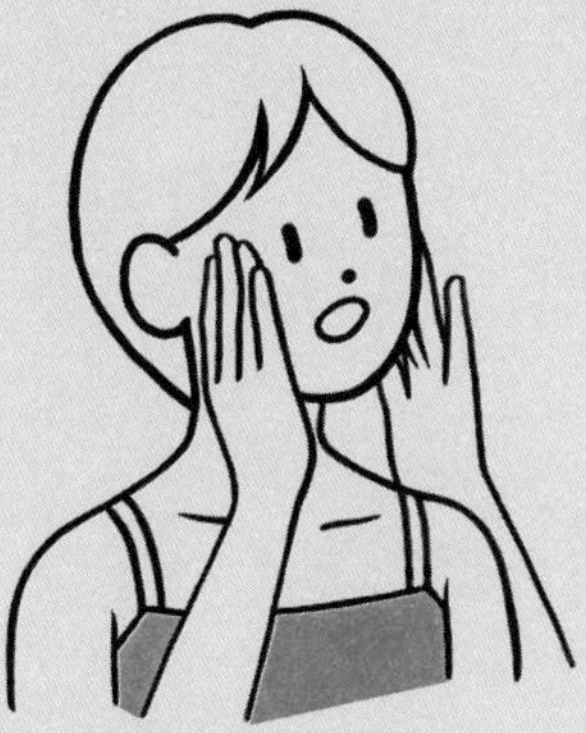

歯を食いしばるのは、歯ぎしりと共にストレスや緊張からくる「癖」だと言われています。昼間はパソコンやスマホなど何かに集中している時に起こりやすく、夜間は自律神経と関係して特に眠りが浅い時に出やすいといわれています。

食いしばりや歯ぎしりは放置しておくと歯の痛みはもちろん、顎関節症や首肩のコリなどの原因にもなります。

解消の最大のポイントは、癖を直すことです。本来、会話や食事を含めて1日20分程度しか歯は接触しません。つい、歯を接触させてしまう悪い癖を、歯を離す良い癖に変えることです。

セルフトリートメント①歯を離す癖をつける

10回

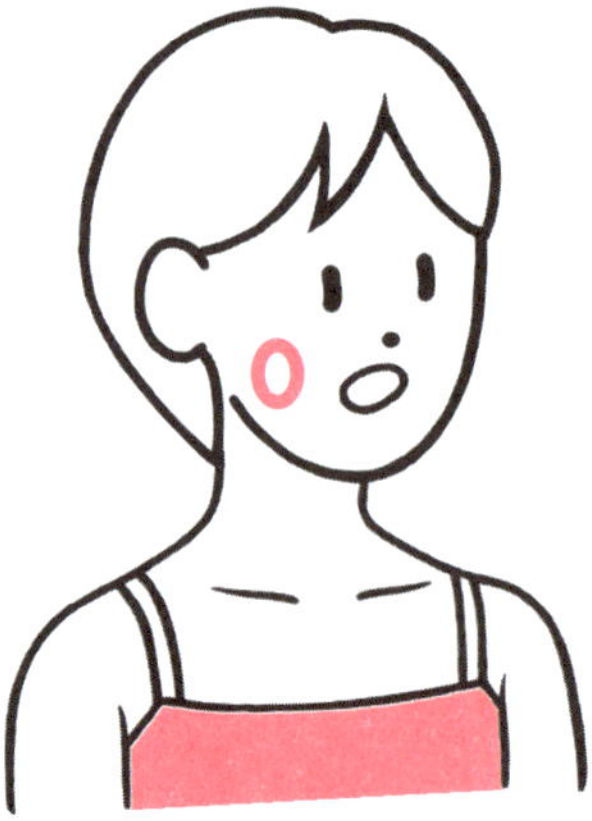

1

口を軽く開け、頬の部分を軽く両手で叩きます。

2

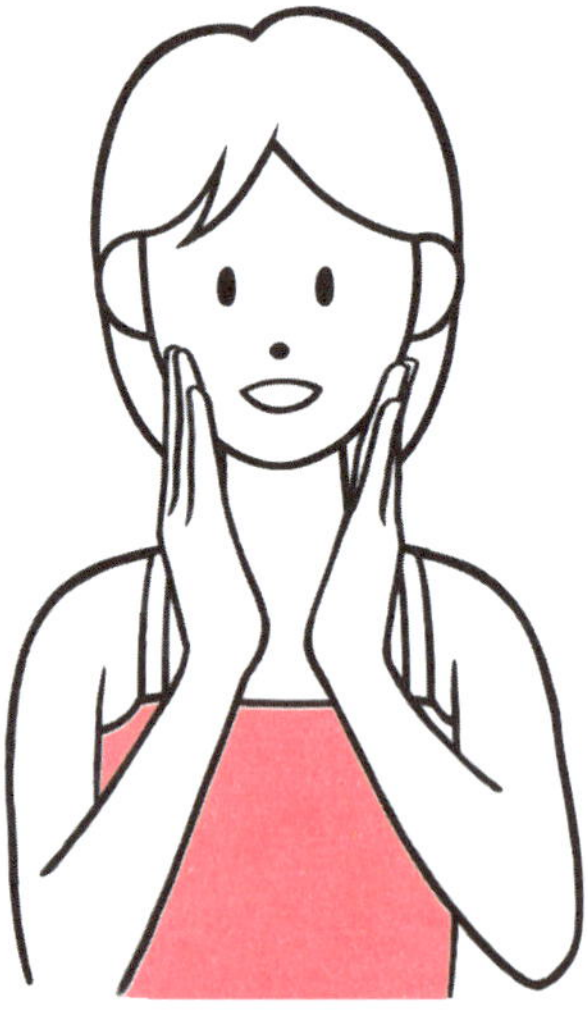

「歯を合わせない、歯を合わせない」と心の中でつぶやきながら10秒ほど軽めに叩きます。
※1時間に1回、10回ほど行ってください。

セルフトリートメント②上を向いて歯を離す癖をつける

パソコンやスマホなど、集中して下を向いている時に歯を食いしばりやすくなります。下を向いて作業をしたら、上を向いて歯を離す癖をつけましょう。

10回

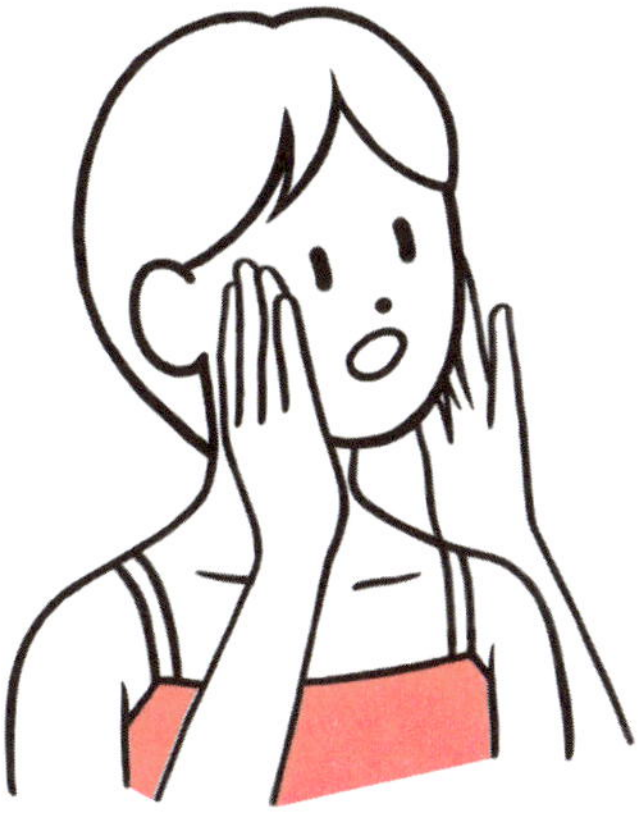

1

口を軽く開け、頬の部分を軽く両手で押さえます。

2

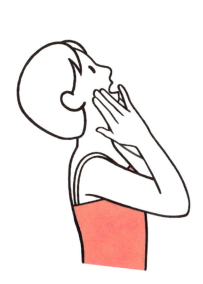

口を開けたまま上を向き、深呼吸を3回行います。

※パソコンやスマホなど、集中して下を向いて1時間以上作業している時に行います。1時間に1回、10回ほど行ってください。

セルフトリートメント③寝る前に咬筋《こうきん》をゆるめる

寝ている時は特に強い力で食いしばりや歯ぎしりをしてしまう傾向にあるので、寝る前に、咬筋をゆるめるトリートメントを行います。

寝る前に 1セット

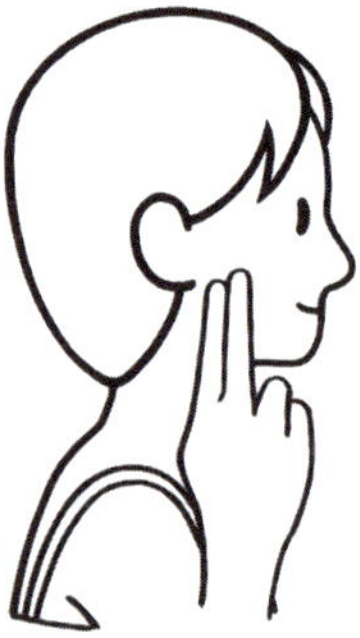

1

耳たぶの前に人差し指、中指２本の腹を当てます。

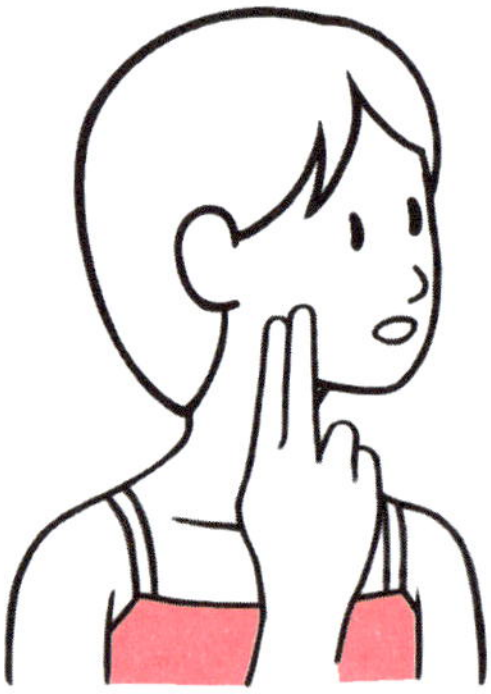

2

口を軽く開けます。

3

そのまま唇の脇に向かってスライド（滑らせて）していきます。

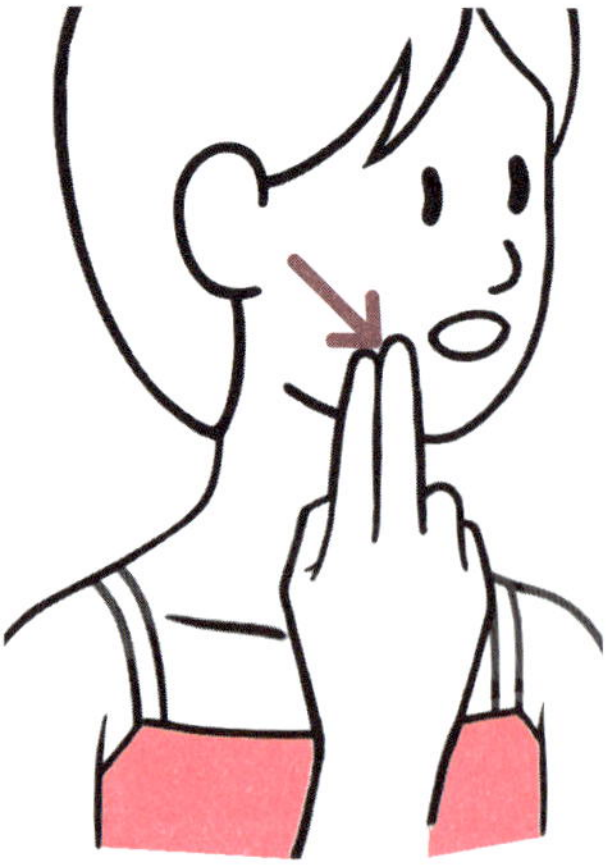

4

片側１分間ずつ行います。

※咬筋が緊張している方は少し痛いかもしれませんが、頑張って１分間行ってください。ゆるんでくると痛みは軽減していきます。

あごの痛み（顎《がく》関節症）

主な原因

▼ストレス
▼食いしばり、歯ぎしり

解消ポイント

▼咬《こう》筋《きん》をゆるめる
▼顎関節の動きをスムーズにする

口を開くとあごが痛い、口が開け難くて指が3本以上入らない、口を開けるとパキッ、カクカクなどの音がする。どれか一つでも当てはまれば顎関節症かもしれません。原因は様々ですが、共通している状態としては、あご周辺の筋肉が緊張しているか、顎関節がスムーズに動いていない、の2点です。

咬筋は顎の関節と大きく関与していて、咬筋が緊張するとあごの痛みや口の開き難さに繋がります。顎関節の動きをスムーズにすると口が開きやすくなり、口を開ける際の音なども軽減していきます。

セルフトリートメント①咬《こう》筋《きん》をゆるめる

「食いしばり・歯ぎしり」のセルフトリートメント③寝る前に咬筋をゆるめる（P22）を3セット行ってください。

セルフトリートメント②あごの関節をスムーズにする

顎関節の動きをスムーズにするには「関節」を動かしてあげることです。

3
セット

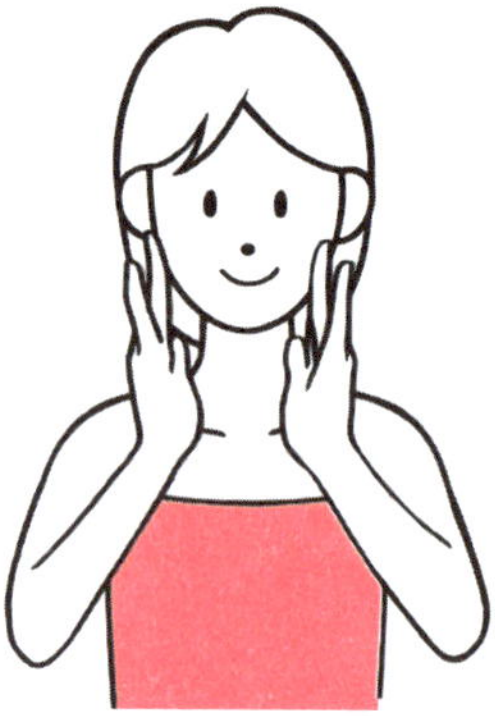

1

両手の指を軽く頬に当てます。
口を開き、右にアゴをスライドさせます。この時、頬にそえた右手を左の方向に10秒ほど優しく押します。

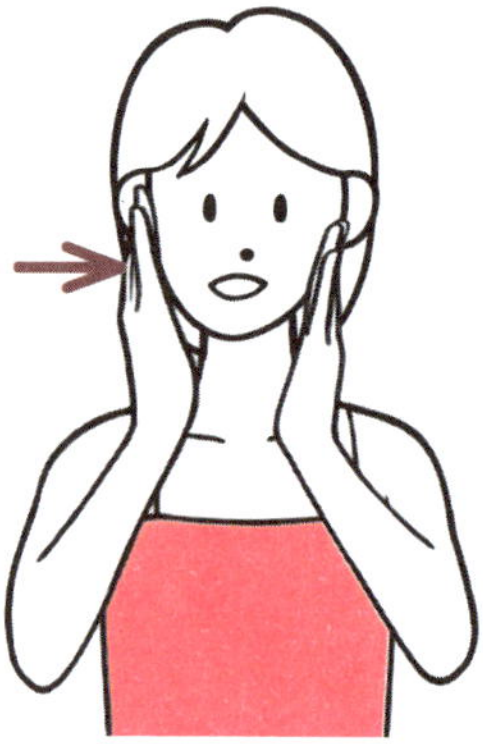

2

同じように、左にアゴをスライドさせます。この時、頬にそえた左手を右の方向に10秒ほど優しく押します。
※痛みが出るほど激しくは動かさないでください。

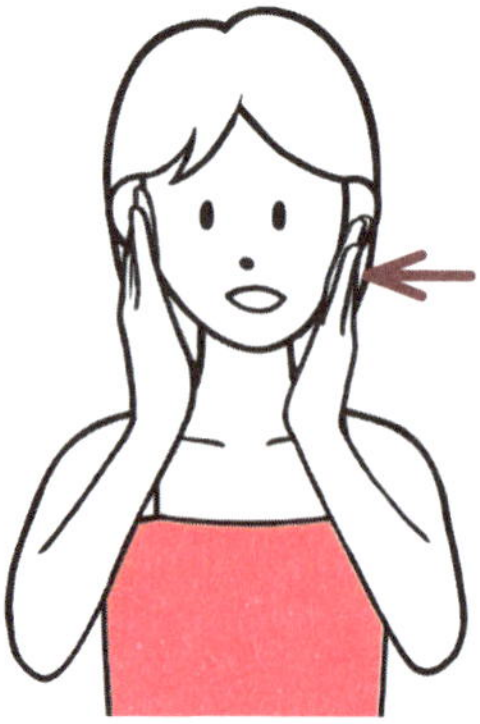

セルフトリートメント③あごの関節をスムーズにする

3
セット

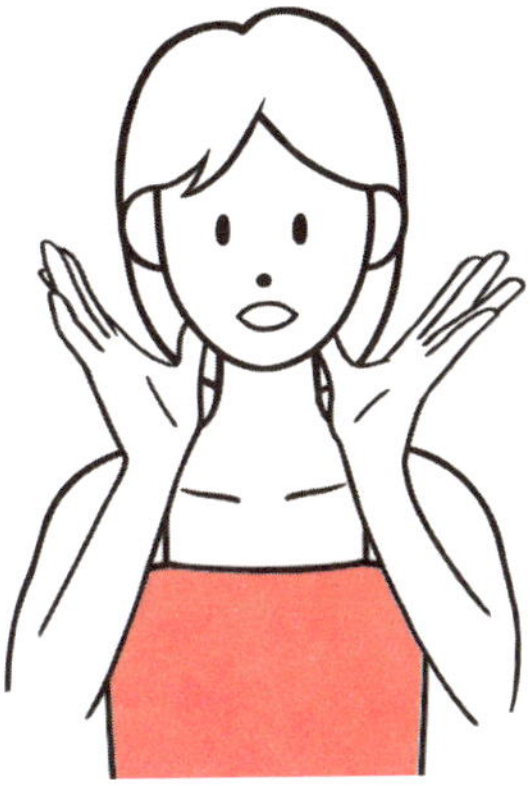

1

口を軽くあけ、えらの下に両手の親指を入れます。

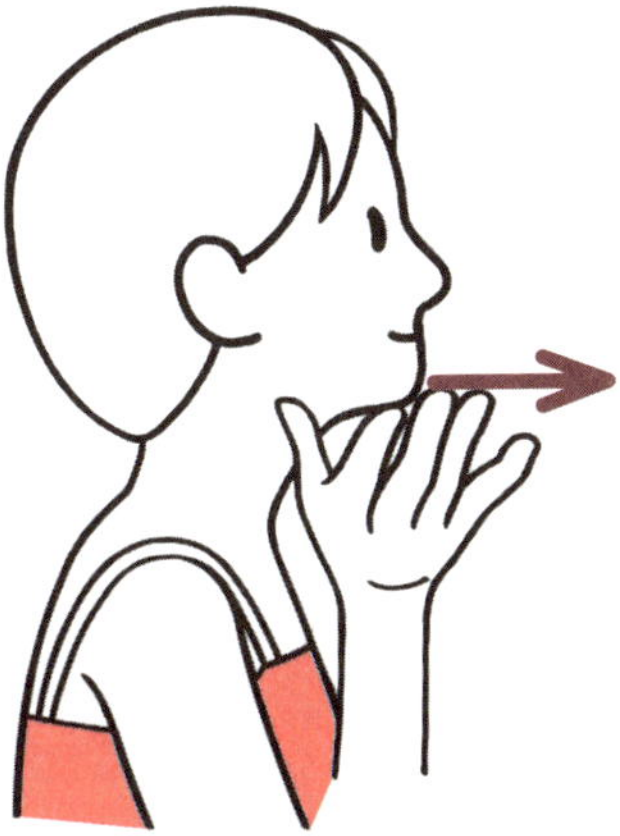

2

下あごを突き出します。
※痛みが出るほど激しくは動かさないでください。

耳鳴り

主な原因

▼疲労・ストレス
▼自律神経の乱れ

解消ポイント

▼耳をマッサージする
▼耳の通りをスムーズにする

「キーン」と不快な音がする耳鳴りは、耳の疾患や脳血管疾患が原因となって起こることもありますが、原因が特定できない場合も多々あります。

例えば、ストレスなどによる自律神経の乱れです。自律神経は、通常は起きている時や寝ている時、温度変化などに対応してバランスをとっています。しかし、疲労やストレスなどで自律神経が乱れると、身体が緊張状態になり、それが続くと血管が収縮し、血液が組織に十分に行き渡らなくなります。特に首や耳周辺の血行が悪くなると脳の血流障害を起こし、耳鳴りが起こりやすくなります。

耳の周囲には、重要な筋肉や血管、リンパ管が集まっていますので、耳そのものをマッサージして耳の筋肉をゆるめることは自律神経の安定につながり、耳鳴りを改善しやすくなります。

また、耳鳴りの大部分は何らかの難聴に伴って起こると言われています。これは電気信号が伝わりにくくなった脳がそれを補おうとして過敏になり、電気信号を強化することで耳鳴りが発生するからです。

セルフトリートメント①耳マッサージ

3
セット

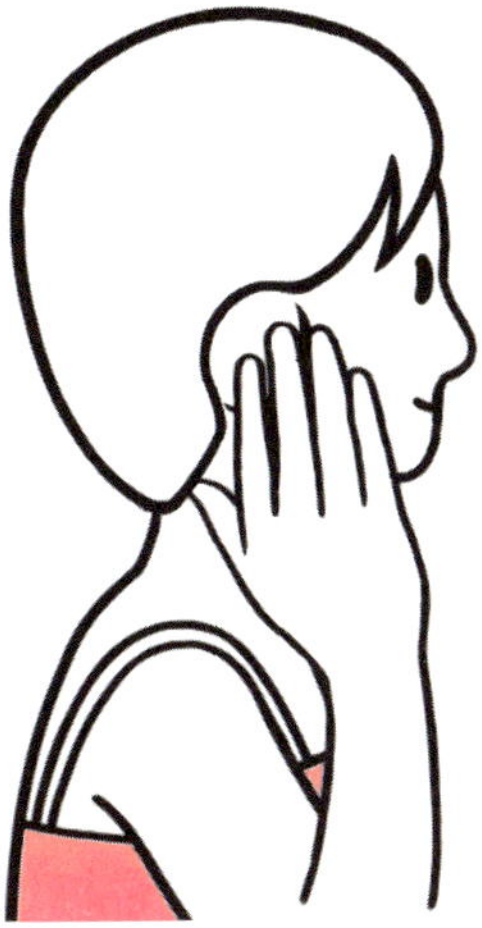

1

右の耳を折り曲げ、右手で押さえます。

2

時計回りに50回ほど、円を描くようにほぐします。

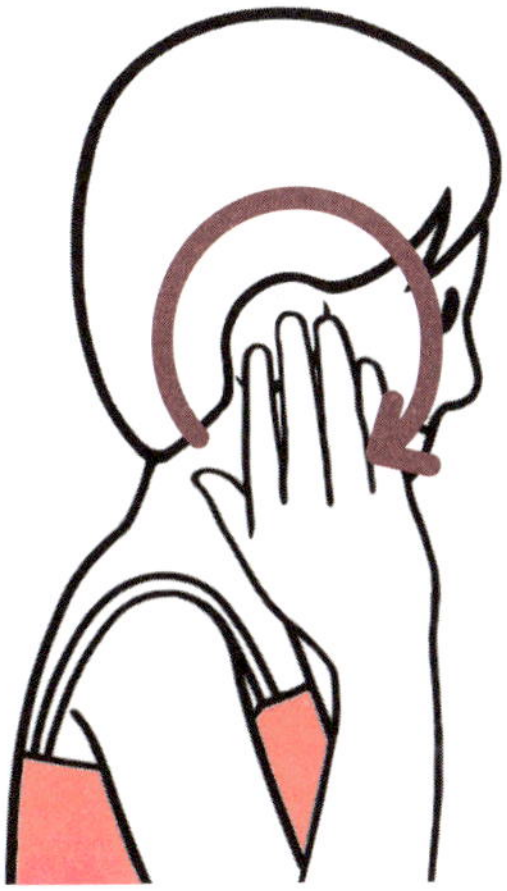

3

反対の耳も同じように行います。

セルフトリートメント②耳の通りをスムーズにする

3セット

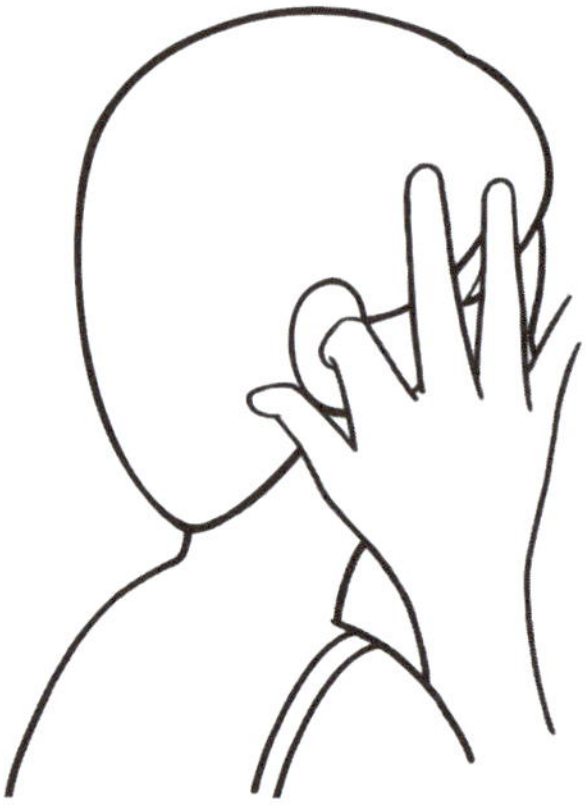

1

両方の耳の穴に人差し指を入れ、親指で耳の後ろの骨の出っ張りを押さえます。

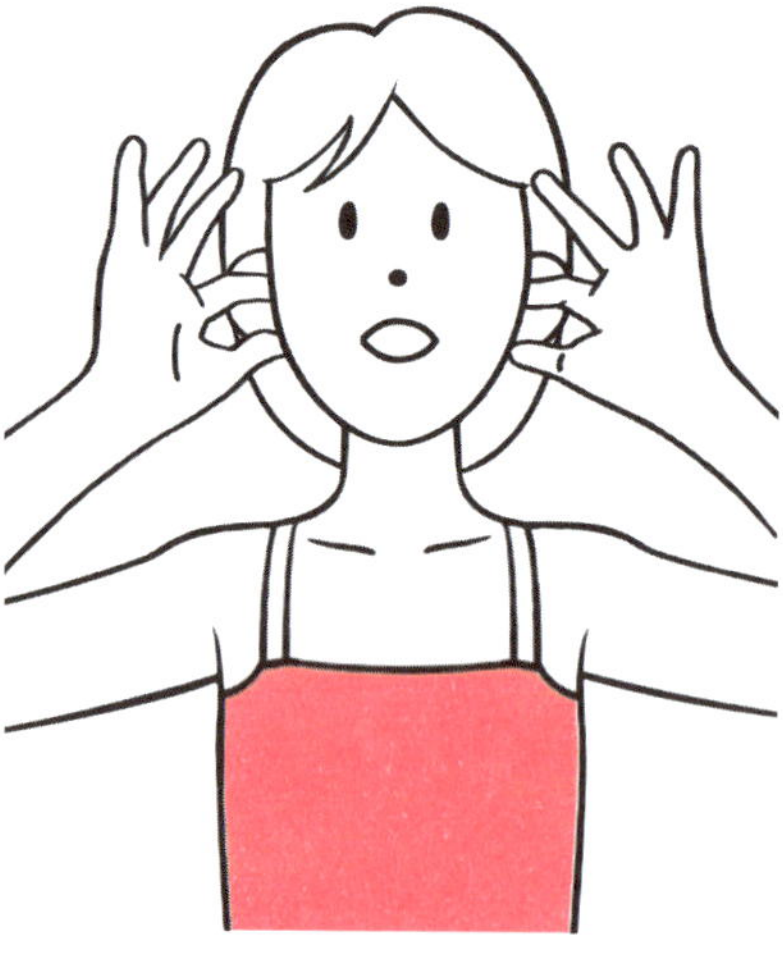

2

あくびをするように斜め上を向きます。あごの力を抜いて口を開けます。

3

深呼吸を大きく10回行います。

立ちくらみ

主な原因

▼自律神経の乱れ
▼下半身の血行不良

解消ポイント

▼太もも・ふくらはぎを鍛える
▼ふくらはぎを動かし、血流の流れを良くする

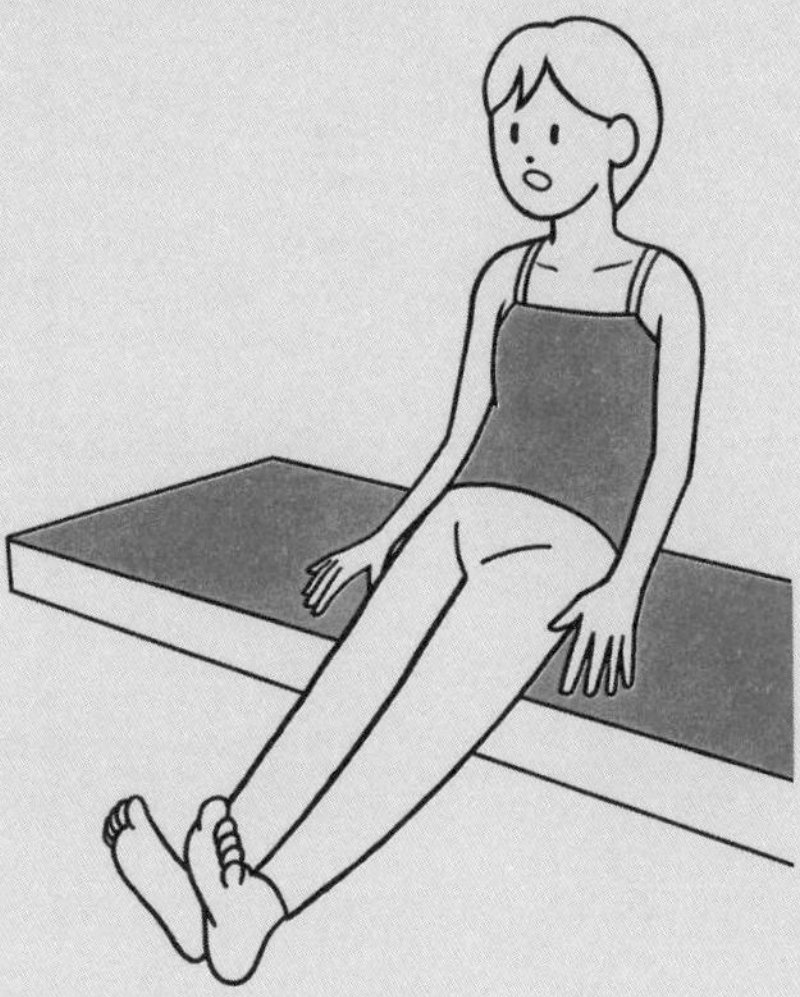

立ちくらみは、寝ている状態から立ち上がった時に、血液が上半身から下半身へと流れ、脳の血液が不足することで起こります。主に自律神経の乱れが関係していますが、筋肉が少なく、低血圧になりやすい女性は立ちくらみが起こりやすいようです。

ふくらはぎや太ももを鍛えることで日常的に血流を良くしていけば、立ちくらみの回数を減らしていけます。

また足首を動かし、ふくらはぎのポンプ作用で血流を促進することは、脚の冷えにも効果的です。足先が冷たいなと感じた時に行うことで、立ちくらみの予防にもなります。

セルフトリートメント①足先に血液を流す

3セット

1

椅子に座って足を組みます。

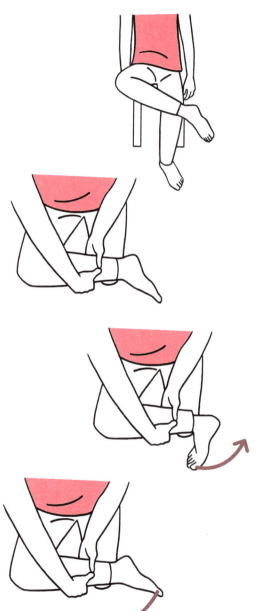

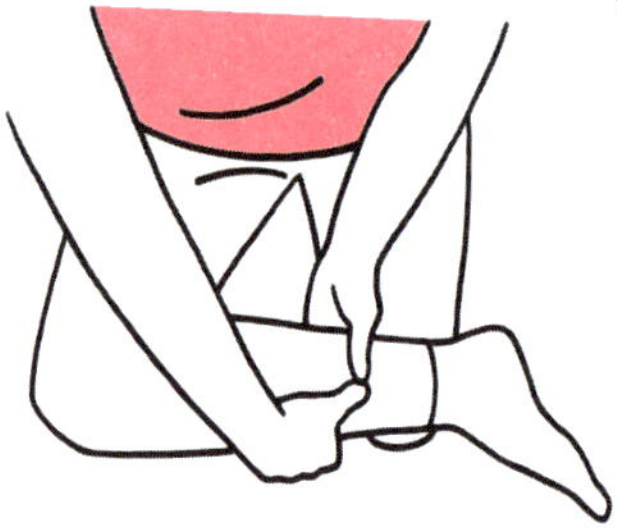

2

アキレス腱から指4本分より上の筋肉を両手で握ります。

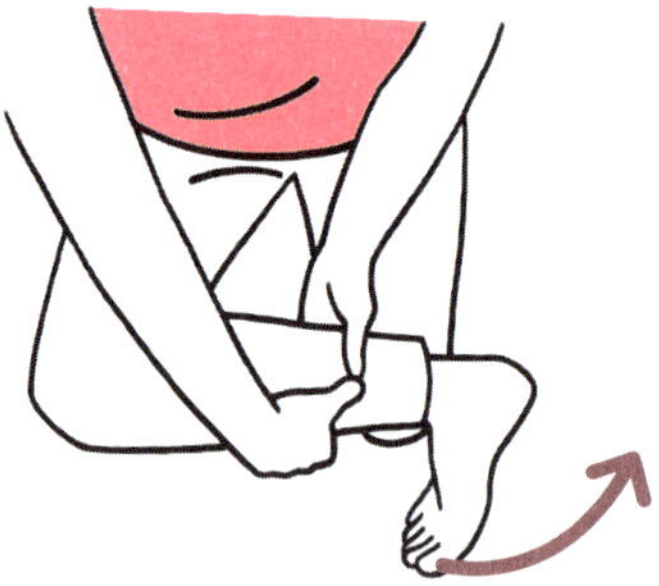

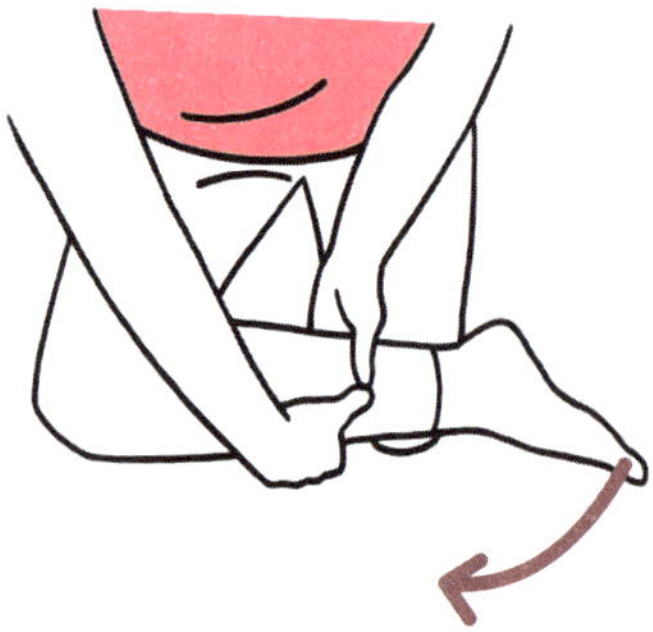

3

握った状態で足首を上下に10回動かします。

※反対の足も同じように行います。

セルフトリートメント②ふくらはぎを鍛える

3セット

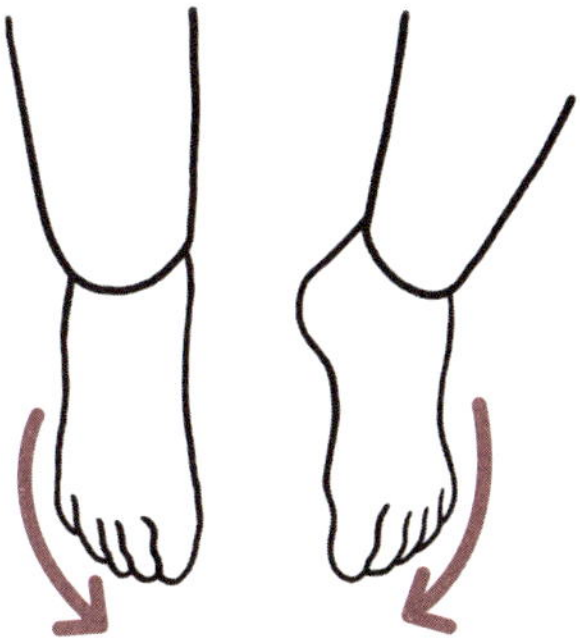

1

立っている状態で両足の指を曲げます。

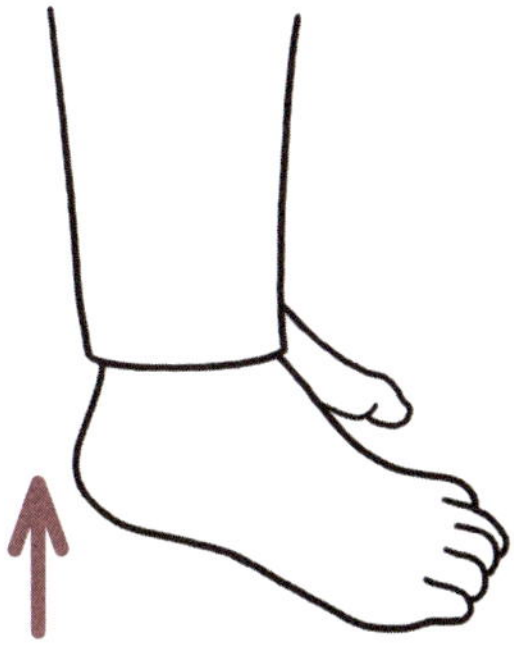

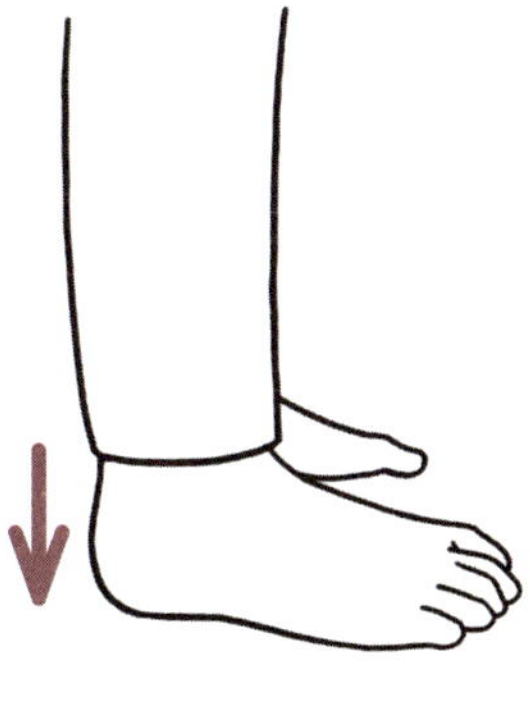

2

そのまま踵を3～5センチほど上げて下ろします。
上げ下げを10回ほど行います。

※かかとを上げた際にふらついてしまう場合は、壁などに手をついて行ってください。

セルフトリートメント③太ももを鍛える

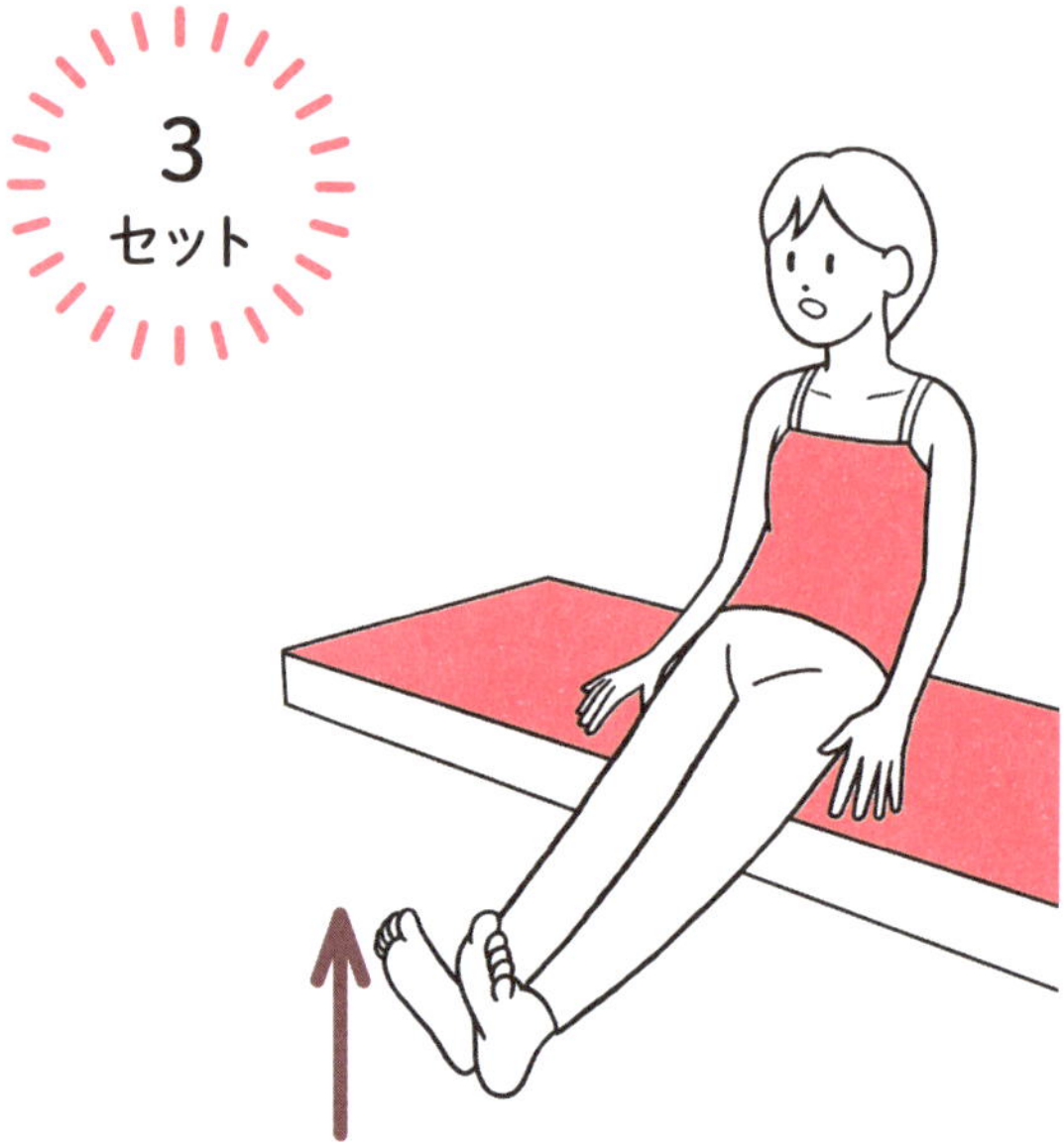

1

椅子などに座り、両膝とかかとをつけたまま膝を伸ばし、かかとをピッタリとつけます。

2

両方のつま先を上に上げ、そのままの姿勢で両膝を伸ばします。

3

10秒キープし、ゆっくり下げます。

※両足同時が難しい場合は、片足ずつ行ってもかまいません。

PART 2

首・肩

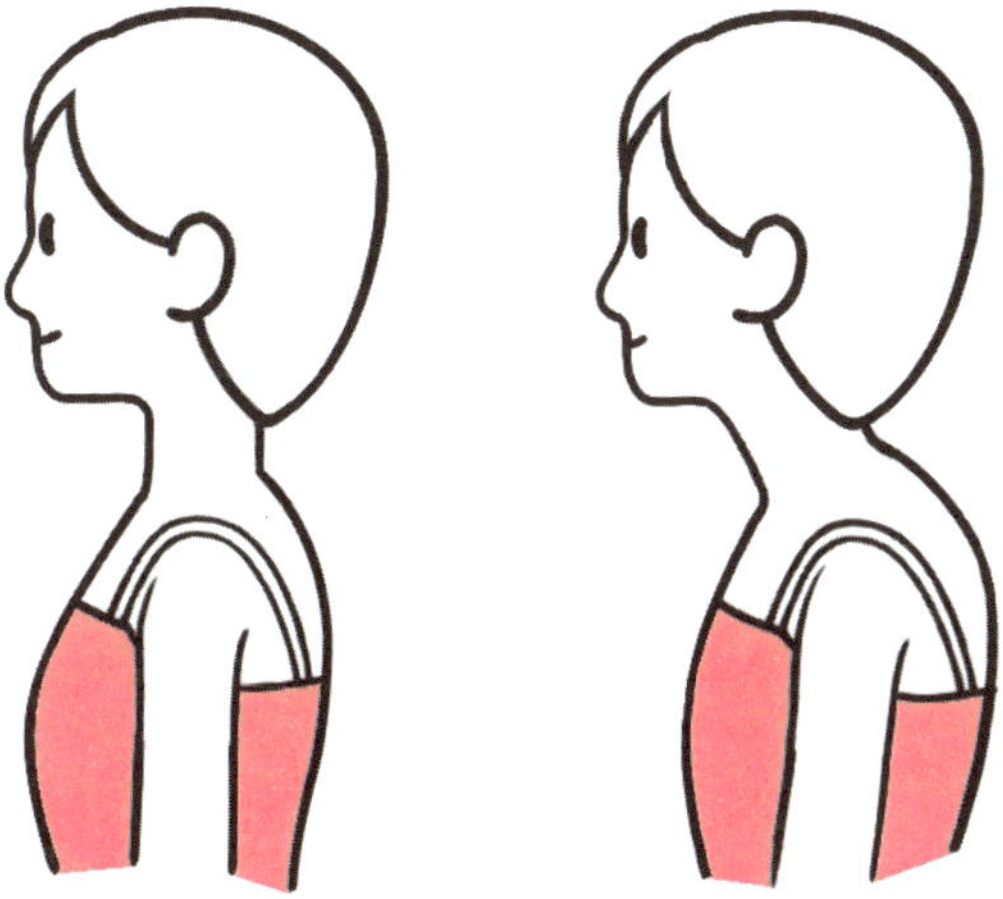

肩コリ

主な原因

①長時間のデスクワークによる肩の筋肉の疲労
②眼精疲労やストレスによる頭皮のコリ
③運動不足や代謝の低下による血液循環の悪さ

肩コリには、①デスクワークなどの長時間同じ姿勢を保ったことによる肩の筋肉疲労タイプ、②眼精疲労などのストレスタイプ、③運動不足などによる血行不順タイプと、大きく3つあります。タイプごとにセルフトリートメントが異なりますが、より効果を出したいときは全て行ってみてください。

①筋肉疲労タイプの肩コリの解消ポイント ▶ 鎖骨周辺や胸の筋肉をゆるめる

肩そのものがカチカチに凝っている場合は、鎖骨周辺や胸の筋肉に「筋疲労」が起きているので、胸や鎖骨周辺の筋肉をゆるめることで改善できます。

セルフトリートメント　胸と鎖骨をゆるめる

1〜3セット

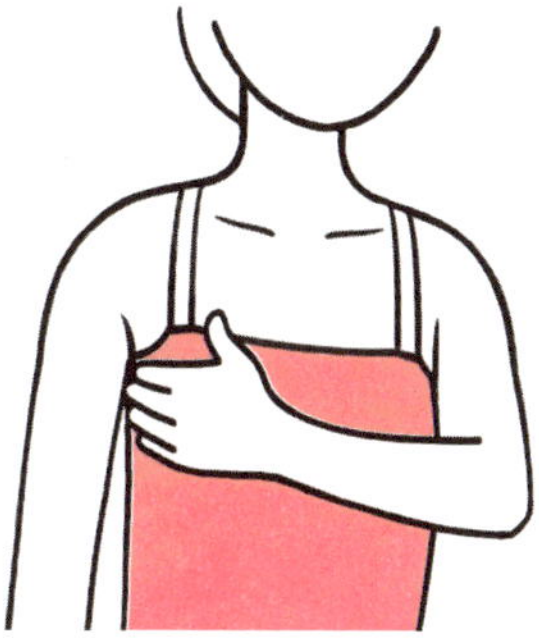

1

右の脇の下の筋肉を掴みます。

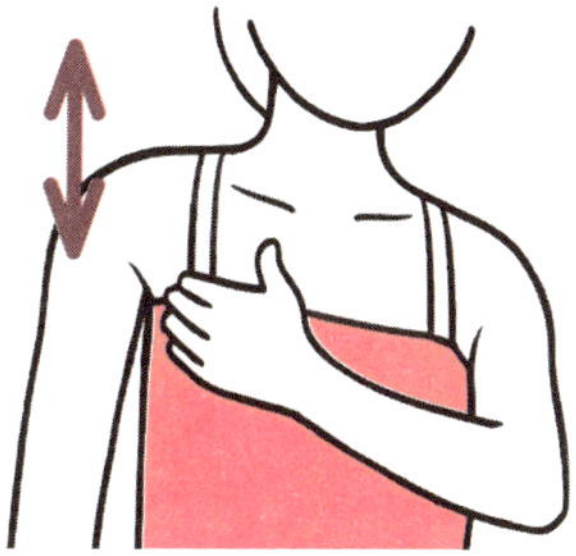

2

肩を上下に10回上げ下げします。

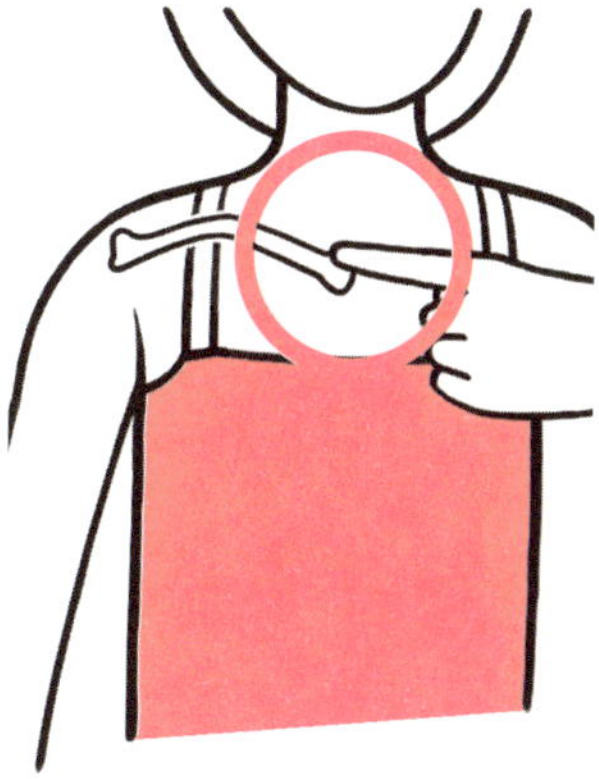

3

右の鎖骨の内側にある丸い骨を指で軽く押さえます。

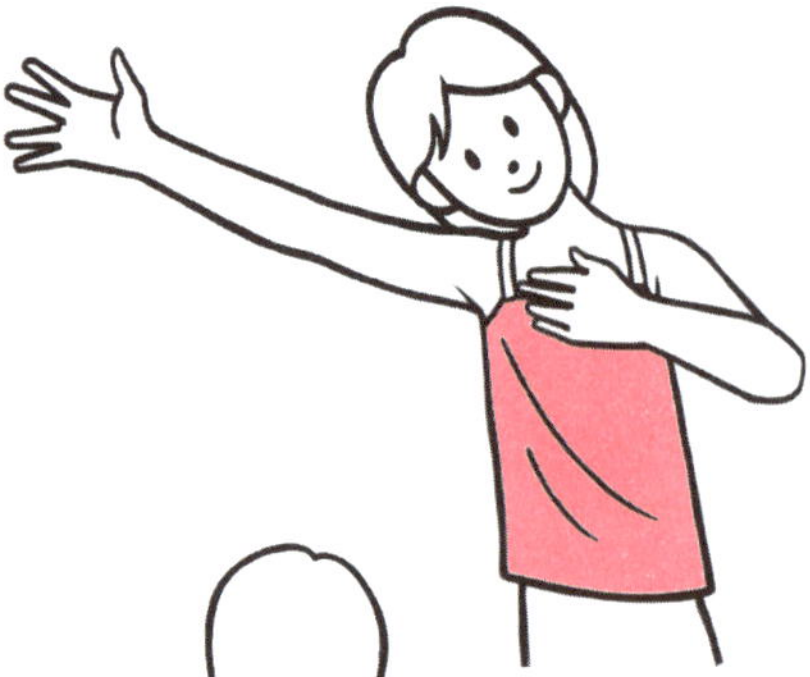

4

右手をパーの形に開いて上げ、ゆっくりと右に倒したところで大きく深呼吸を1回します。

5

反対側も同様に行います。

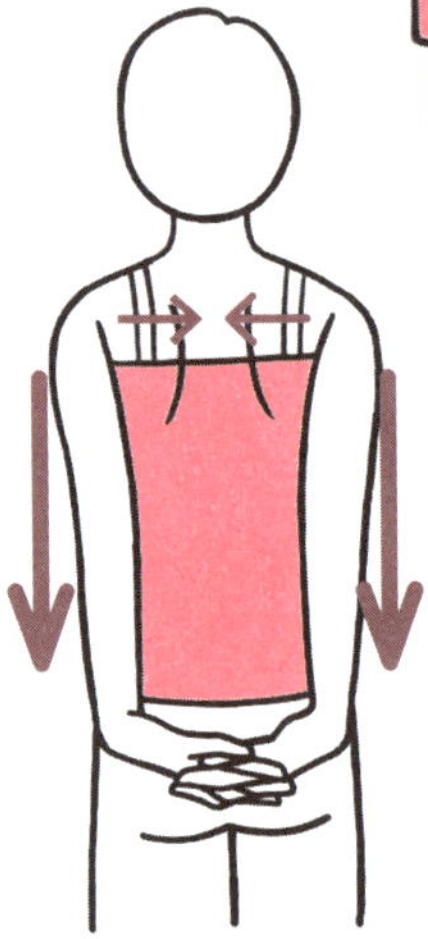

6

両手を後ろで組み、肩甲骨を寄せながら肘を伸ばします。

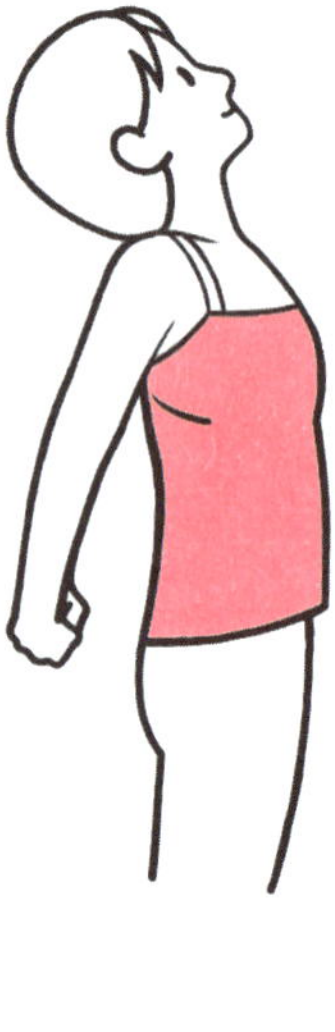

7

胸を張り、斜め上を向きます。
目線を下げないように注意しながら、3回深呼吸します。

②ストレスタイプの肩コリの解消ポイント▼頭皮をゆるめる

頭には縫合《ほうごう》というつなぎ目があります。このつなぎ目にそってマッサージをすると頭皮はゆるみやすくなります。特に肩コリと関係しているのが、耳の上にある鱗状縫合《りんじょうほうごう》と、後頭部にあるラムダ縫合の2

か所です。頭皮がガチガチの方は少し痛みが出るかもしれませんので、ほぐれるまで少し痛いぐらいの強さで行ってみてください。

セルフトリートメント①鱗状縫合《りんじょうほうごう》をゆるめる

鱗状縫合《りんじょうほうごう》は耳上から耳の後ろまで弧を描くように通っています。

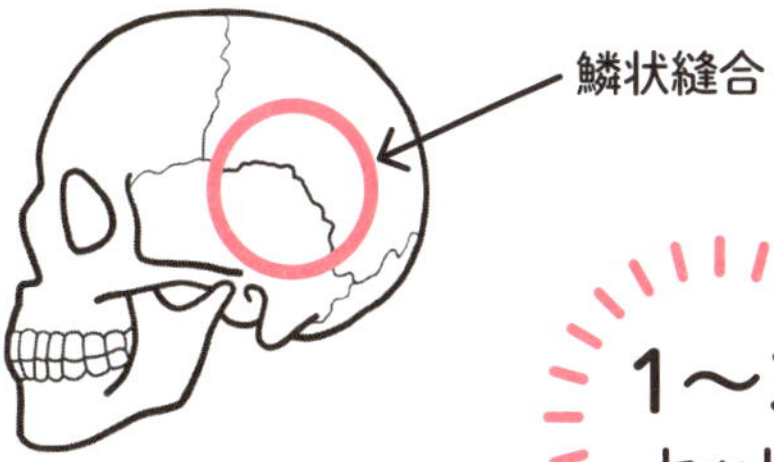

1〜3 セット

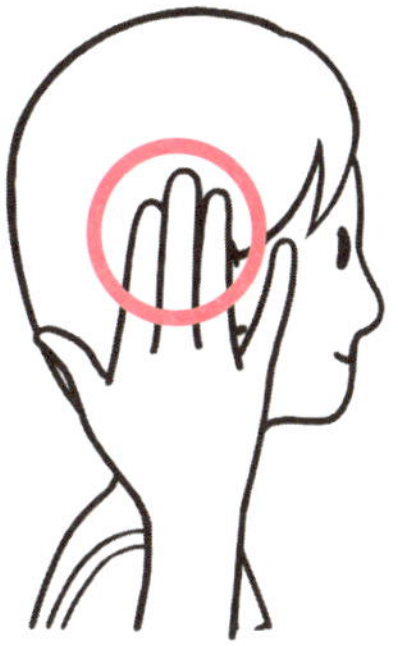

1

右側から行います。耳の上に右手の薬指、中指、人差し指を当てます。

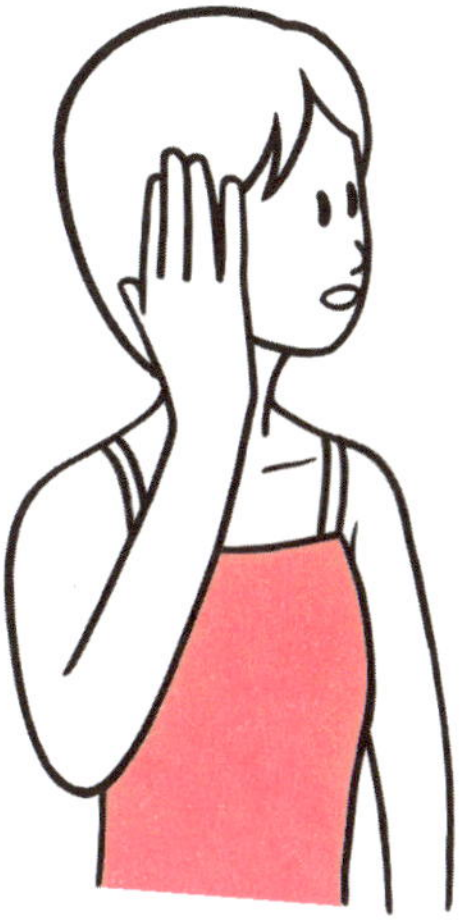

2

左側を向きます。これは反対側を向くことで鱗状縫合に付着している筋肉を伸ばし、マッサージの効果を引き出すためです。

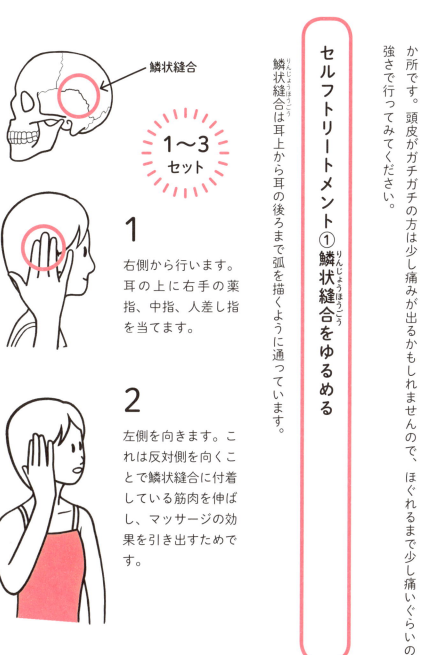

セルフトリートメント②ラムダ縫合をゆるめる

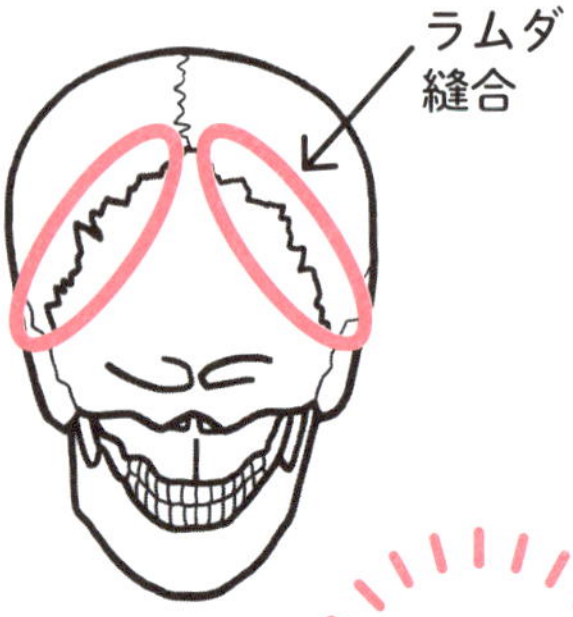

ラムダ縫合《ほうごう》は後頭部にあります。

1〜3
セット

1

耳たぶの後ろにある乳様突起《にゅうようとっき》という骨に両手の親指を引っかけて、ボールのように頭をつかみます。

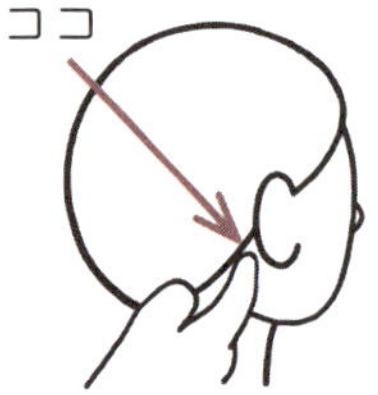

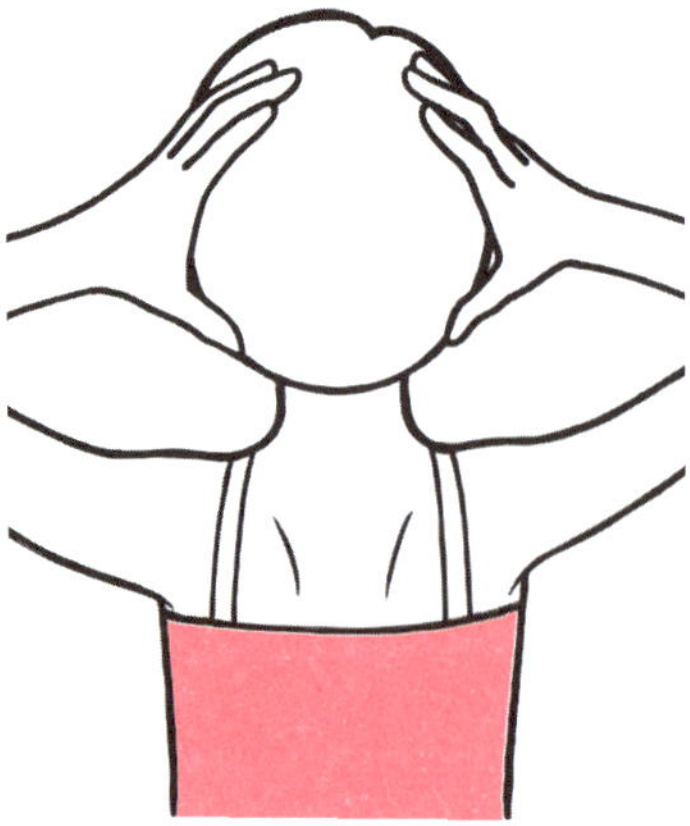

3

左側を向いたまま、耳の上を上下に３０回ほどマッサージします。

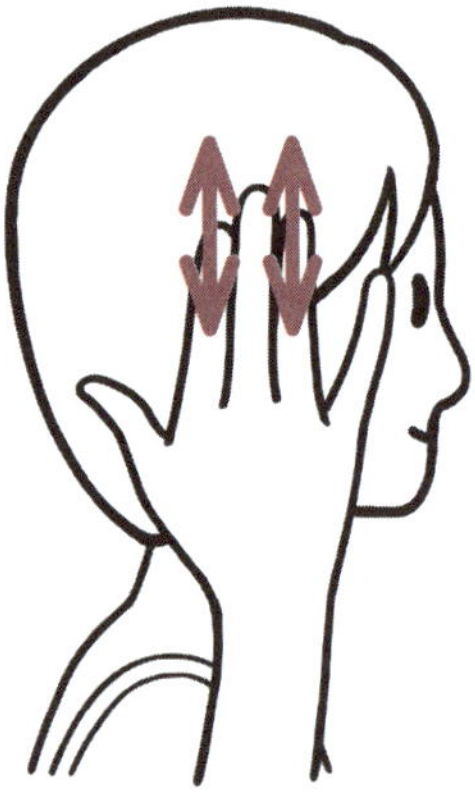

4

首を正面に戻します。
※反対も同じように行います。

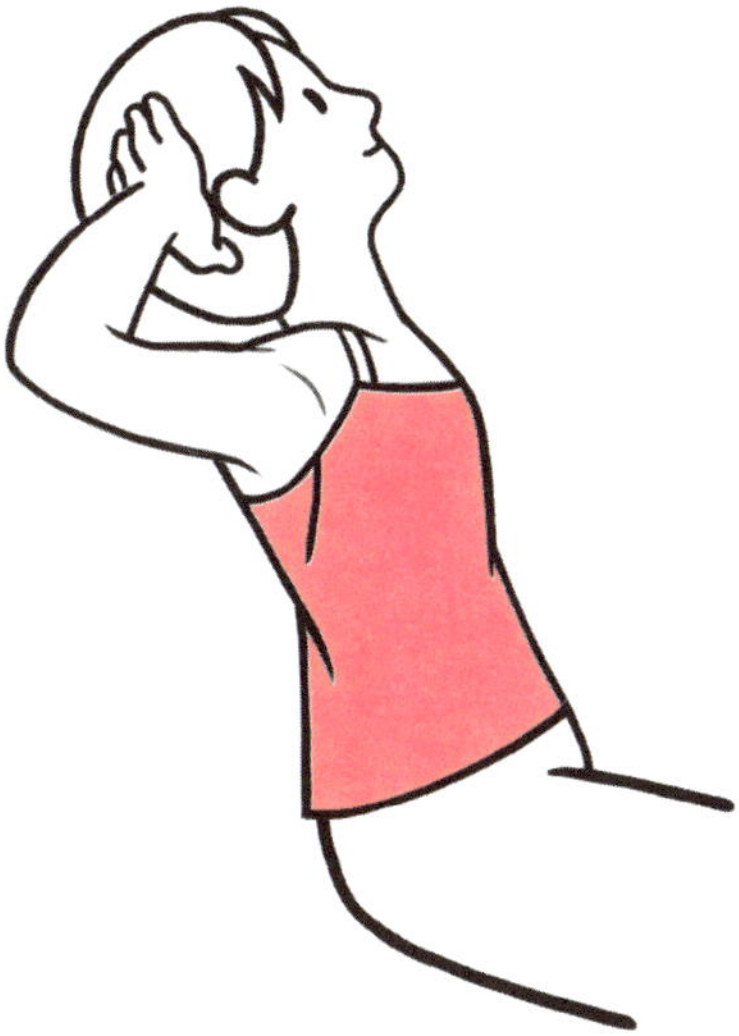

2

ひじを後ろ側に開き、肩甲骨を寄せて、頭も後ろに倒して両手の親指に頭の重さを乗せます。

3

10秒ほど圧を加え、頭を戻します。

4

下の図のように、親指1本分ずつ、斜め上に移動します。

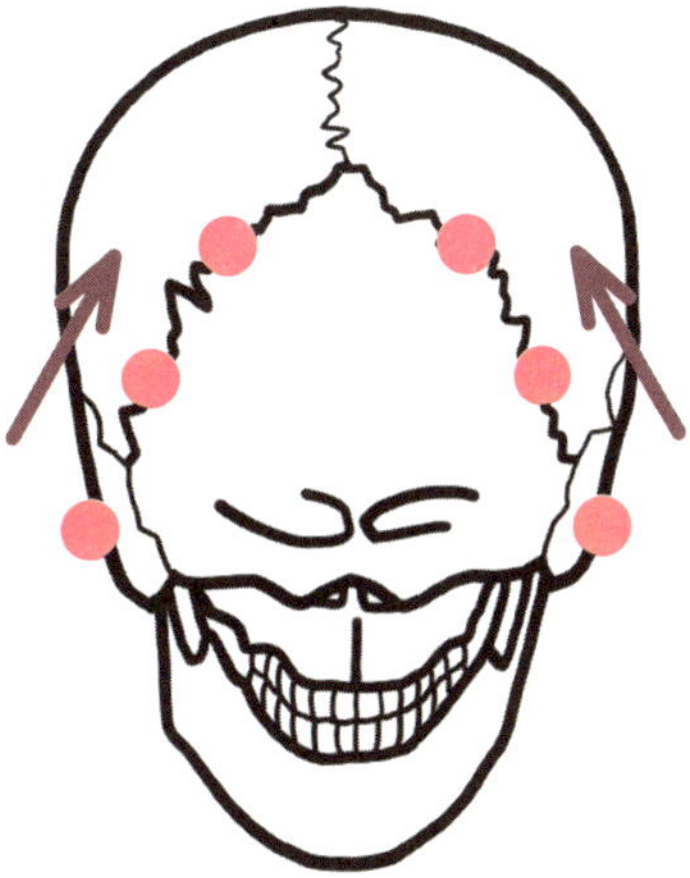

5

再度、ひじを後ろ側に開き肩甲骨を寄せて、頭も後ろに倒して両手の親指に頭の重さを乗せます。

6

10秒程度圧を加え、頭を戻します。

7

最後に親指1本分斜め上に移動し、同じように10秒程度圧を加え、頭を戻します。

③血行不順タイプの肩コリの解消ポイント▶背骨を中心に全身を動かし、血行を促進する

肩が重い、だるさがある、常に肩が凝っている感じが続いている場合は、「血行が不足」している状態です。良くするには、肩甲骨や背骨をよく動かすことと、太ももの内側にある筋肉を刺激することです。

次のセルフトリートメントは少し強度が高いので、最初は30秒程度から行い、徐々に時間を長くしていき、最終的には2分以上できるようにしてみてください。

セルフトリートメント　背骨を刺激し、自律神経を整える

1〜3セット

1

あおむけに寝て、小指から順々に指を組み、最後に人差し指と親指を合わせます。

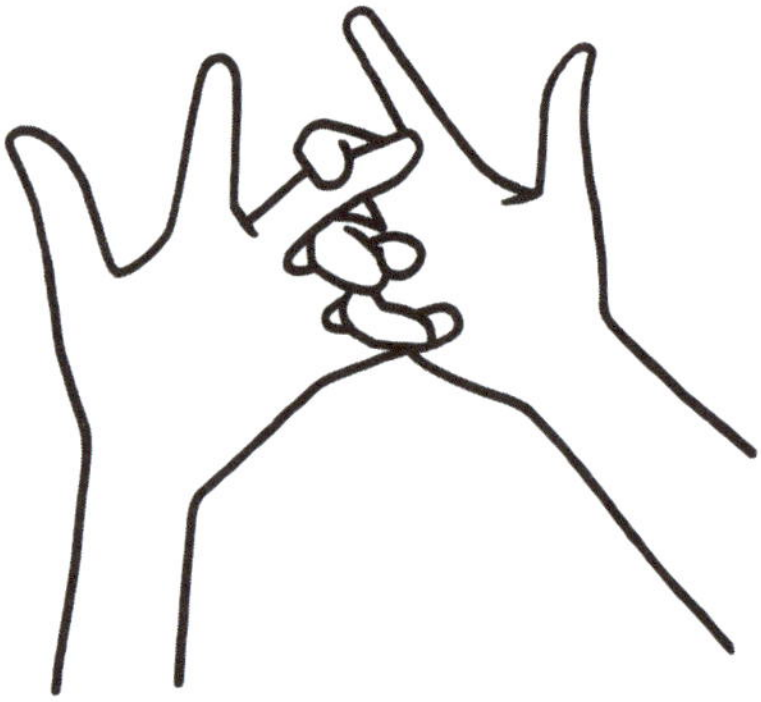

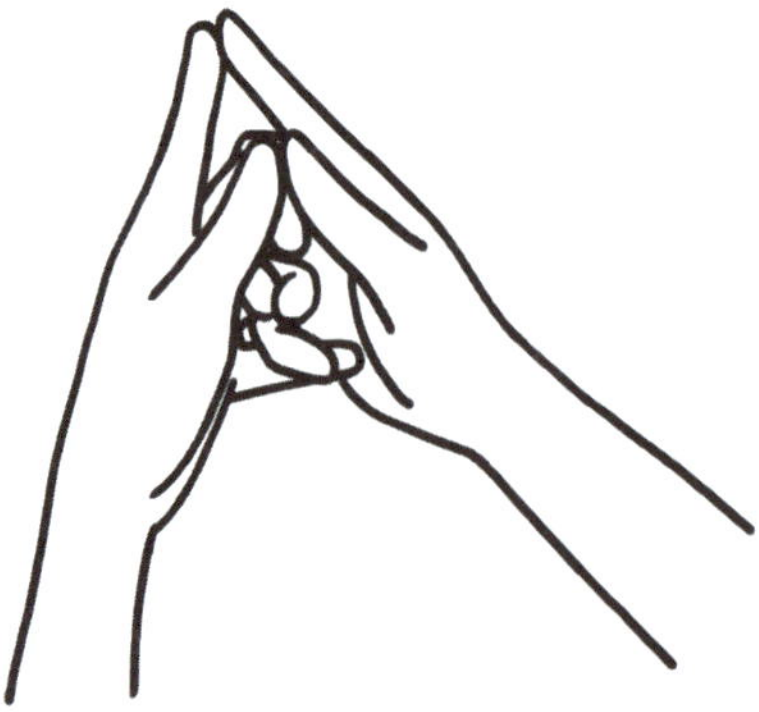

2

指を組んだ状態から真上に両腕を伸ばし、
両脚はしっかり閉じます。

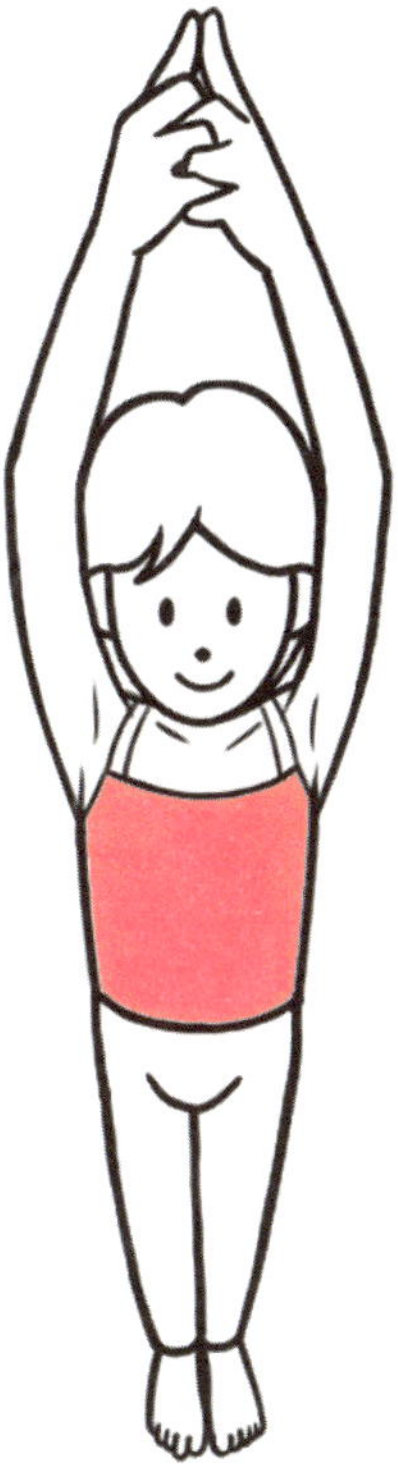

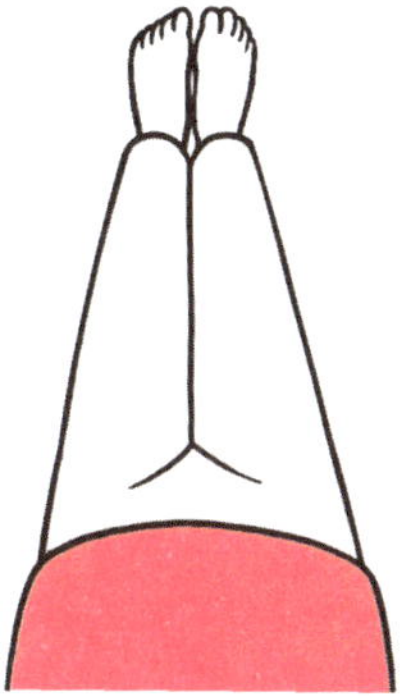

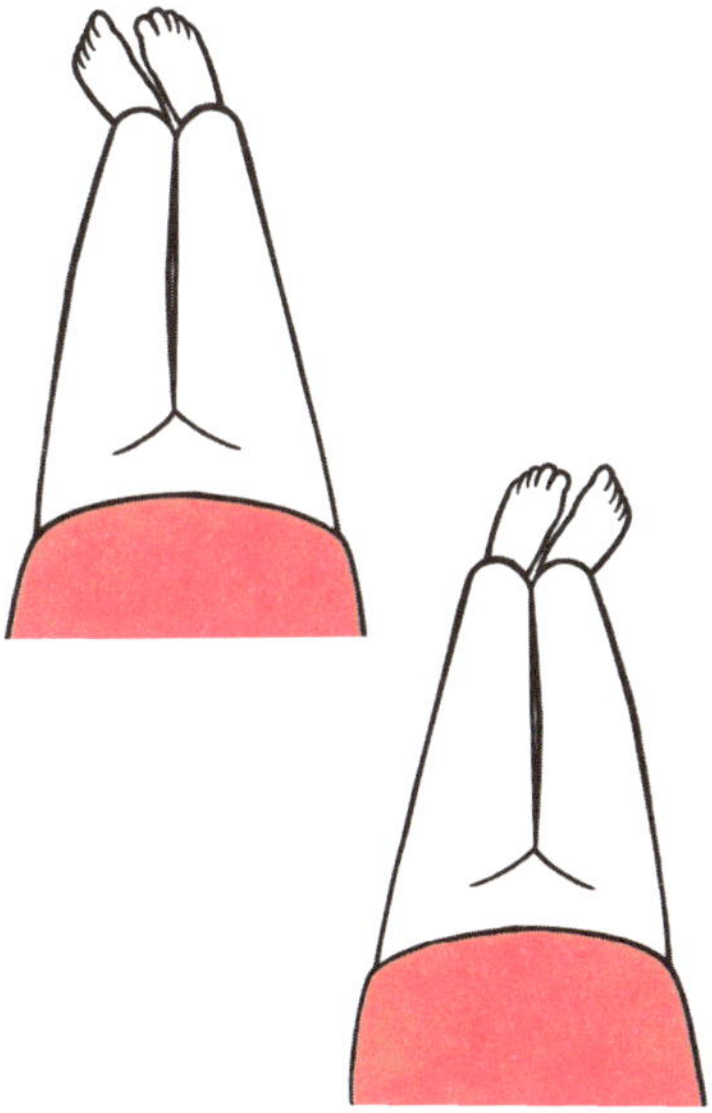

3

脚を閉じたまま、つま先を左右に
動かします。

4

30秒～2分ほど行います。
※だんだん脚が開いてきますので
注意してください。

四十肩・五十肩

主な原因

加齢による肩周辺の血流低下など

解消ポイント

肩を動かして血流を良くする前後・左右・右回り・左回り運動で肩関節の可動域を広げる

四十肩・五十肩は、左右どちらかの肩が突然痛くなると同時に、動かしにくくなる症状です。主な原因は、加齢による肩周辺の血流低下と言われています。発症から約3カ月間の急性期、発症後約3カ月～1年の慢性期、そして発症後1～2年の緩解期という経過をたどって治っていくのが通常です。

ここでは、痛みが治まってくる慢性期・緩解期のセルフトリートメントをお伝えします。これを行うことで、より回復を早めることが期待できます。また、日常的に行うことで四十肩の予防にもなります。

準備

500㎖のペットボトルを1本用意します。太股の付け根ほどの高さのテーブルなどの前に立ち、痛まない程度の角度で少し前かがみになります。痛くない方の手を、テーブルについて支えにします。痛む側の手で、ペットボトルを持ち、肩の力を抜いて、手をたらします。ここまでが準備です。

セルフトリートメント　前後〜左右〜ひねる

1〜3
セット

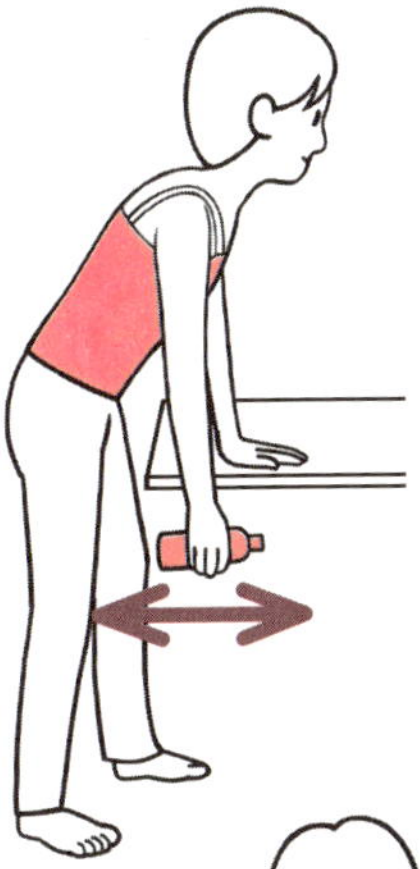

［前後］

1

手の甲を身体の外側に向けます。

2

ゆっくりと「前後」に１０往復動かします。

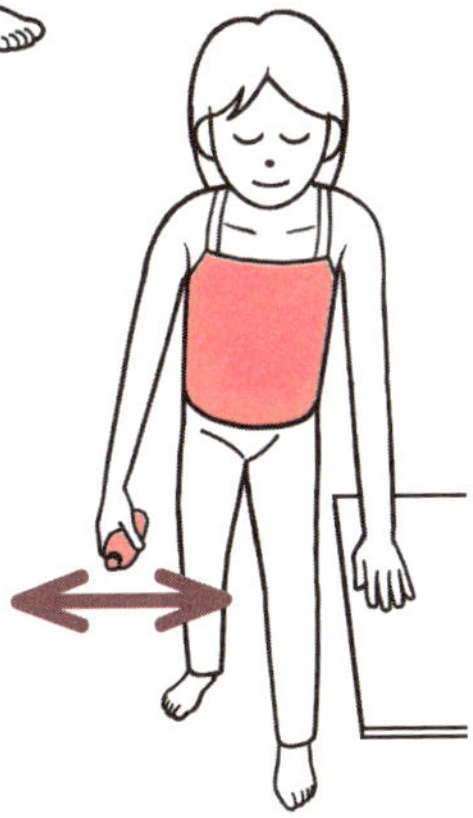

［左右］

手の甲を体の外側に向け、ゆっくり「左右」に１０往復動かします。

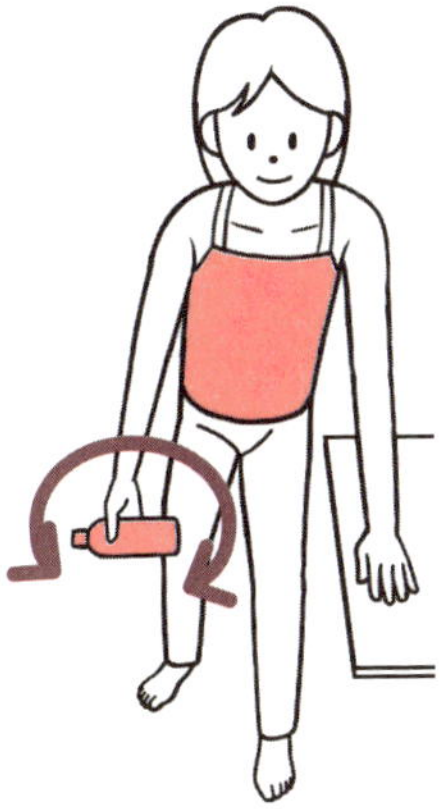

［ひねる］

1

手の甲を身体の外側に向けます。

2

円を描くように右回りに10回、左回りに10回、ゆっくりと回します。

※最初は無理をせず1日1回で十分です。あまりに痛みが酷いときは、手に何も持たずに行ってください。慣れてきたら、少しずつ回数を増やしてください。また、前かがみも深くして行いましょう。肩関節の動きを改善させるには、肩をリラックスさせて体操することが重要です。また、動かすのではなく、振るという感覚で行いましょう。お風呂の後や、蒸しタオルなどで肩を温めてから行うとさらに効果的です。

セルフトリートメント　四十肩・五十肩の予防

併用すると、さらに予防としての効果が上がります

3セット

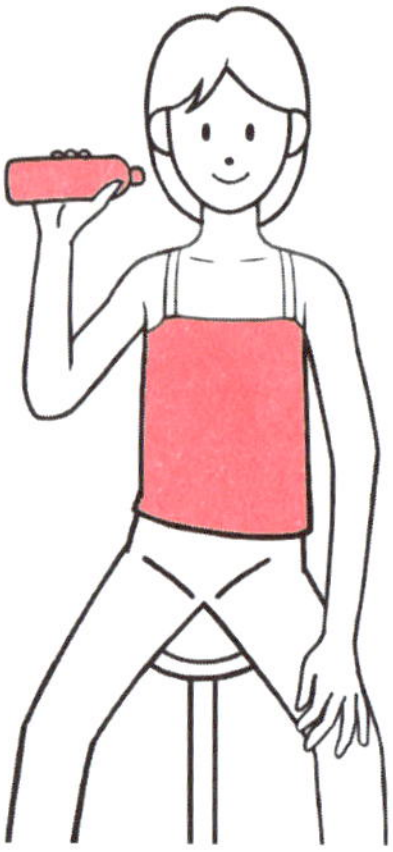

1

椅子に座って500㎖のペットボトルを持ち、肘を曲げます。

2

肘をゆっくり伸ばしてペットボトルを上に上げます。

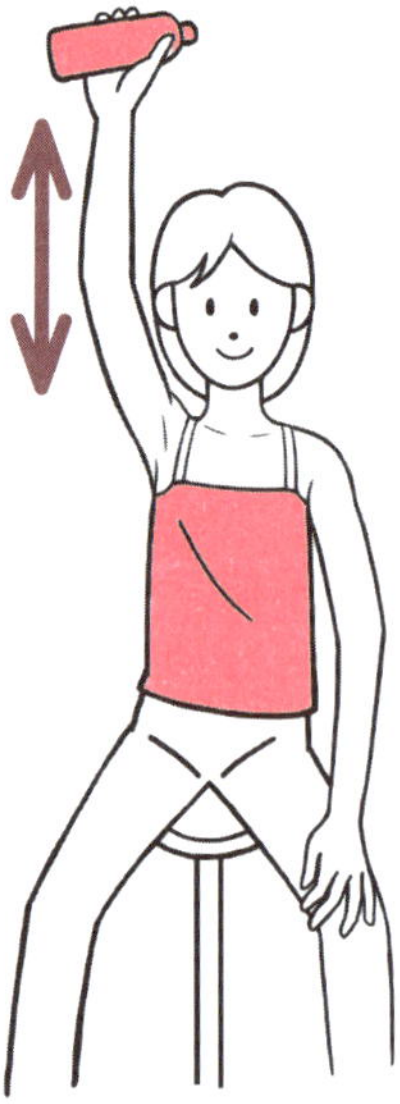

3

肘を曲げてペットボトルをゆっくりと下ろします。
※10回～30回行ってください。

巻き肩

主な原因

▼長時間のパソコンなどの作業

解消ポイント

▼胸の筋肉をゆるめる
▼鎖骨を開く

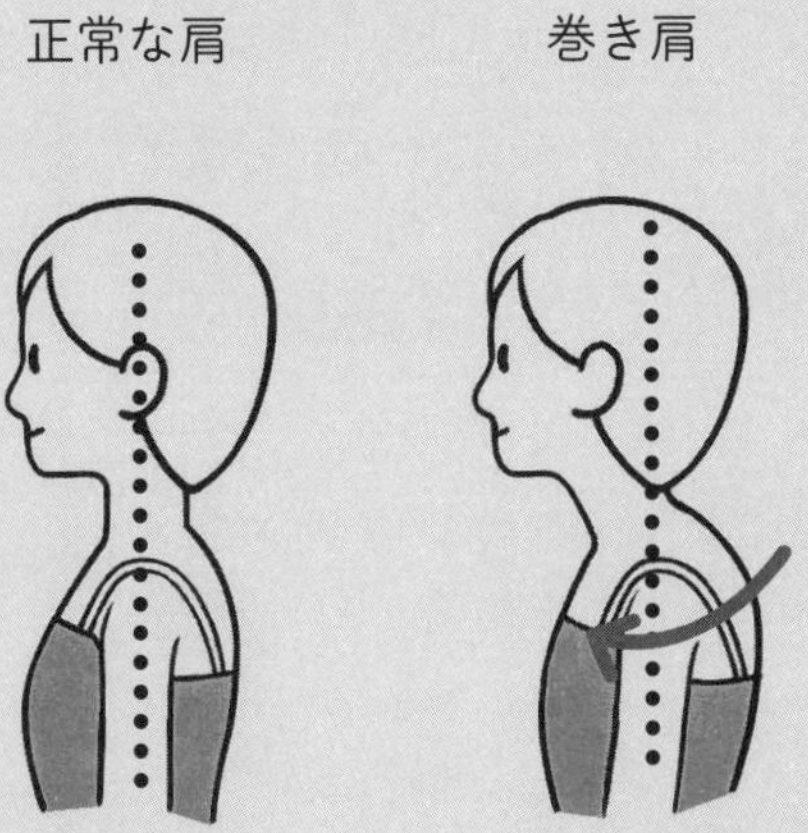

巻き肩とは、両肩が胸より前に入り込んでいる状態を指します。

巻き肩になると肩の筋肉が前方へ引っ張られ、筋肉の中の血管も細く引き伸ばされるために血流が悪くなり、肩コリが生じます。

両肩が胸に寄っていることが原因なので、縮んでいる胸の筋肉をゆるめることと、肩が内側に入り込んでいるので肩を外側に開いてあげることが大切になります。

セルフトリートメント①鎖骨を開き、胸の筋肉をゆるめる

3セット

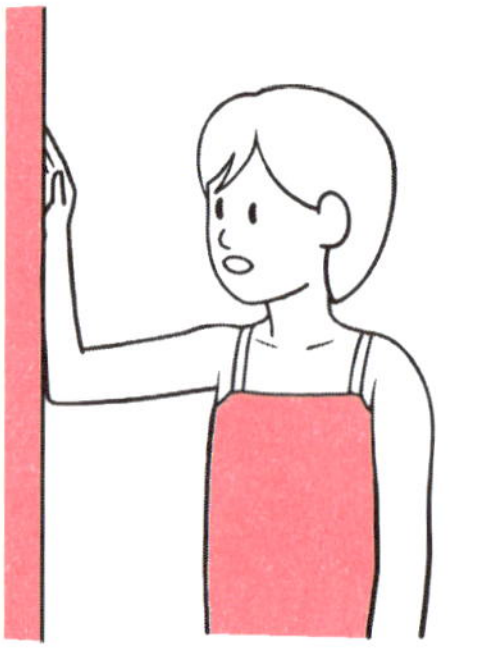

1

右側から行います。壁か柱に右の前腕をつけます。その時、肘は肩の高さに。

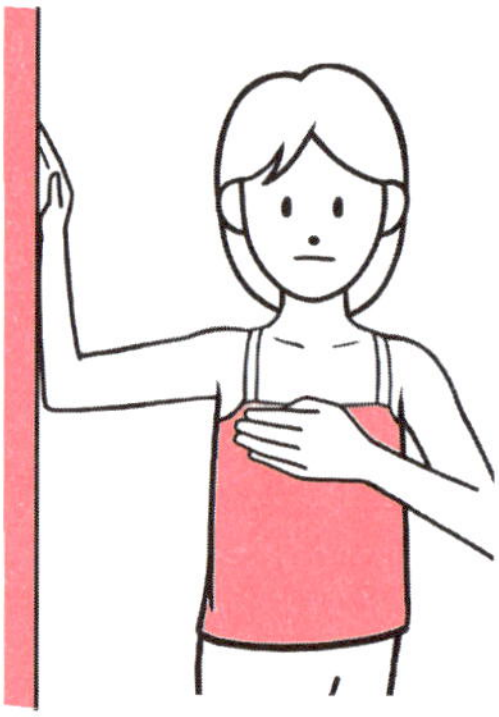

2

左手の指先で胸の付け根を押さえます。

3

首と身体を左に大きくねじり、胸を広げます。

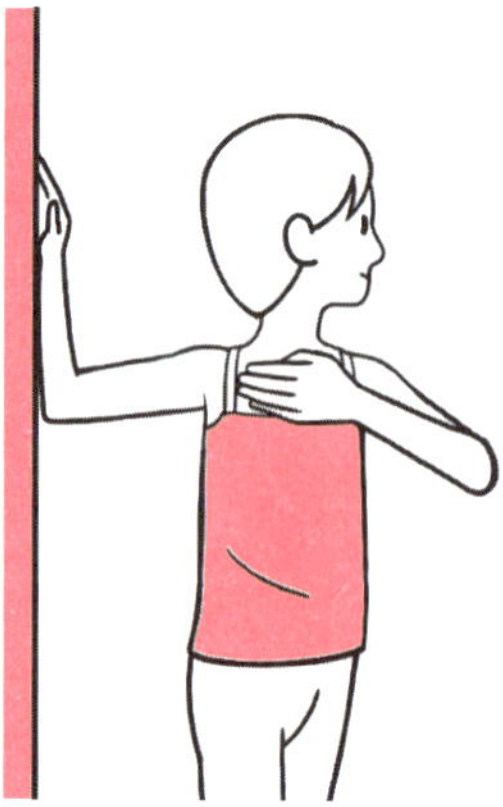

4

20秒間キープします。

5

反対側も同じように行います。

セルフトリートメント②胸と鎖骨をゆるめる

「筋肉疲労タイプの肩コリ」のセルフトリートメント（P35〜36）を3セット行ってください。

首のコリ・痛み

主な原因

▼長時間の前かがみでの作業
▼不良姿勢

解消ポイント

▼首の関節の動きを良くする
▼背骨の動きを良くする

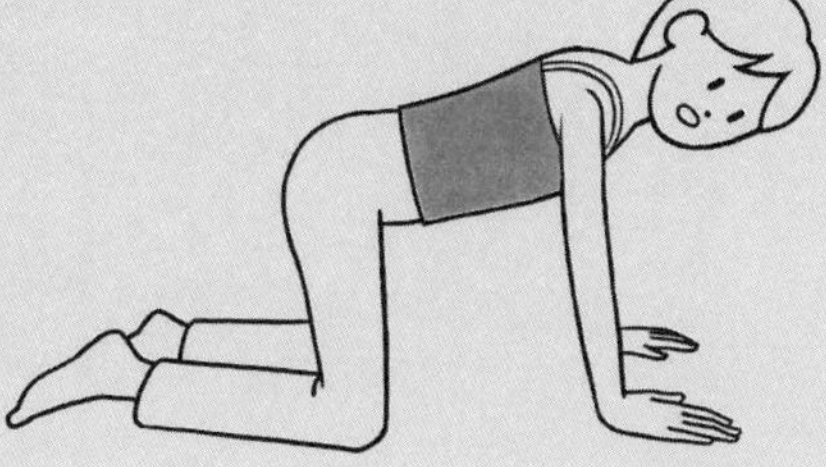

頭は、男性が平均約6kg、女性は約5kgあると言われています。これは8オンスのボーリングの球の重さです。毎日毎日、この球を支えているのが首です。そのため、パソコンを見るときに頭の位置が5cm前にずれると、それだけで2倍の重さが頸椎（首の骨）にかかるのです。

首の関節の動きは、上下、左右、左右にひねる、の3つです。

首コリや首痛があるときには首の筋肉だけでなく、土台である首の関節の動きも悪くなっています。また首は背骨の一部なので、首の関節をスムーズにし、胸の骨や腰の骨までを一緒に動かすことが大事になります。

セルフトリートメント①首の関節　上下の動きを良くする

1～3
セット

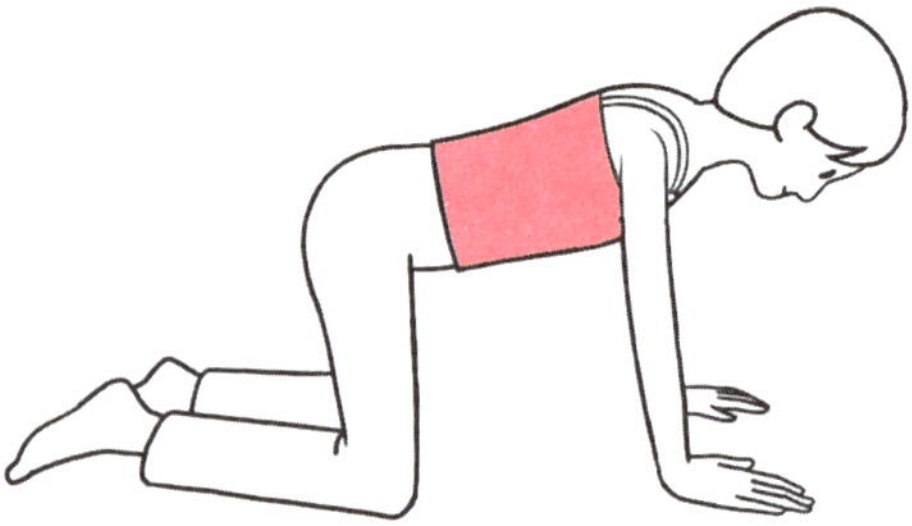

1

四つんばいになります。

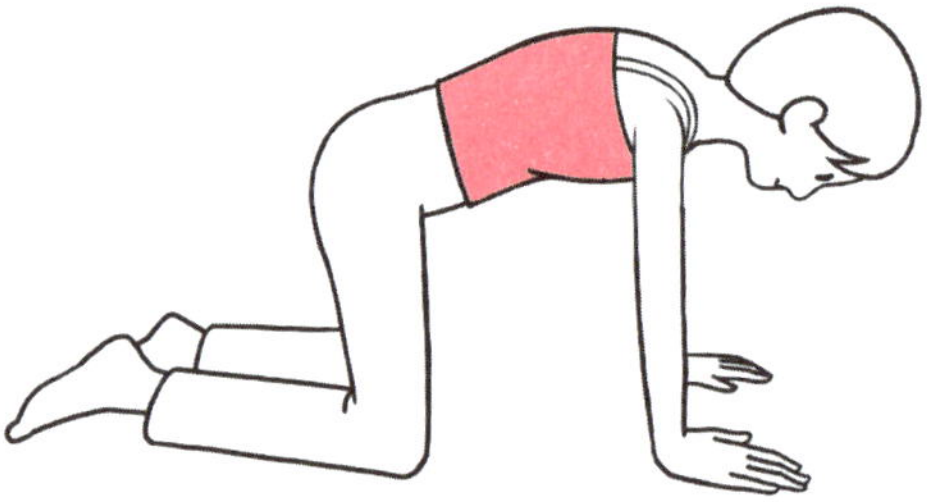

2

首の力を抜きながら背中を丸めていきます。

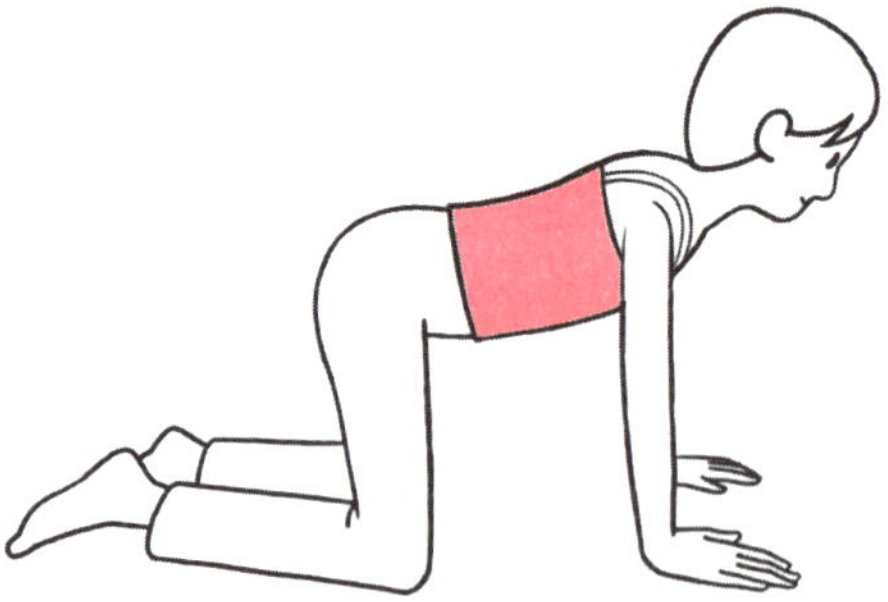

3

次に軽く頭を持ち上げながら身体を反らせていきます。

4

5～6回ほど行います。

セルフトリートメント②首の関節　左右に倒す動きを良くする

1～3セット

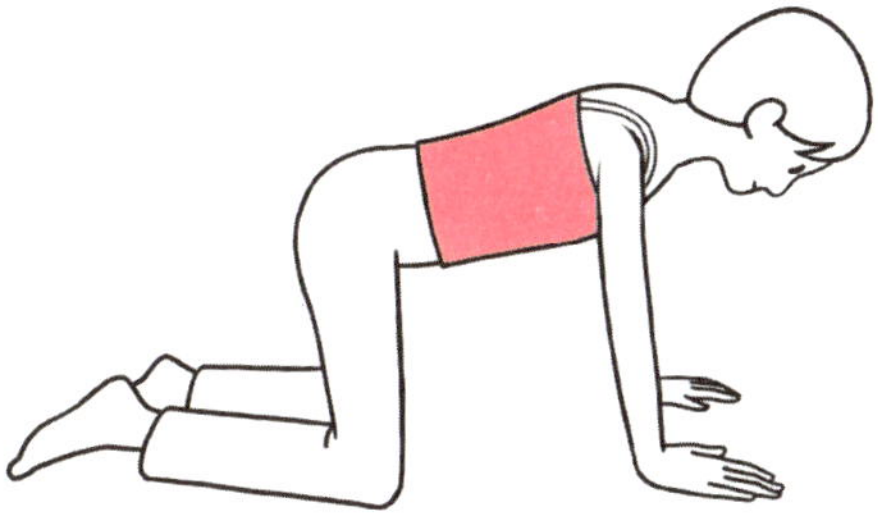

1

四つんばいになります。

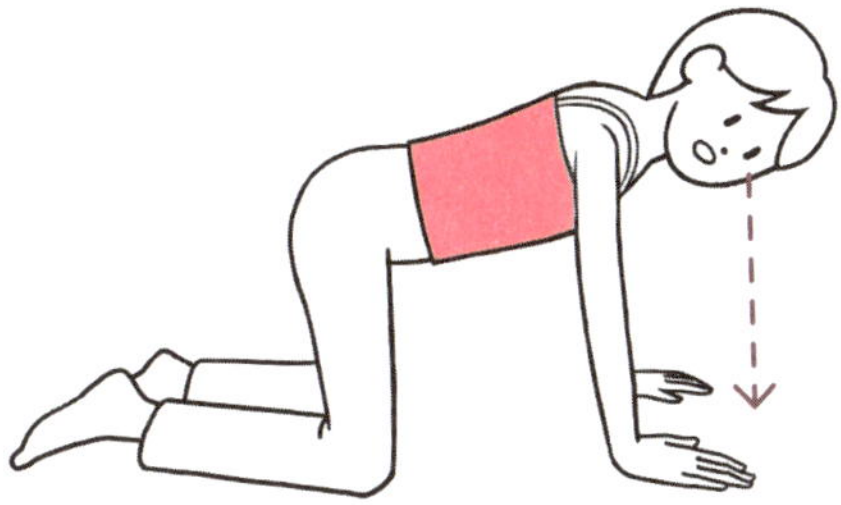

2

斜め下を見るようにして首を横に倒します。

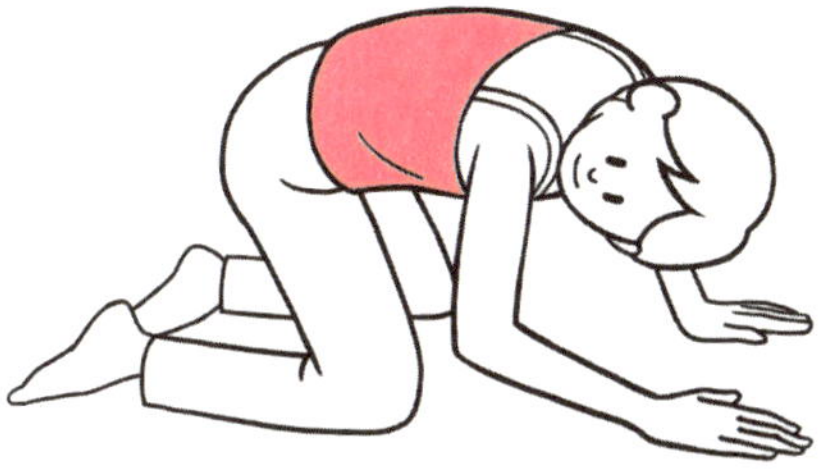

3

同じ側の肘を曲げながらお尻を見るように身体を横に倒します。

4

2～3回ほど行ったら、反対側も同じように行います。

セルフトリートメント③首の関節　左右にひねる動きを良くする

1～3
セット

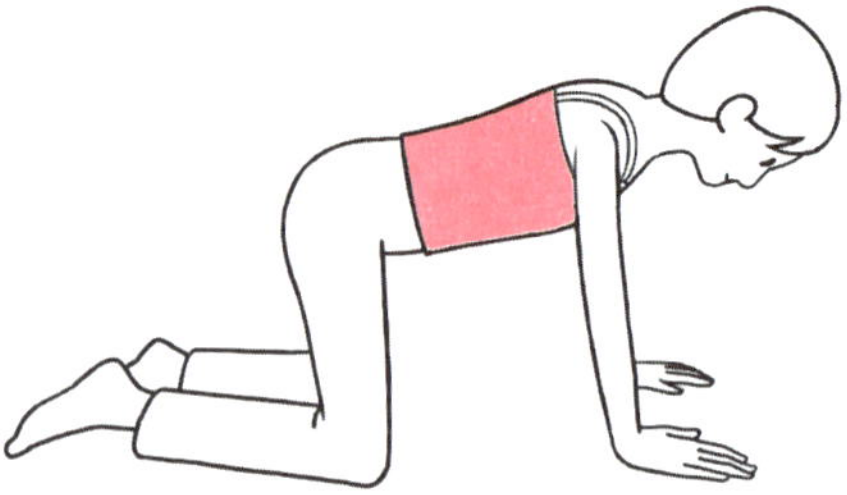

1

四つんばいになります。

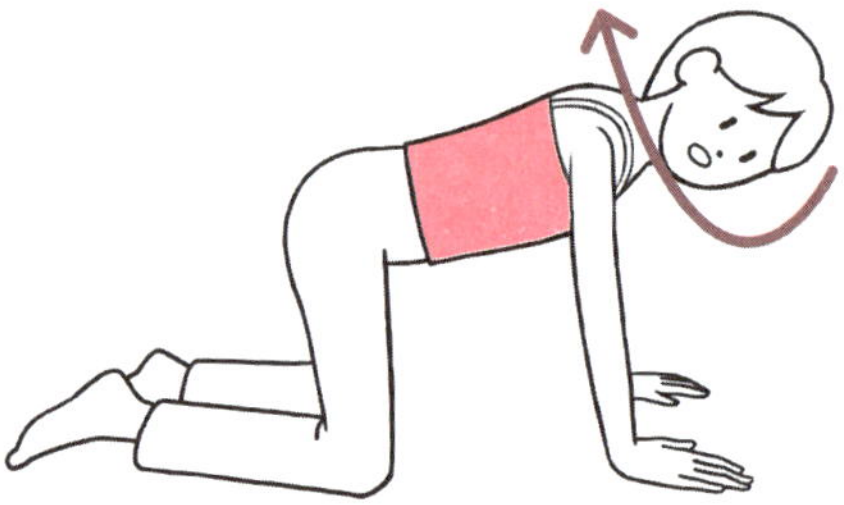

2

斜め上を見るように首をひねります。

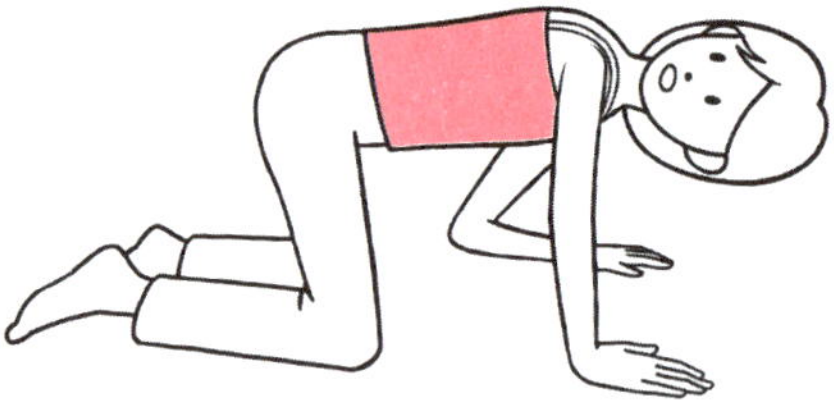

3

次に反対側の肘を深く曲げて、天井を見上げるように胸椎までひねります。

4

２～３回ほど行ったら、反対側も同じように行います。

寝違え

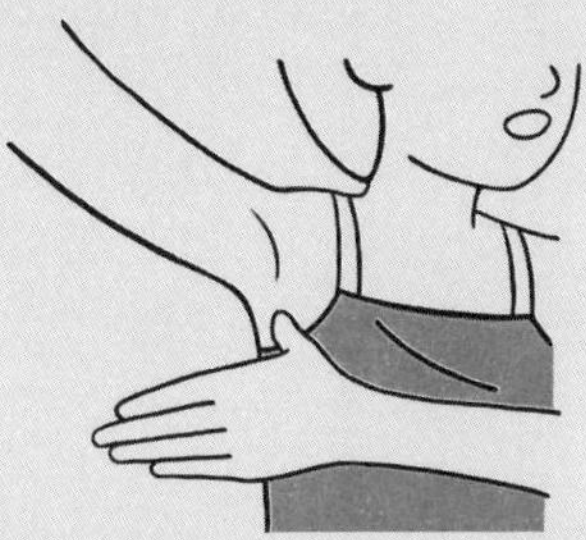

主な原因

▼ストレスがかかる体勢で寝たこと

解消ポイント

▼安静にして冷やす
▼脇周辺の筋肉をゆるめる
▼腕の筋肉をゆるめる

朝起きた時に首に違和感があり、痛くて回らない状態を寝違えと言います。首の筋肉に過度にストレスがかかる体勢で寝てしまい、筋肉が硬くなった状態です。身体が硬い状態でストレッチもせず、いきなり激しい運動をすると筋肉を傷めるように、睡眠中に首周りの凝り固まった筋肉をいきなり動かすことが主な原因です。

解消ポイントは、首は安静にして激しく動かさないこと、腫れや熱感などがある場合は冷やすことです。痛めた首をストレッチしたり、マッサージすることは悪化する可能性があるので注意してください。

冷やした後は脇周辺の筋肉と腕の筋肉をゆるめます。これは脇にある腋《えき》窩《か》神経《しんけい》という神経が首を支える筋肉に繋がっていて、脇と腕の筋肉をゆるめると腋窩神経の通りがよくなり、首の痛みが緩和しやすくなるからです。

セルフトリートメント①安静にして冷やす

氷水を入れたビニールや保冷剤をタオルで巻いて痛みのある部分に当てて冷やします。冷やす時間は10〜20分。期間は1〜3日。※3日以上冷やすと血液の循環を低下させ、改善しにくくなるので注意。

セルフトリートメント②脇周辺の筋肉をゆるめる

1〜3セット

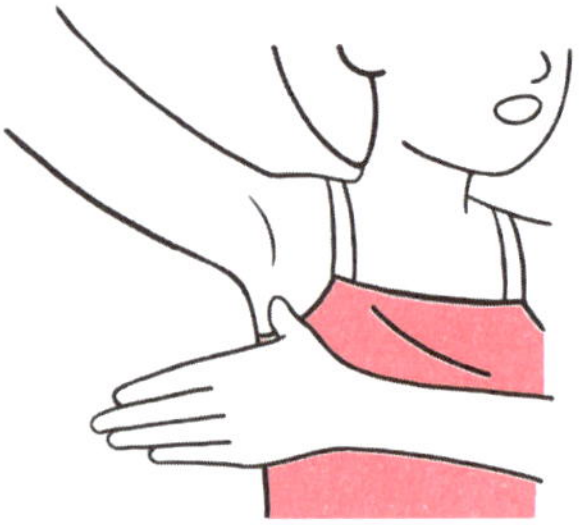

1

右側から行います。脇の下の真ん中に親指を差し込みます。

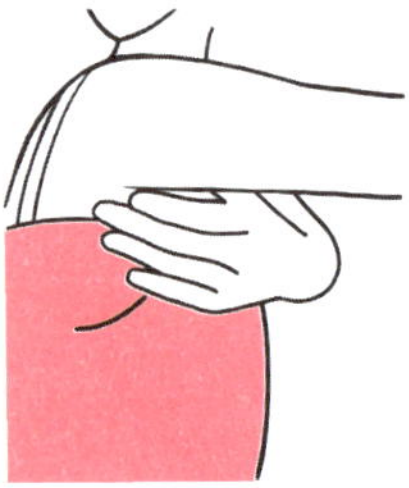

2

4本の指は脇の下をつかむようにしてはさみます。

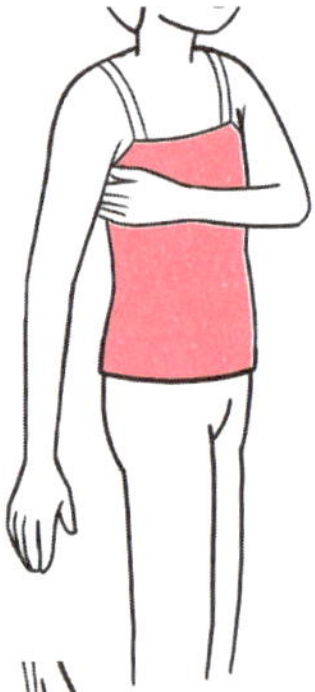

3

脇の下をつかんだまま、腕を垂らし、そのまま10秒間キープします。

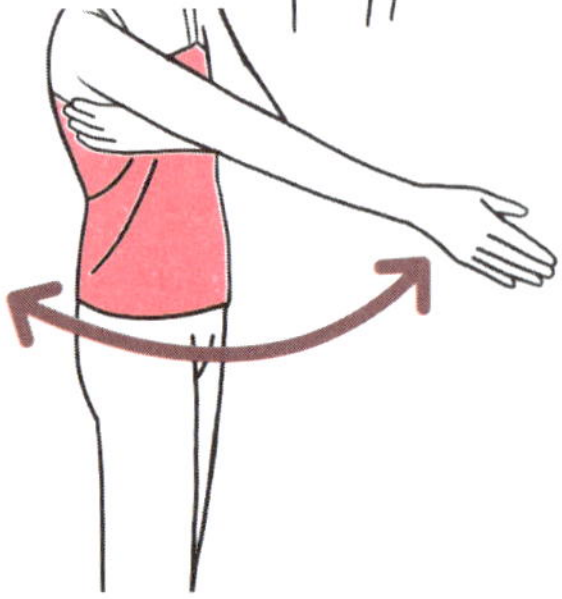

4

脇の下をつかんだまま、腕を前後に20回振ります。
※なるべく大きく振ります。
※反対側も同じように行います。

セルフトリートメント③腕の筋肉をゆるめる

1〜3セット

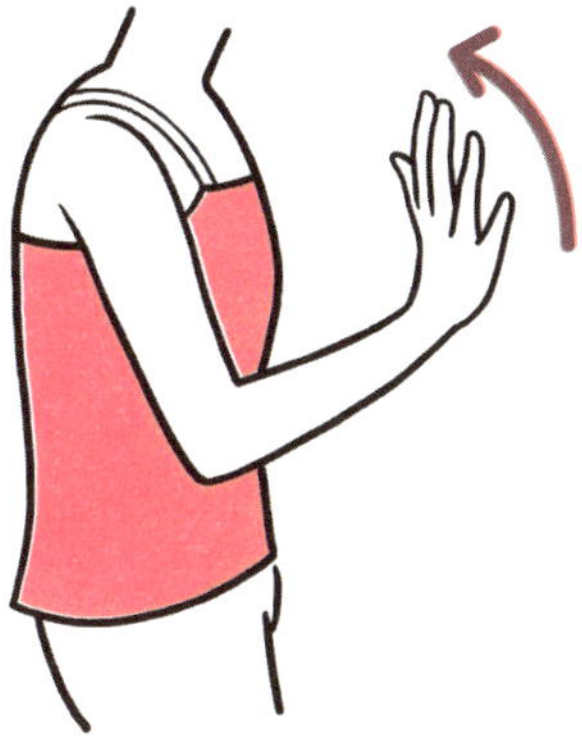

1

右側から行います。手首をしっかりと反らします。

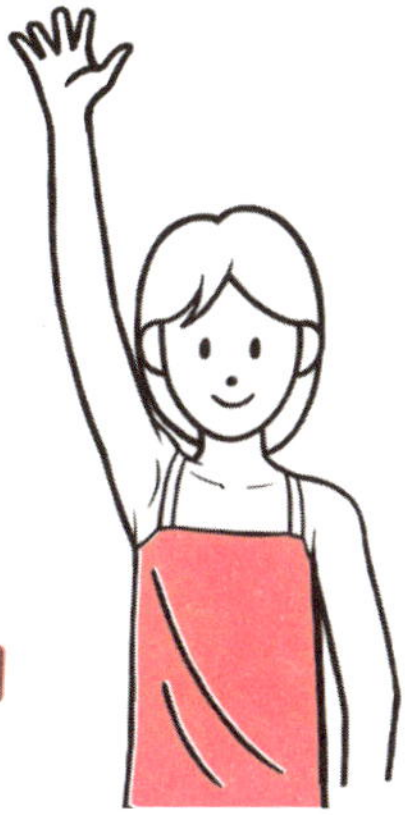

2

そのまま腕を伸ばして上に上げます。

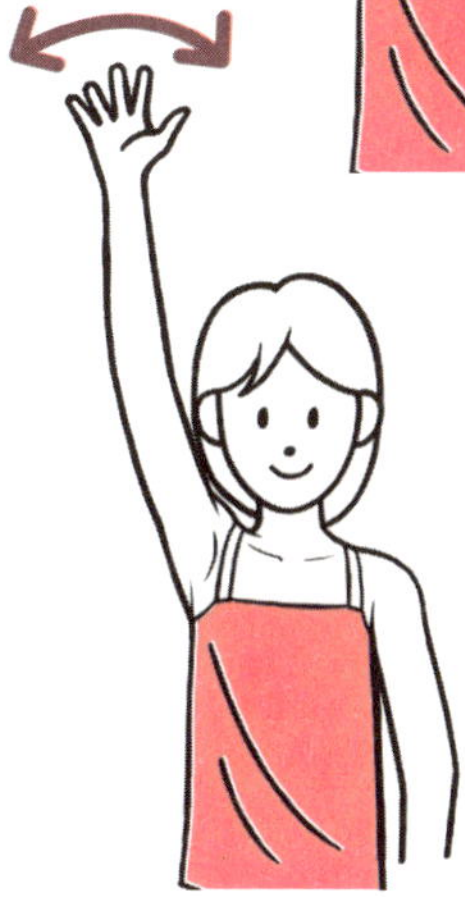

3

手首を反らしたまま、バイバイします。

4

左右合わせ50回行います。
※反対側の腕も同じように行います。

ストレートネック

主な原因

前かがみでのスマホ操作やパソコン作業

解消ポイント

胸と鎖骨周りの筋肉をゆるめる

首の骨と背骨に動きをつける

よく間違われるのですが、ストレートネックとは首が真っすぐ伸びた状態ではありません。頭部が通常よりも前に出た状態のことをいいます。

通常は耳の前が肩のラインに並ぶのですが、それよりも頭が前に出た、頭部前方偏位《とうぶぜんぽうへんい》の状態です。

現代病でもありますが、下を向いている姿勢が長いのが主な原因です。前かがみになると、首の後ろの筋肉がどんどん伸ばされて、反りが真っ直ぐになります。真っ直ぐというと響きとしてなんとなく良いイメージですが、背骨はどこも生理的湾曲《せいりてきわんきょく》と言って、必ず曲がっているか反っているかのバランスで身体を支えています。つまり、曲がっているか反っているかの状態が正常なのです。

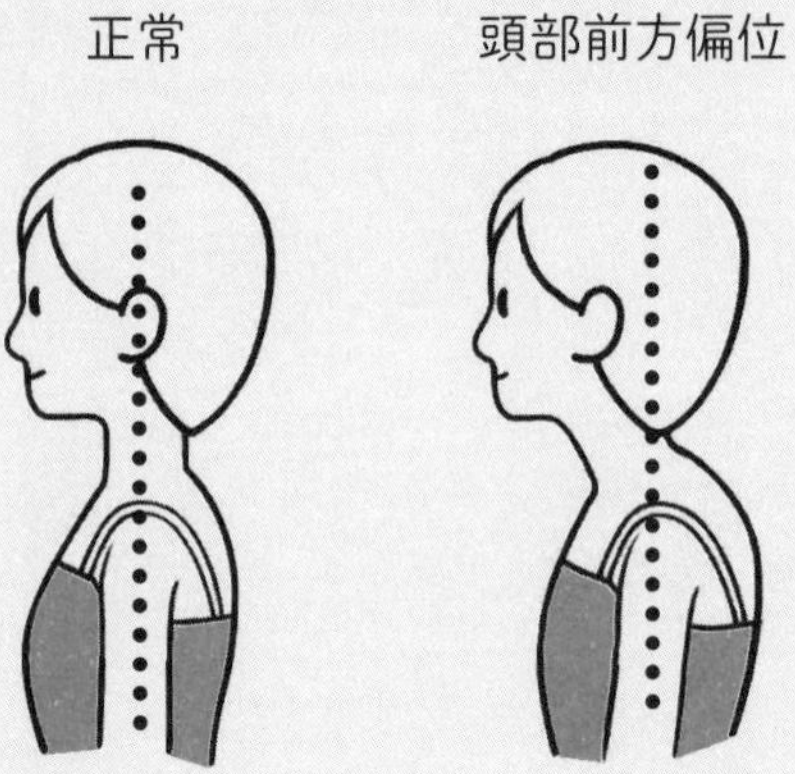

解消ポイントは、まず胸と鎖骨周りの筋肉をゆるめることです。次に首の骨と背骨に動きをつけることです。首は背骨の一部であり、背骨の動きが悪いと首の骨の動きが悪くなり、ストレートネックになりやすくなるからです。

セルフトリートメント①胸と鎖骨をゆるめる

「筋肉疲労タイプの肩コリ」の胸と鎖骨をゆるめるセルフトリートメント（P35～36）を3セット行ってください。

セルフトリートメント②背骨に動きをつける

「首のコリ・痛み」のセルフトリートメント①首の関節　上下の動きを良くする、②首の関節　左右に倒す動きを良くする、③首の関節　左右にひねる動きを良くする（P48～50）を3セット行ってください。

Column

油断大敵！首のコリ

首には神経や血管が集中していて、脳に栄養を送る太い血管も通っています。特に首の骨の１番上付近には脳と関係する神経や血管が多く、自律神経に影響する箇所でもあります。実際に治療しました患者さんで、首の上の筋肉が「異常なほど凝る」という方がおられましたが、実は首コリだけではなく、不眠やうつ傾向・疲労が取れないなどさまざまな不定愁訴が発生していました。そこで、集中的に首のコリを緩めたところ、不眠やうつ傾向なども改善され、元気を取り戻されました。最近は心療内科でも首の筋肉が原因の自律神経異常のうつである「頚性うつ」の患者さんがスマホの普及などでどんどん増えているそうです。首の筋肉が原因でもうつになるので、「たかが首の凝り」と侮らない方がいいですね。

PART 3

胸・背中

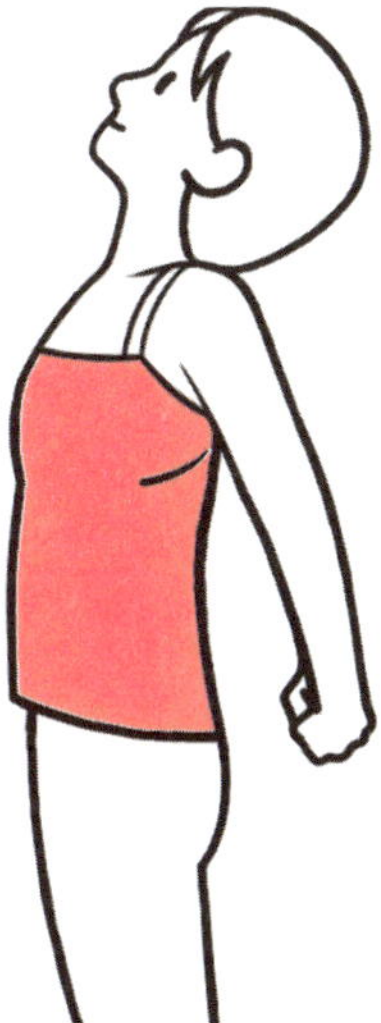

息苦しい・呼吸が浅い

主な原因

▼生活習慣の乱れ
▼女性ホルモンのバランスの崩れ
▼長期間続くストレス

解消ポイント

▼舌と気道の通りを良くする
▼肋骨を動かす筋肉をゆるめる
▼横隔膜をゆるめる

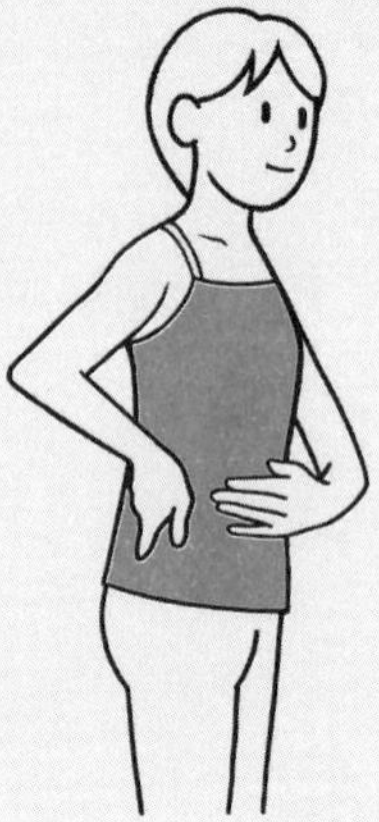

普段から息苦しさを覚え、呼吸が浅く、呼吸が深く吸えない状態は、自律神経のバランスが崩れている可能性があります。

ここでは、自律神経を整え、呼吸が深くなるセルフトリートメントをお伝えします。

呼吸を深くするには、まず舌の動きと、肺に通じる空気の通り道である気道の通りを良くすることです。舌の動きが悪いと呼吸も浅くなり、声も通りにくくなります。また、気道が狭くなると姿勢も悪くなります。

このセルフトリートメントを行うことで、呼吸が深くなるだけではなく、姿勢を保持しやすくなります。

セルフトリートメント①舌の動きと気道の通りを良くする

3セット

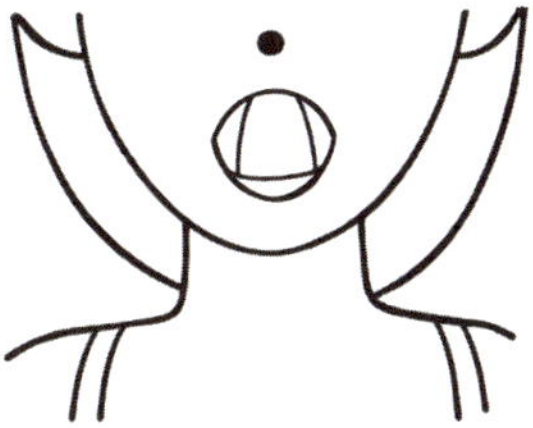

1

舌を丸め、上あごにつけます。

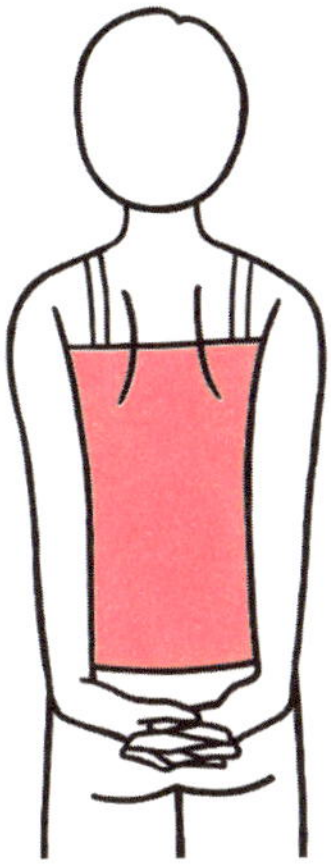

2

両手を後ろで組み、両肘を伸ばし、胸を張ります。

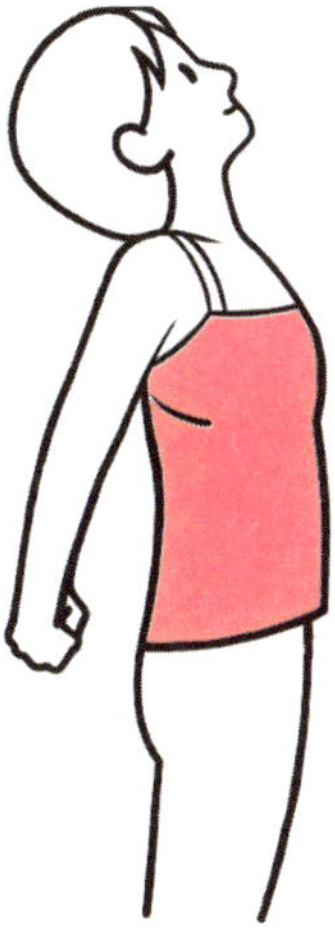

3

首を後ろに倒し、上を向きます。
この状態のまま、深呼吸を3回行います。
※舌は上あごにつけたまま行います。

セルフトリートメント②肋骨を動かす筋肉をゆるめる

呼吸をするときには必ず肋骨が動きます。肋骨を動かす筋肉が硬くなっていると、スムーズに動かなくなり、深く呼吸することはできません。

この筋肉は肋骨の骨際に付着しているので、強く押すと痛めやすい箇所です。優しくソフトに「さするように」行ってみてください。

3セット

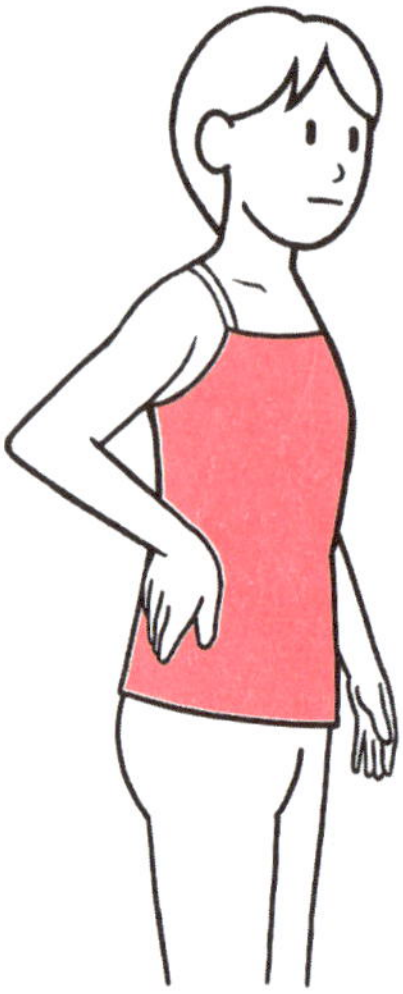

1

足を肩幅に広げて立ち、右手をウエスト部分に当て、胸を張ります。

肩甲骨を寄せ、右ひじを背中側に寄せるようにします。

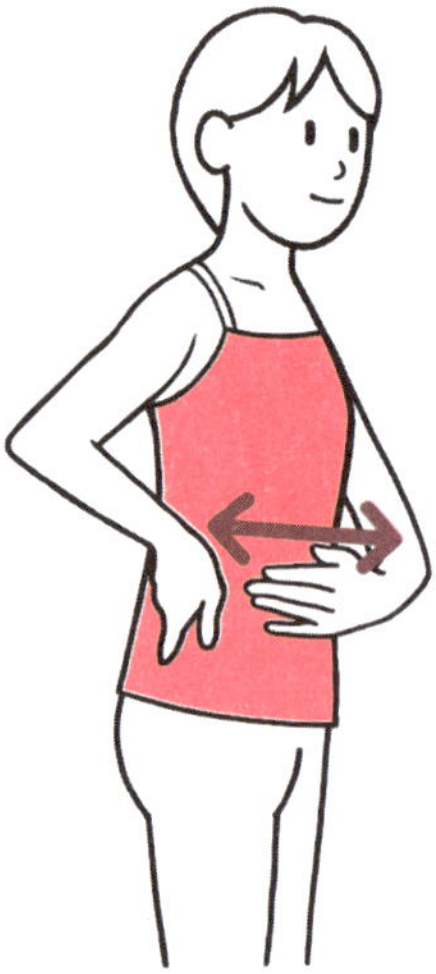

2

左手を肋骨に当てて、そのまま肋骨の上を前後に30秒ほどさすります。

※反対側も同じように行います。

セルフトリートメント③横隔膜をゆるめる

横隔膜は「膜」とついていますが筋肉で、加齢や運動不足、ストレスにより機能が低下し、深い呼吸ができなくなります。

3セット

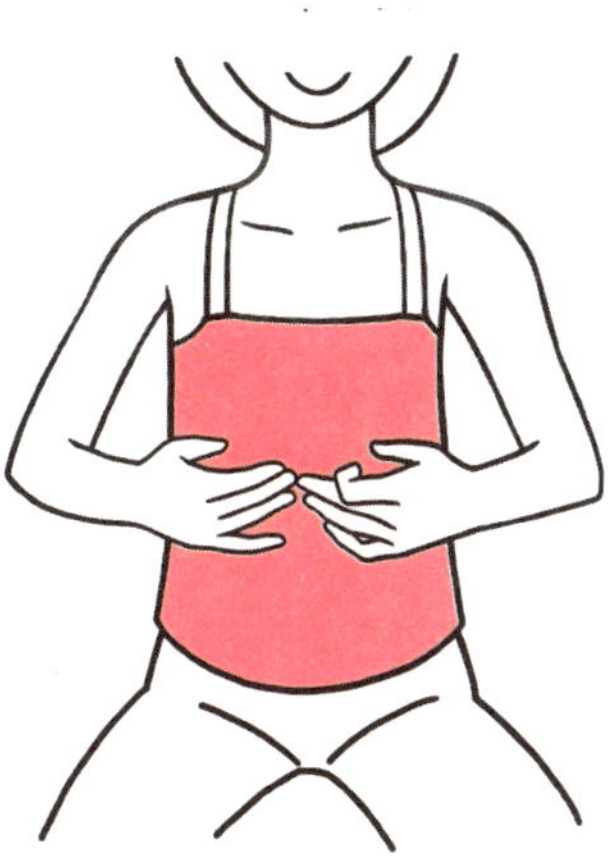

1

椅子に座り、みぞおちの脇、肋骨の下に両手を当てます。

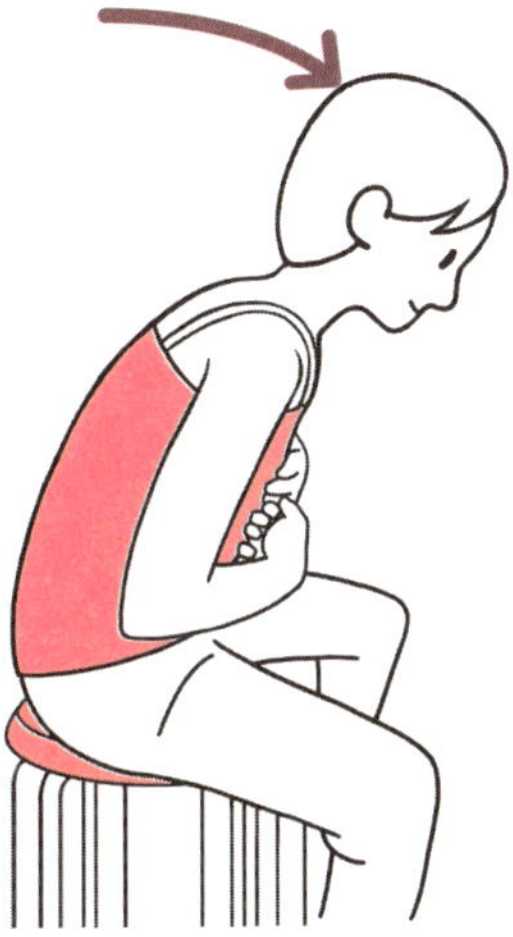

2

押さえながら、深く息を吸い、息を吐きながら身体を前に倒しておじぎをします。

3

ゆっくりと戻します。

4

3回ほど（1セット）行います。

肋《ろっ》間《かん》神経痛

主な原因

ストレスや疲労

解消ポイント

鎖骨と肩甲骨の動きを良くする
肋骨を動かす筋肉をゆるめる
肋骨、背骨周辺の筋肉の動きを良くする

肋間神経痛とは、肋骨周辺にある肋間神経が刺激を受けることで起こる肋骨や背部の痛みのことです。

要因として最も多く見られるのが、ストレスや疲労などで神経が骨や筋肉に締め付けられることです。また、帯状疱疹ウイルスによるものがあります。

鎖骨と肩甲骨の動きが悪く、姿勢不良になると肋骨に負担がかかります。鎖骨と肩甲骨の動きを良くするセルフトリートメントから行っていきましょう。

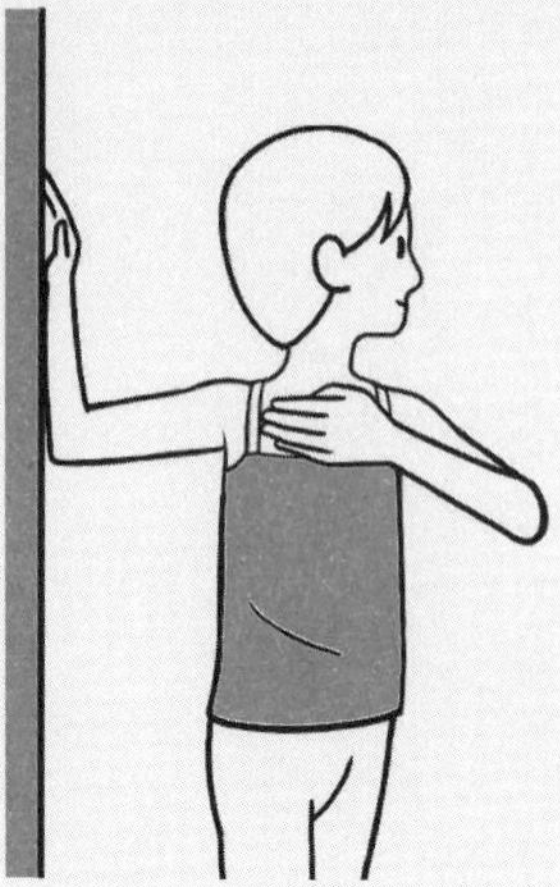

セルフトリートメント①鎖骨と肩甲骨の動きを良くする

「巻き肩」のセルフトリートメント①鎖骨を開き、胸の筋肉をゆるめる（P46）を3セット行ってください。

セルフトリートメント②肋骨を動かす筋肉をゆるめる

「息苦しい・呼吸が浅い」のセルフトリートメント①舌の動きと気道の通りを良くする（P59）を3セット行ってください。

セルフトリートメント③肋骨、背骨周辺の筋肉の動きを良くする

「血行不順タイプの肩コリ」のセルフトリートメント　背骨を刺激し、自律神経を整える（P40）を3セット行ってください。

猫背

主な原因
▼骨盤のゆがみ
▼巻き肩

解消ポイント
▼骨盤のゆがみを整える
▼巻き肩を改善する

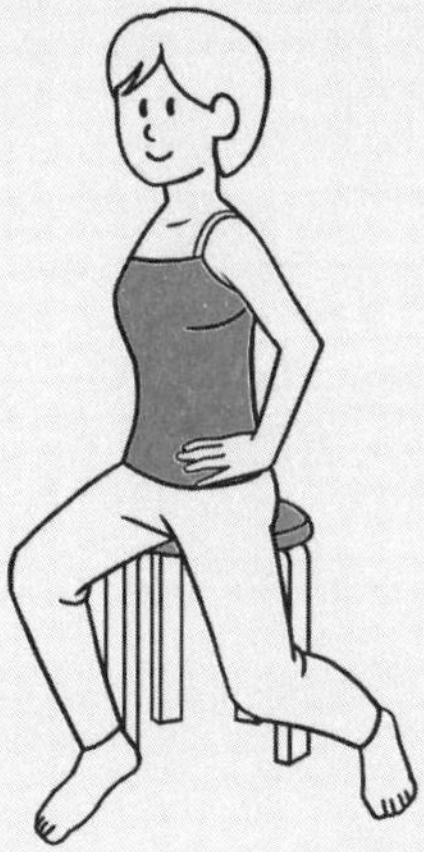

猫背とは、あごが前に突き出て肩が巻き肩になり、それにつられて背中と骨盤が丸くなっている状態のことで、上半身は巻き肩、下半身は骨盤の問題から起きます。

骨盤のゆがみを取り、動きを良くすると改善していきます。

ポイントは、骨盤のゆがみを整え、骨盤が後ろに傾いて丸くなっている状態を改善することと、巻き肩を改善することです。

猫背になると、肥満になりやすい・老けて見える・身長が低く見える・肩首が凝る・腰痛や呼吸が浅くなる（不眠に繋がりやすい）・頭痛・内臓疾患になりやすくなる・冷えやむくみの原因になるなど多くの疾患を併発しますので、しっかり整えていきましょう。

セルフトリートメント①骨盤のゆがみを整える

1〜3
セット

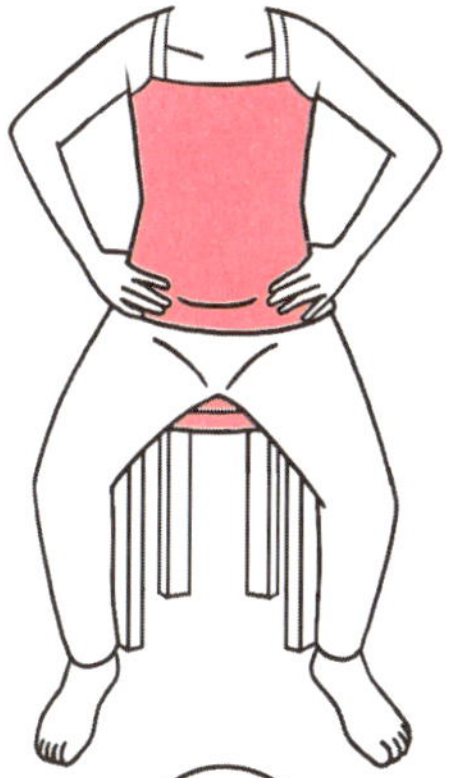

1

椅子に座り、両手で骨盤をつかみます。

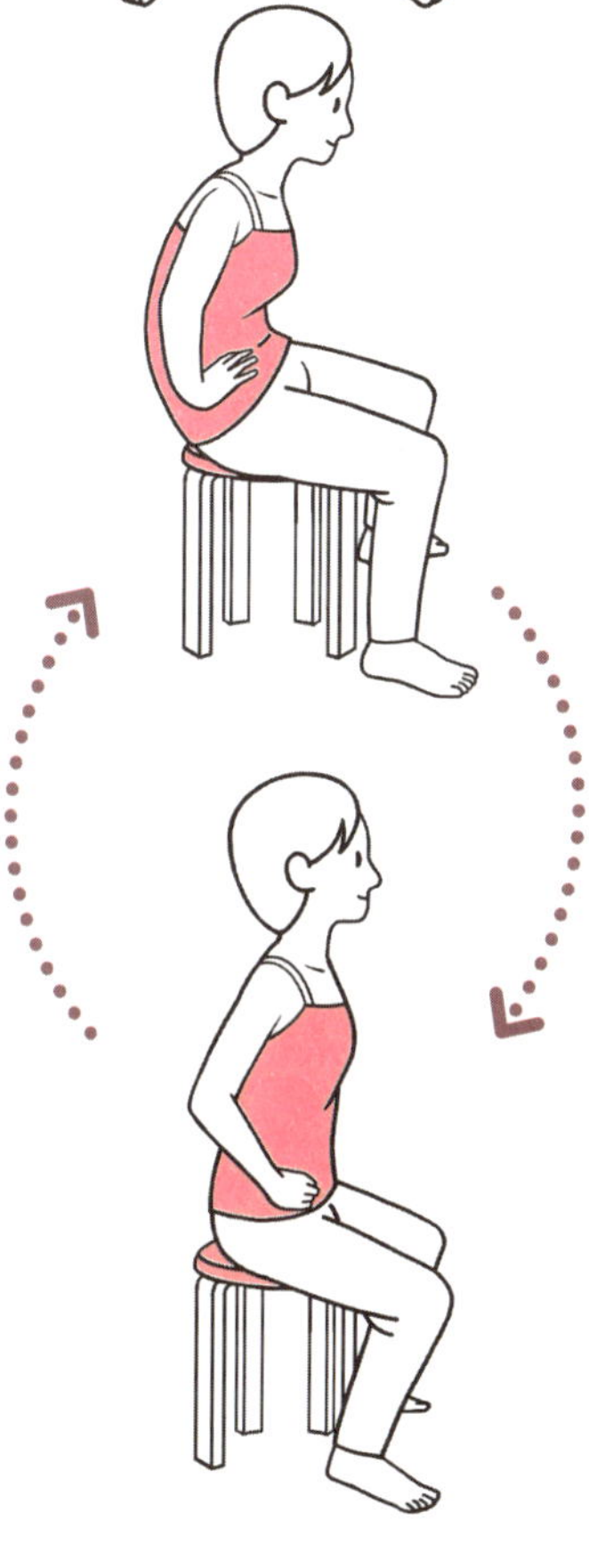

2

背中をしっかり丸め、伸ばす動作を10回行います。

セルフトリートメント②巻き肩を改善する

「巻き肩」のセルフトリートメント①鎖骨を開き、胸の筋肉をゆるめる（P46）と「筋肉疲労タイプの肩コリ」のセルフトリートメント　胸と鎖骨をゆるめる（P35～36）を1～3セット行ってください。

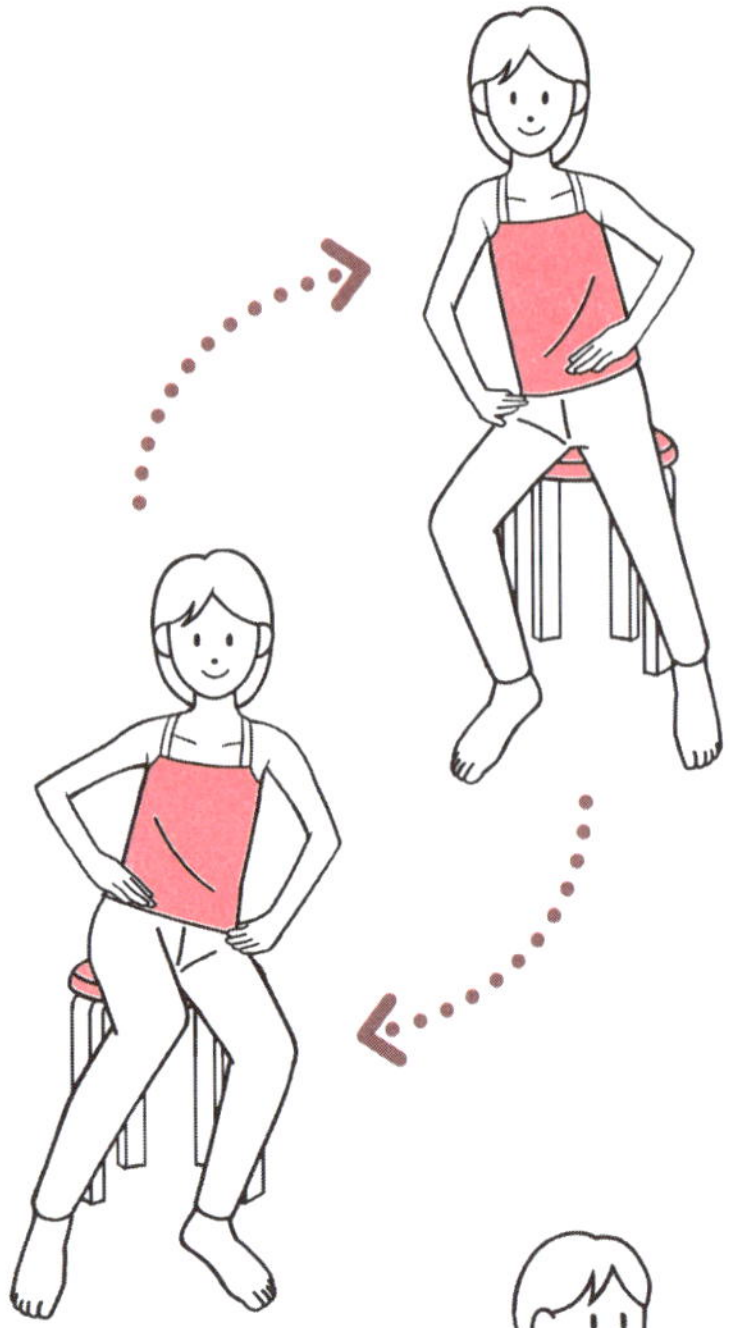

3

両手で骨盤をつかみ、お尻を片方ずつ上げたり、下げたりする動作を交互合わせて20回行います。

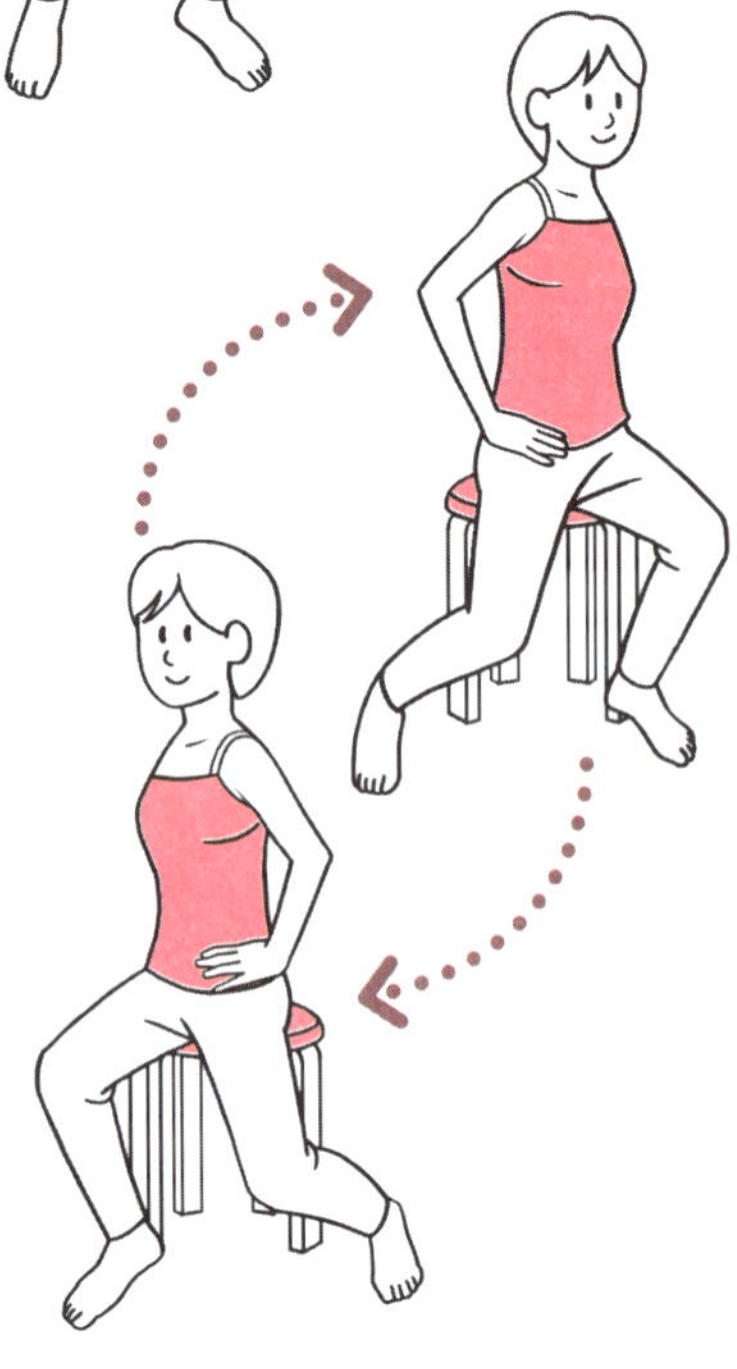

4

両手で骨盤をつかみ、左右交互に腰をひねる動作を20回行います。
この時、顔は常に正面を向いたまま行ってください。

前屈ができない・身体が硬い

主な原因

▼ストレスによる自律神経の乱れ
▼骨盤の動きの悪さ

解消ポイント

▼あご周りをゆるめる
▼ふくらはぎをゆるめる
▼骨盤の動きを良くする
▼太もも（ハムストリング）をゆるめる

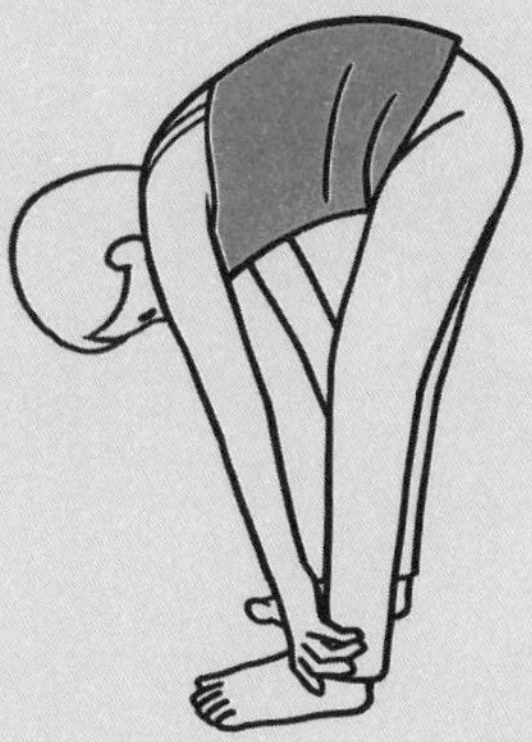

身体が硬いのは、筋肉の問題だけではなく、ストレスが原因で自律神経が乱れて身体が緊張した結果や、骨盤の動きがスムーズでないために硬くなるなどがあります。割りばしやテニスボールを使って、効果的にゆるめていきましょう。

セルフトリートメント①あご周りをゆるめる

どなたでも無意識に歯を食いしばっています。その時に使う筋肉が咀嚼筋《そしゃくきん》です。ストレスを感じて常に奥歯を噛みしめて（食いしばりをして）いると、全身の筋肉が常に緊張状態になり、柔軟性はしだいに失われていきます。まず、次のトリートメントをやってみてください。

1〜3セット

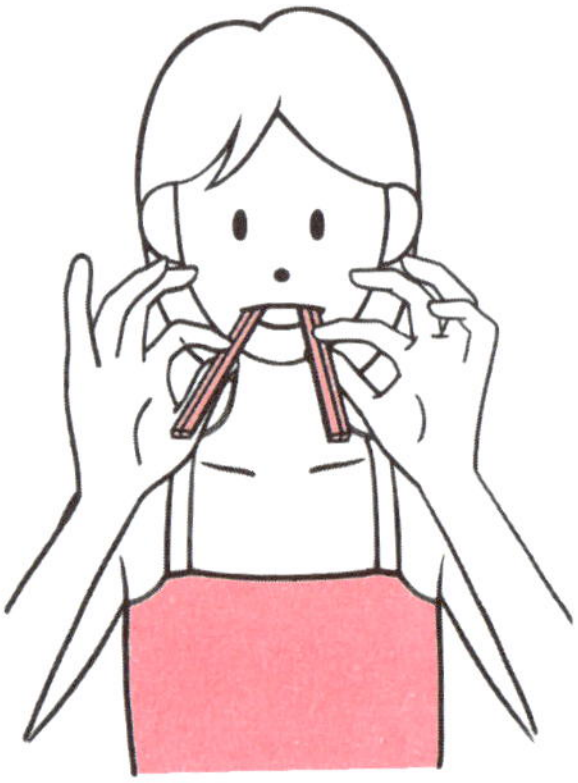

1

割りばしを２本用意し、それぞれの奥歯で軽く噛みます。
割りばしの高さが左右揃わないことが多いですので、鏡で確認しながら割りばしの高さを左右合わせてください。

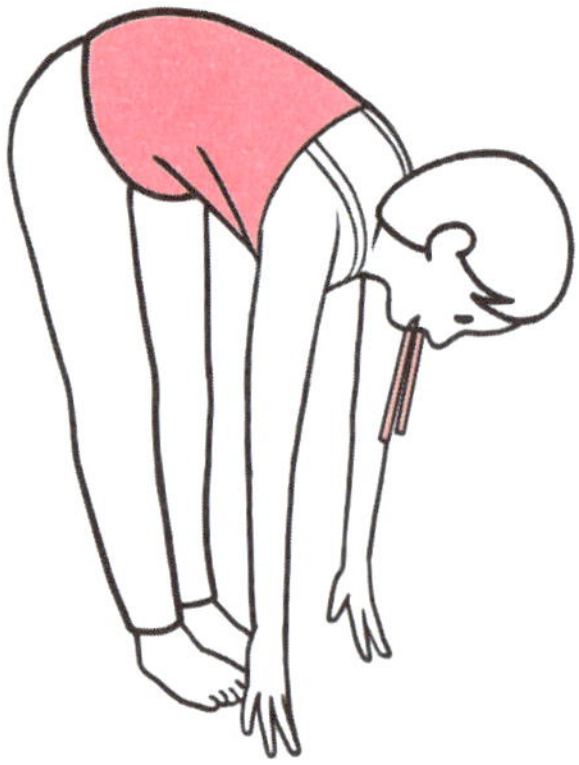

2

割りばしを噛んだまま、前屈を１回行います。

この状態で前屈すると柔軟性が高まります。
割りばしを取っても脳は記憶しているので、一度行うだけでOKです。

セルフトリートメント②ふくらはぎをゆるめる

姿勢のバランスが崩れると、ふくらはぎがパンパンに張り、硬くなってしまいます。また、土踏まずは身体のコンディションによっても硬さやアーチが変化します。テニスボールを踏むことで、足の裏だけでなくふくらはぎや背中の筋膜まで刺激し、柔軟性を高めてくれます。

1〜3セット

1

テニスボールを
足の下に置きます。

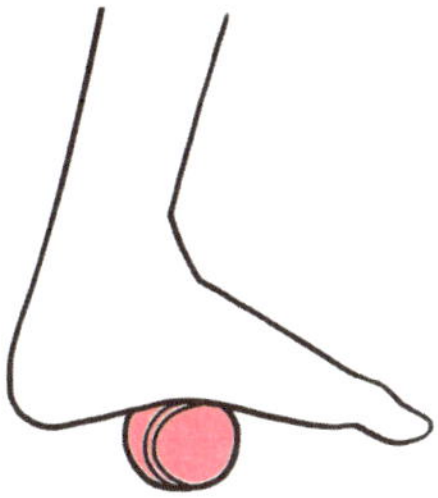

2

体重を乗せながらゆっくりと
ボールを転がします。

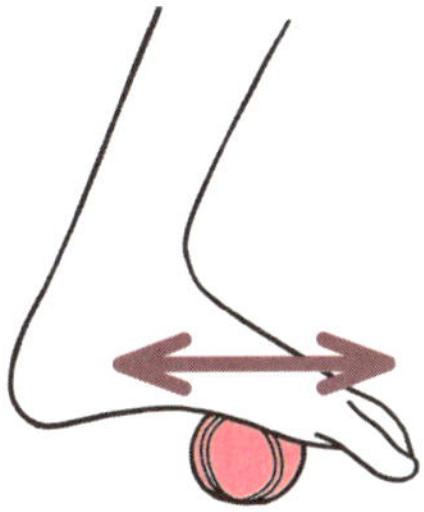

3

1分程度行います。

※反対の脚も同じように行います。

※痛くなく、心地よいと感じる程度に行うと効果的です。

セルフトリートメント③骨盤の動きを良くする

「猫背」のセルフトリートメント①骨盤のゆがみを整える（P65〜66）を1〜3セット行ってください。

セルフトリートメント④太もも（ハムストリング）をゆるめる

決して無理に伸ばすのではなく、これ以上伸ばせないところで深呼吸をしてリラックスするのがポイントです。

1〜3セット

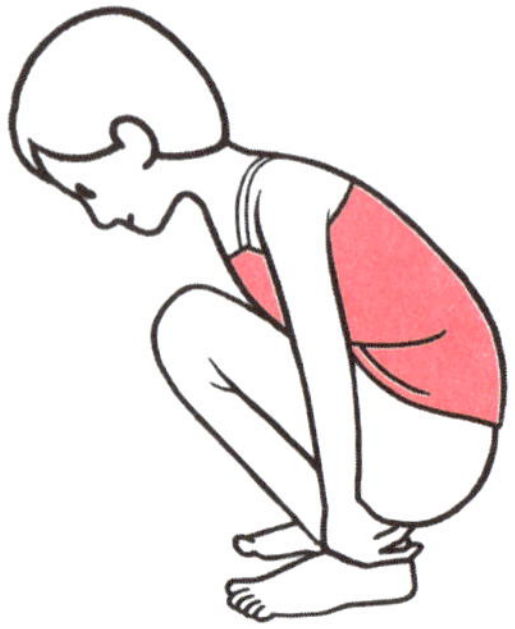

1

しゃがんで（または椅子に座って）、両手で足首を持ちます。

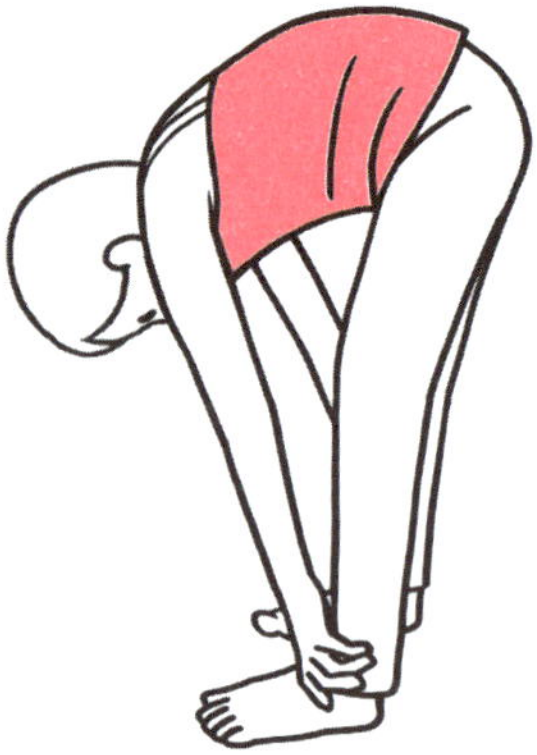

2

そのままゆっくりと両膝を伸ばし、10秒ほどキープします。

3

両膝を軽く曲げ、10秒ほどかけてゆっくり姿勢をもとの位置に戻します。

※このとき、頭は最後に起こしてください。

PART 4

手・腕

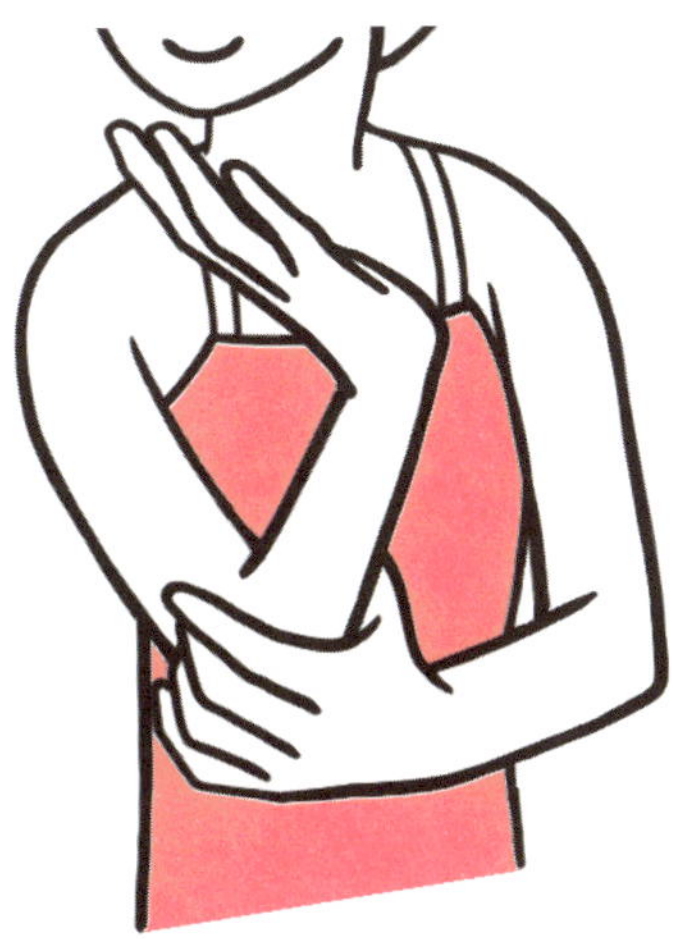

腱鞘炎（スマホ指）

主な原因

スマホなどでの指の使い過ぎ

解消ポイント

肘周りの筋肉をゆるめる
親指の付け根の筋肉をゆるめる
手首周辺の筋肉をゆるめる

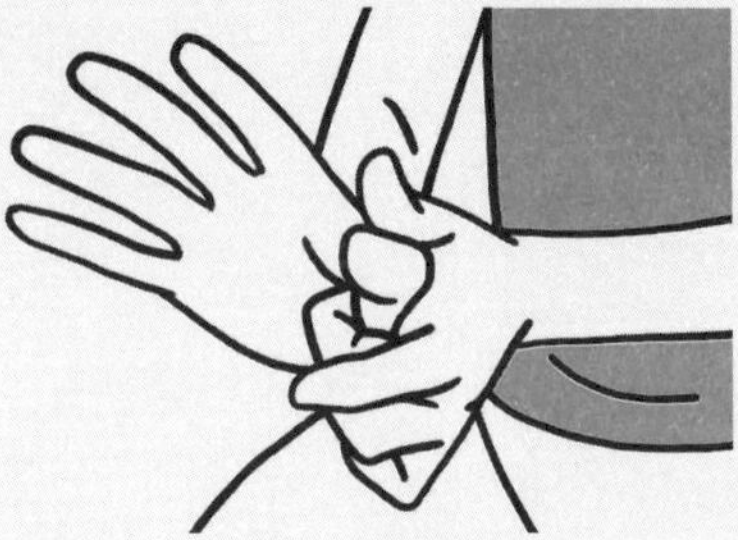

実は指先には筋肉はほとんどありません。「腱《けん》」とそれを包む「鞘《さや》」があるのですが、この腱が過度の指の反復動作により、使われすぎて硬くなり、痛みが出てくる症状が腱鞘炎です。

しかし同じ動作を繰り返しても、腱鞘炎になりやすい人となりにくい人がいます。その理由は「力み」です。自律神経が緊張し、力んで指に力を入れた状態で使いすぎると、腱が硬い状態で使われすぎるので、炎症が起きやすくなります。

指を動かす力の大本は、肘周りの筋肉から発生します。そのため、最初に肘をゆるめると、指先に繋がる筋肉や腱の動きが良くなっていきます。またスマホを片手で操作すると、手指に負担がかかり症状を悪化させますので、両手で操作する習慣をつけましょう。

セルフトリートメント①肘周りの筋肉をゆるめる

1〜3セット

1

肘を軽く曲げます。

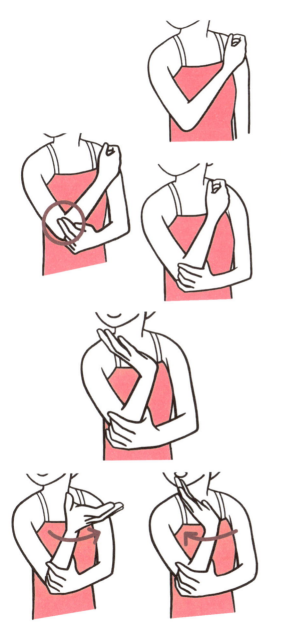

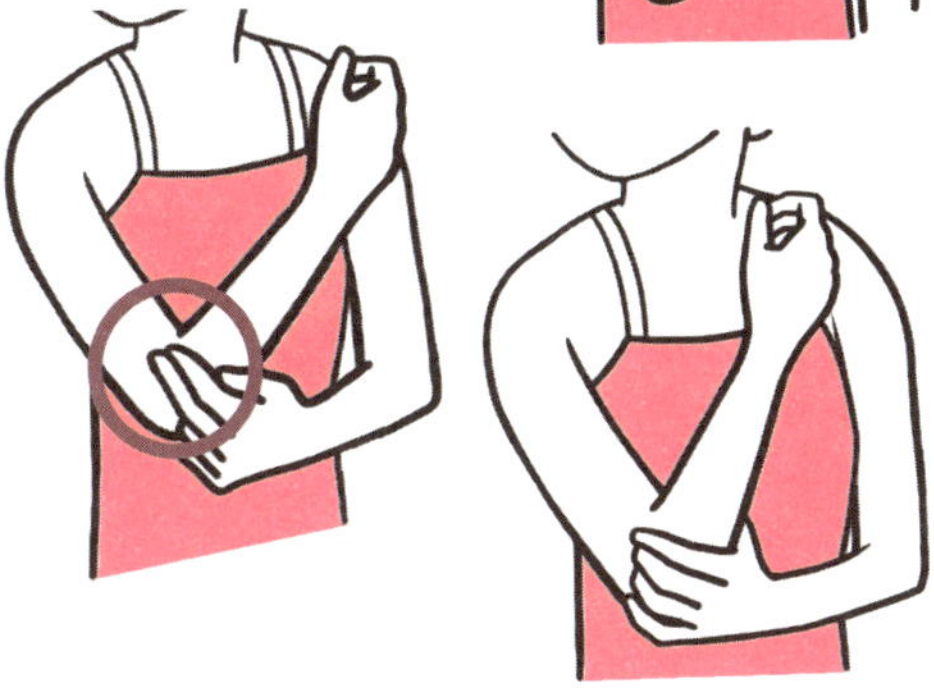

2

肘のシワから手首側に指2本分下の所に中指を当てて、親指で腕を握り込みます。

3

手首を反らせます。

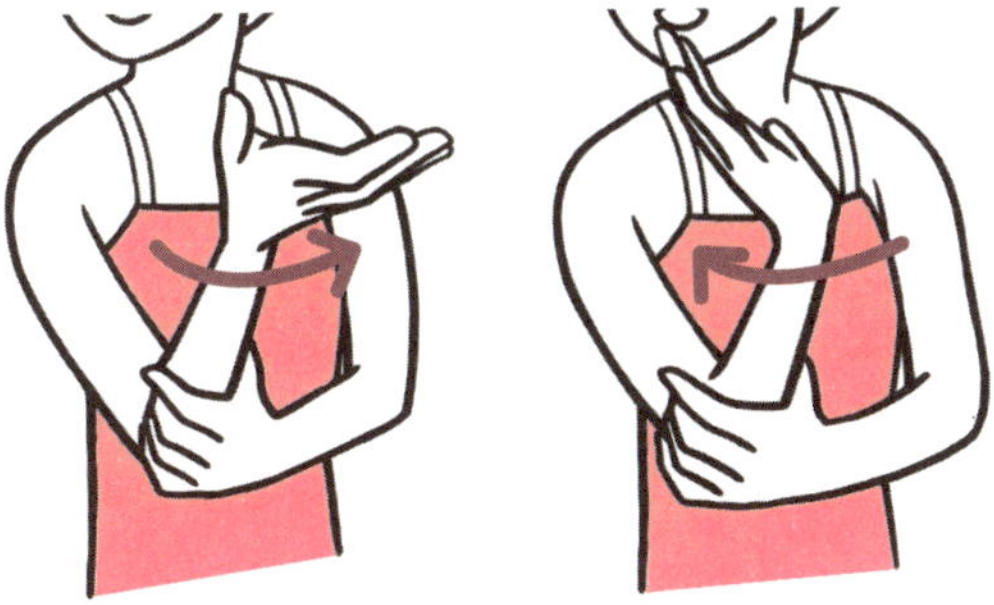

4

肘の下を握った状態で、手首を左右に30回ほど動かします。

セルフトリートメント②親指の付け根の筋肉をゆるめる

手の指で一番疲労しやすいのは親指です。5本ある指の中で唯一モノを支えるための筋肉が存在しているので、親指がなければ物はつかめません。親指の付け根の筋肉が疲労をおこすことで腱鞘炎が生じやすいのです。

この親指の付け根の筋肉は手首と繋がっているので、親指と同時に手首周辺の筋肉をゆるめると効果は高くなります。

3 セット

1

親指の付け根に中指を当てます。

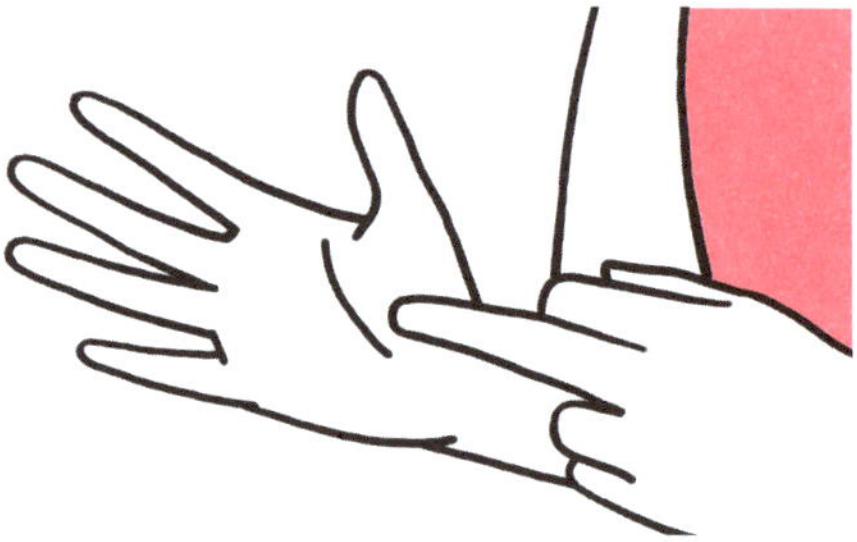

2

そのまま握ります。

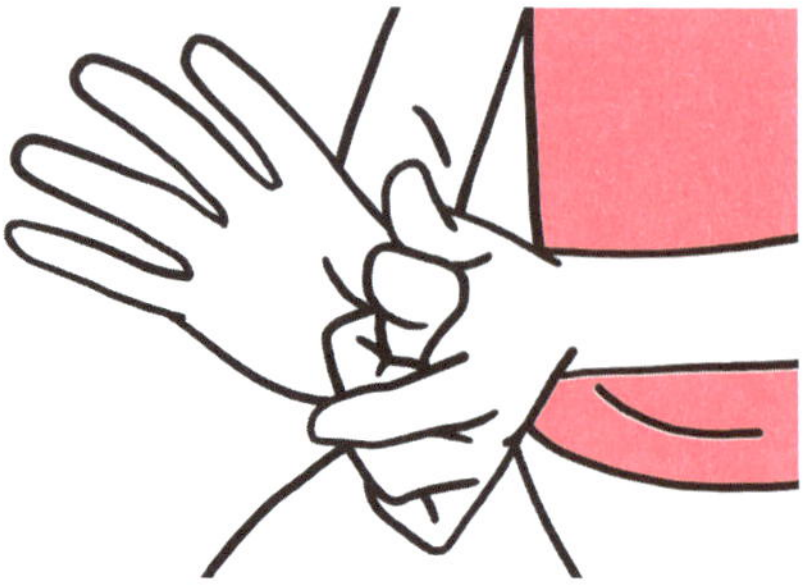

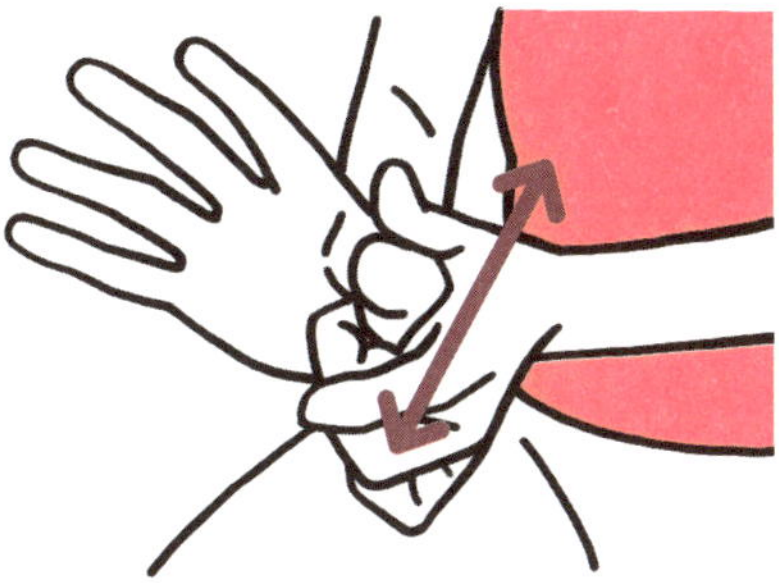

3

親指の付け根を握った状態で親指を前後に 20 回〜 30 回ほど動かします。

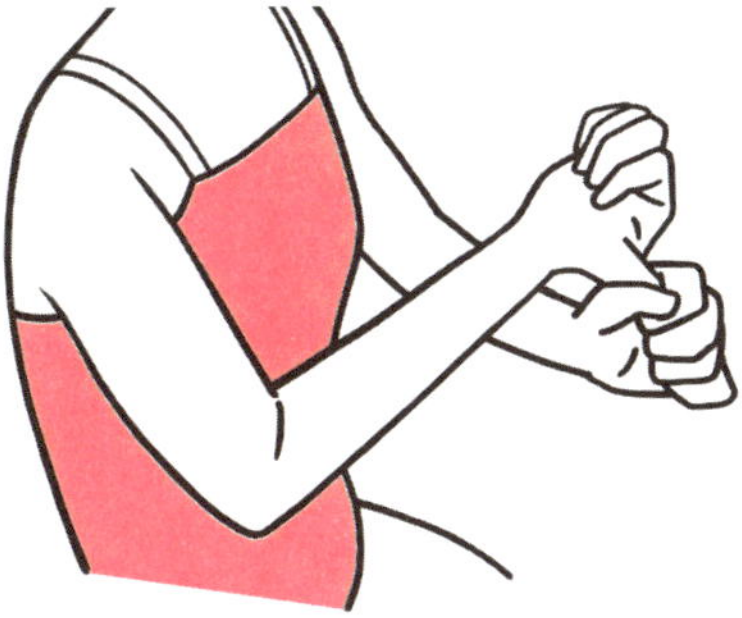

4

反対の手で伸ばした親指を軽く握り、そのまま肘を伸ばします。この時、両手はクロスします。

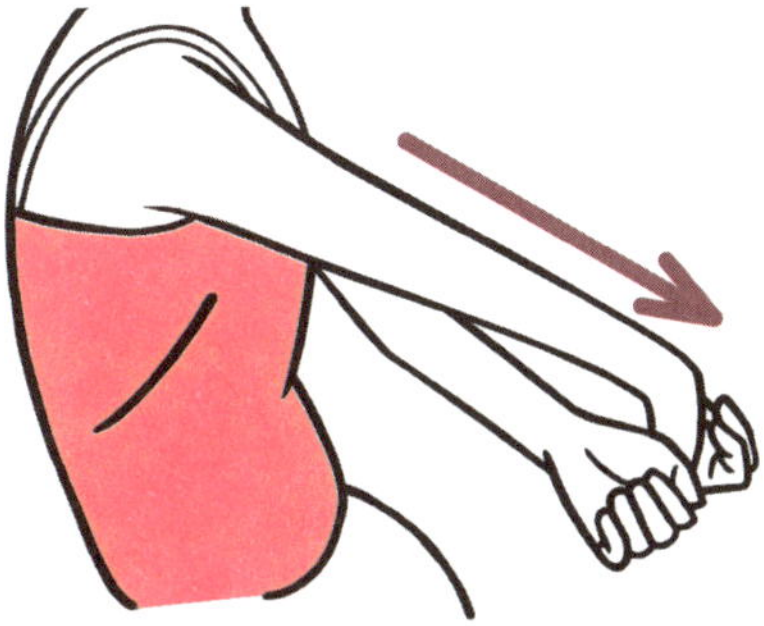

5

大きく深呼吸を行い、10 秒間キープします。

セルフトリートメント③手首周辺の筋肉をゆるめる

3セット

1

いすに座って指先を自分の方に向けて手をつきます。

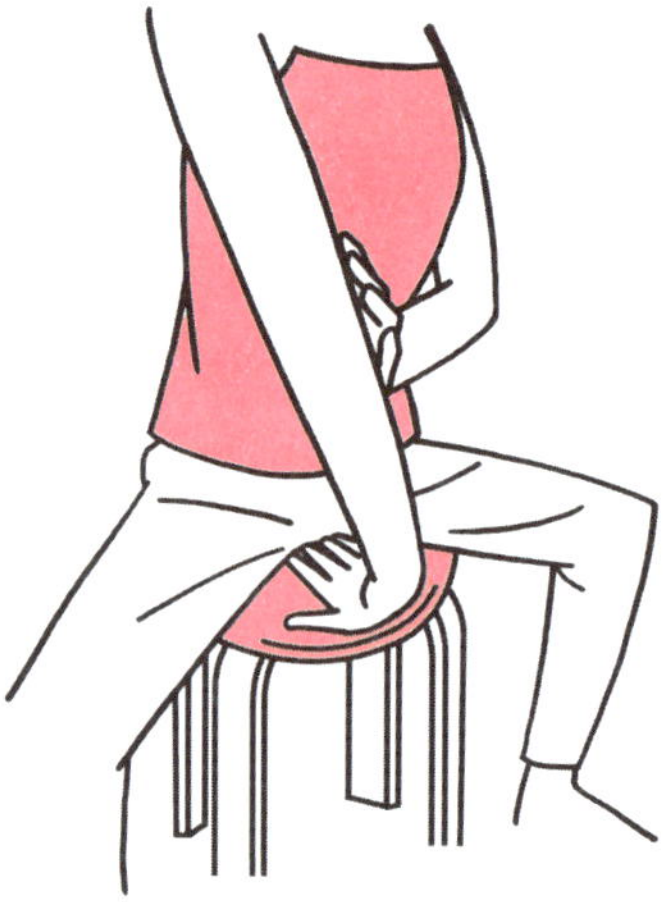

2

肘が曲がらないように押さえて、そのまま手首から手の内側を30秒間伸ばします。

セルフトリートメント④肩と胸周りの筋肉をゆるめる

腱鞘炎は自律神経が緊張し、肩や胸周りに力が入ると、指先に「力み」を生じることで悪化していきます。肩と胸周りをゆるめることで、症状を緩和・予防していきましょう。

「巻き肩」のセルフトリートメント①鎖骨を開き、胸の筋肉をゆるめる（P46）を3セット行ってください。

ばね指

主な原因

▼指の使いすぎ
▼血行不良

解消ポイント

▼指の関節の動きを良くする
▼指先の血液循環を良くする

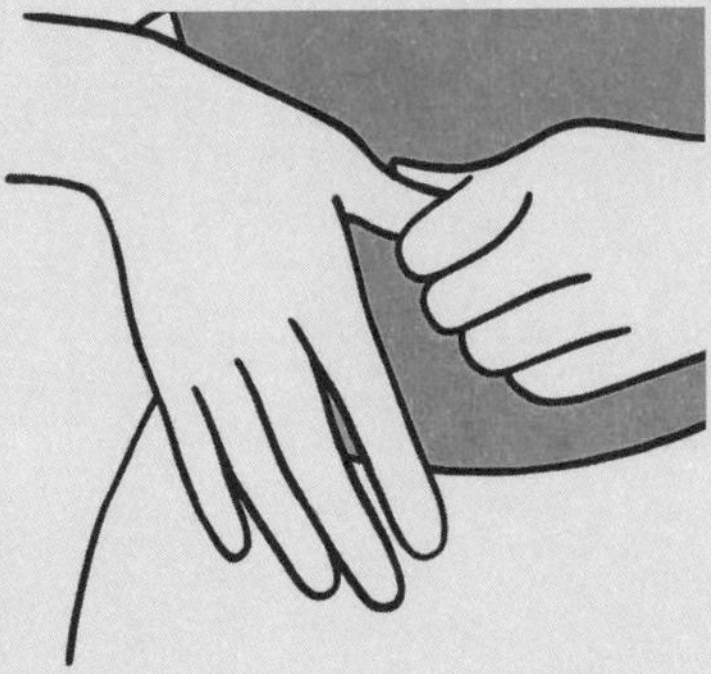

指の腱鞘炎が悪化したものがばね指です。指先には筋肉がなく、ヒモのような「腱《けん》」が指先を動かしています。腱は指の中にある「腱鞘《しょう》」というトンネルを通っていて、使われ過ぎることで炎症を起こし、腫れた部分が引っかかって、指を伸ばそうと強い力を加えると「カクン」と跳ねるようになります。

ばね指は、夜間指を動かしていないと朝方の動き始めに痛くなります。指先の血液の流れと、指の関節の滑液の流れが悪くなっているからです。指の曲げ伸ばしをスムーズにするためには、指先の血行と関節の動きを良くすることです。

セルフトリートメント①指の関節の動きを良くする

3セット

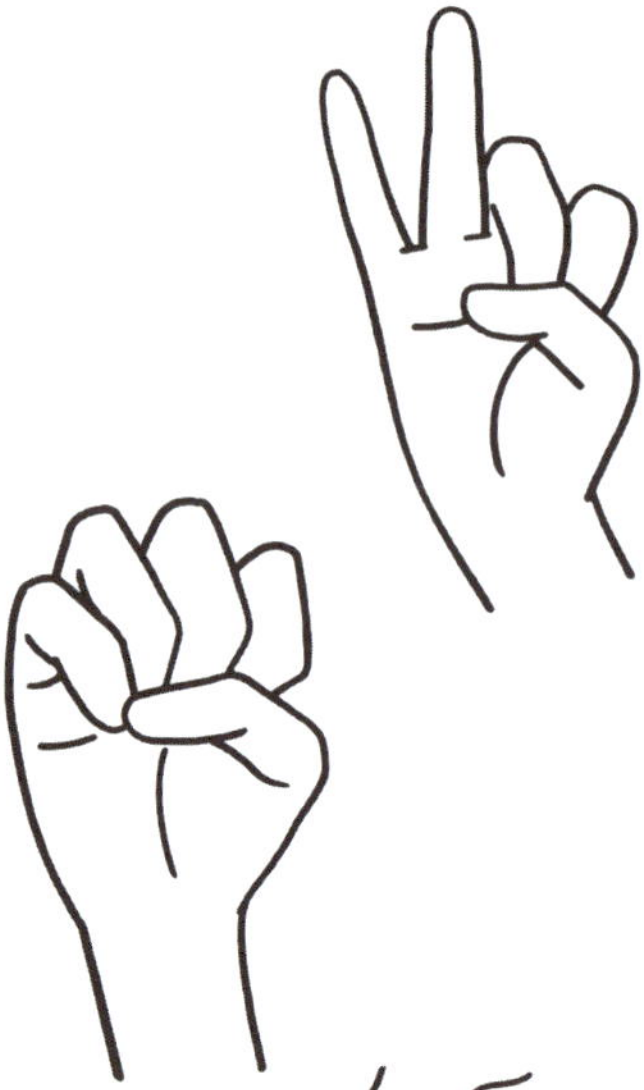

1

親指をしっかりと曲げます。親指の側面に当たるように人差し指と中指をできるだけ曲げます。

2

同様に薬指と小指をできるだけ曲げます。
※親指に当たらない場合はできるだけ曲げます。

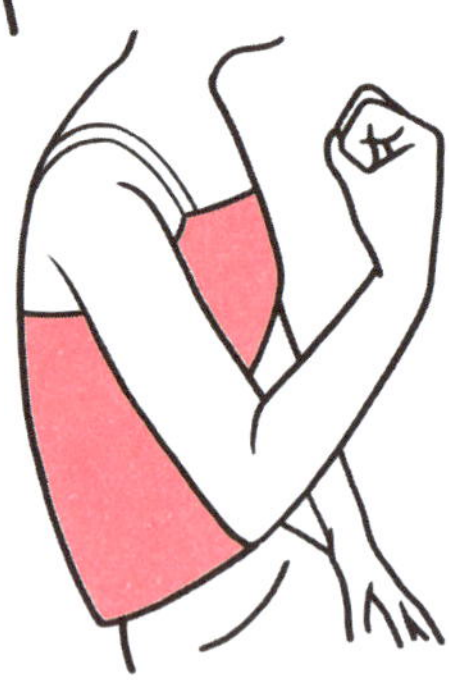

3

指を握りこんだまま、手首と肘を曲げます。

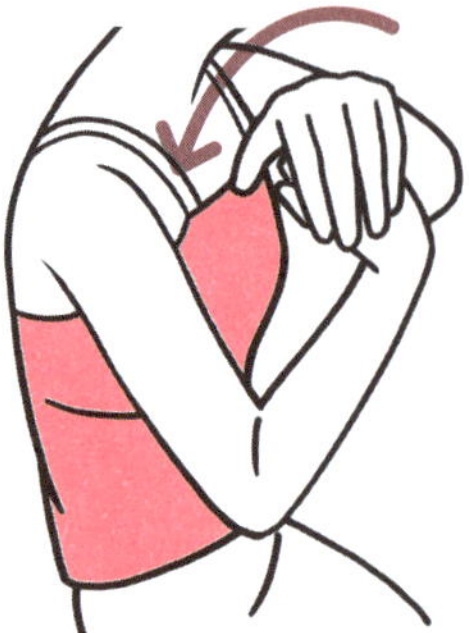

4

もう片方の手をこぶしの上に置き、そのまま手首を曲げ、大きく深呼吸を行います。（5～10秒程度）

セルフトリートメント②指先の血液循環を良くする

3セット

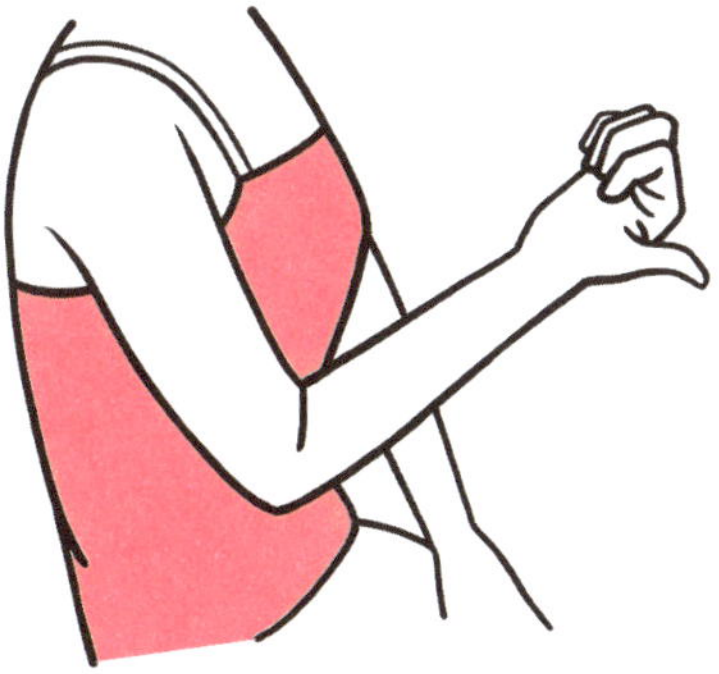

1

肘を曲げて手首を自分に向け、親指を伸ばします。

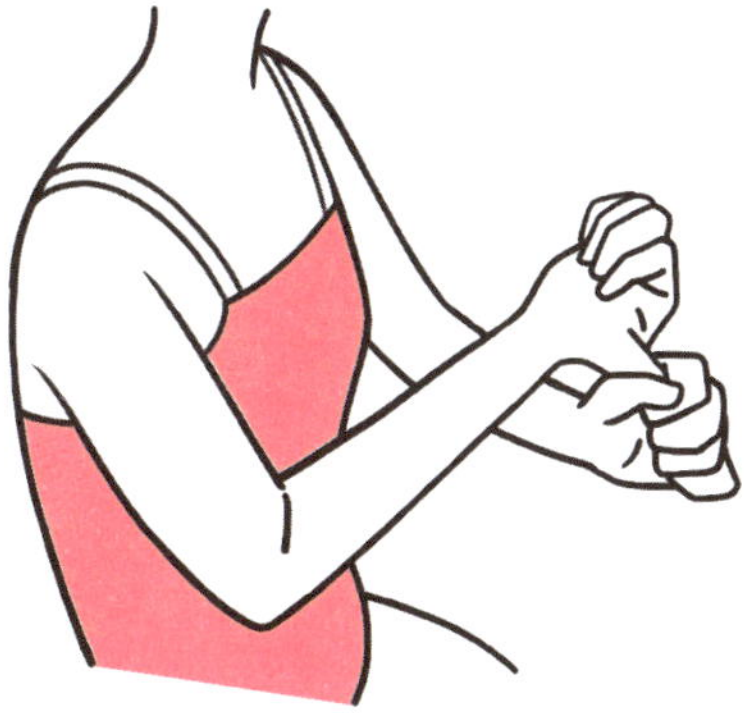

2

もう一方の手で伸ばした指を軽く握り、そのまま肘を伸ばします。

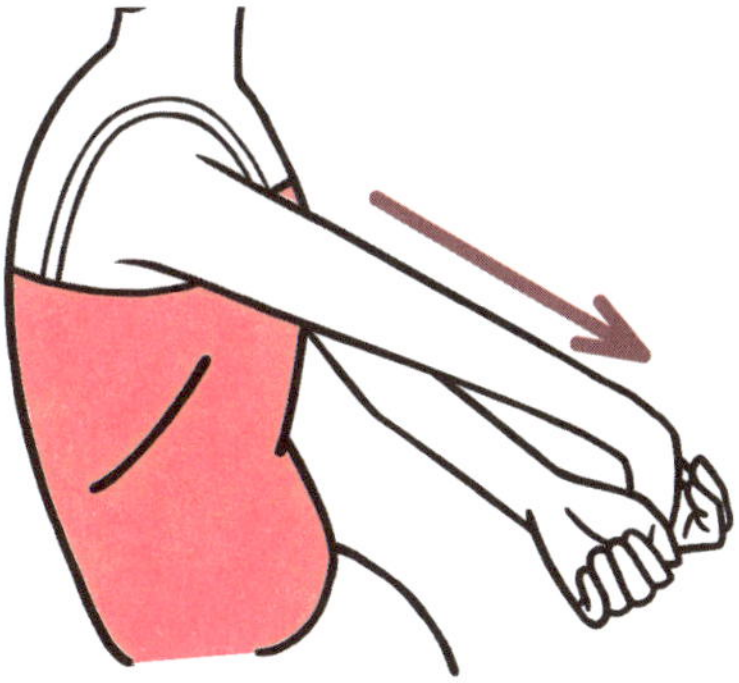

3

大きく深呼吸を行います。（5〜10秒）

4

人差し指から小指まで同様に行います。

セルフトリートメント③指先の血液循環を良くする

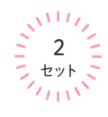

2
セット

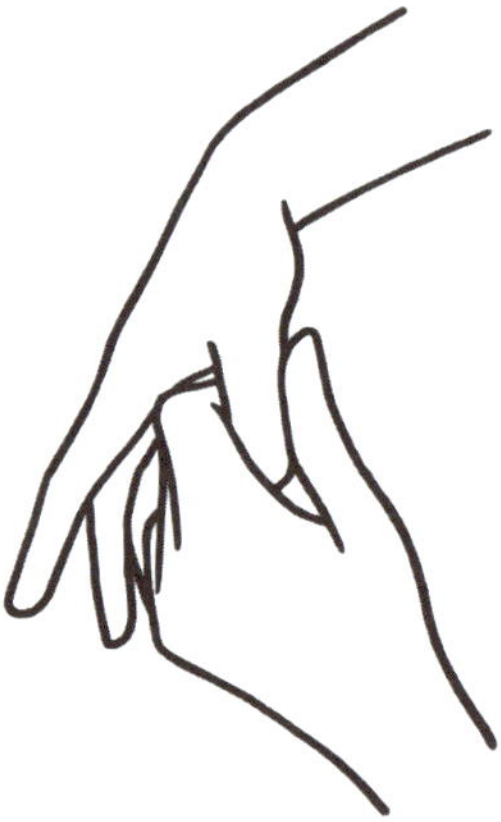

1

気になる方の手を行います。ここでは右手を例にとります。右手の親指を左手の親指と人差し指で握り、右手の力を抜きます。

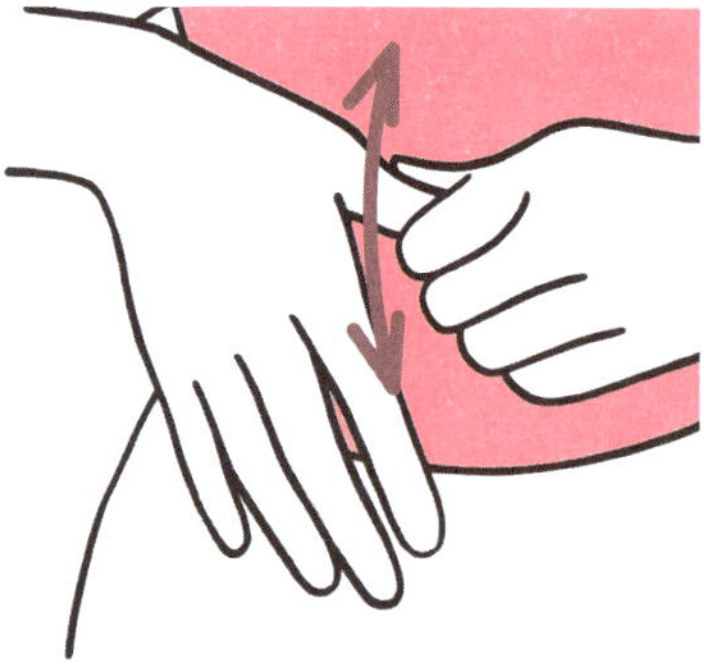

2

握った親指を縦にブラブラと30秒ほど上下に揺らします。

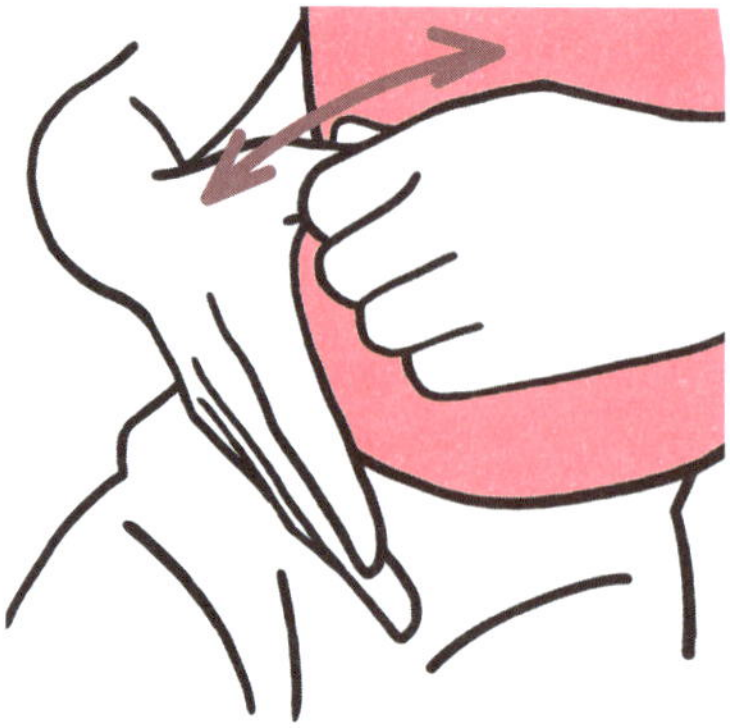

3

握った親指を横にブラブラと30秒ほど左右に揺らします。

ここまでが1セットです。

他の指にバネ指が出た場合も、同じように行ってください。

手の冷え

主な原因

▼自律神経の乱れ
▼ストレス
▼不規則な生活

解消ポイント

▼腋窩動脈《えきかどうみゃく》の流れを良くする

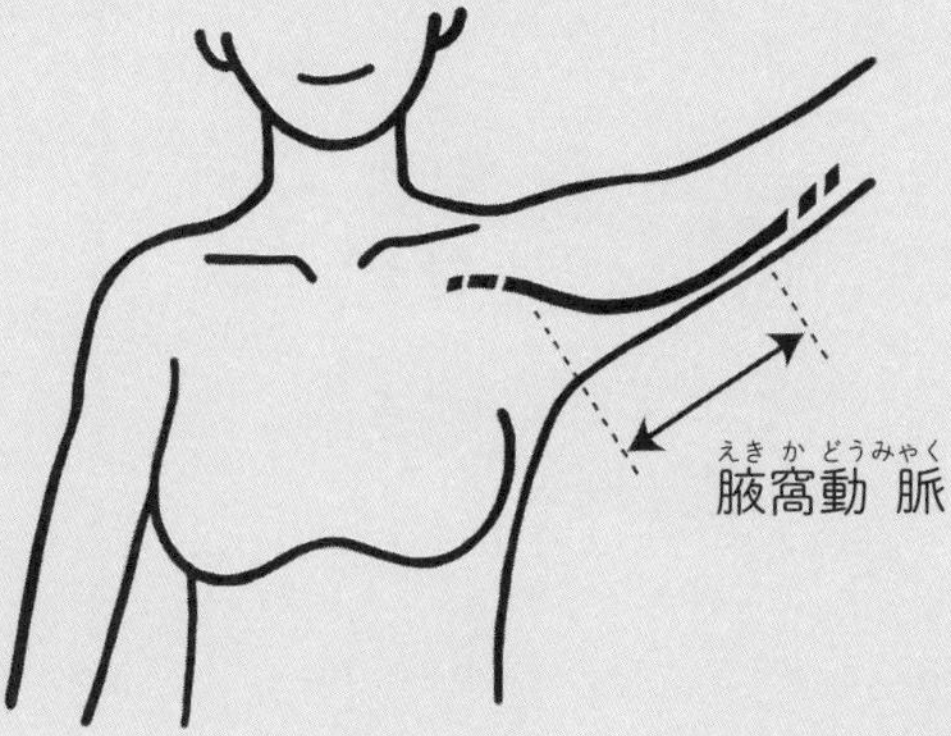

慢性的に冷えているような感覚がある状態を、冷え症と呼びます。特に手の冷えは、末梢血管が凝縮して血行が悪くなることで引き起こされます。

過度のストレスや不規則な生活を送っていて自律神経のバランスが乱れると、手などの末梢部分まで血液が上手く行き渡らず、常に冷えを感じることとなります。

手先の冷えには、鎖骨の下と脇の下を通って手に向かっている太い血管「腋窩動脈《えきかどうみゃく》」の流れを良くしてあげるのが効果的です。

セルフトリートメント　腋窩動脈の流れを良くする

2セット

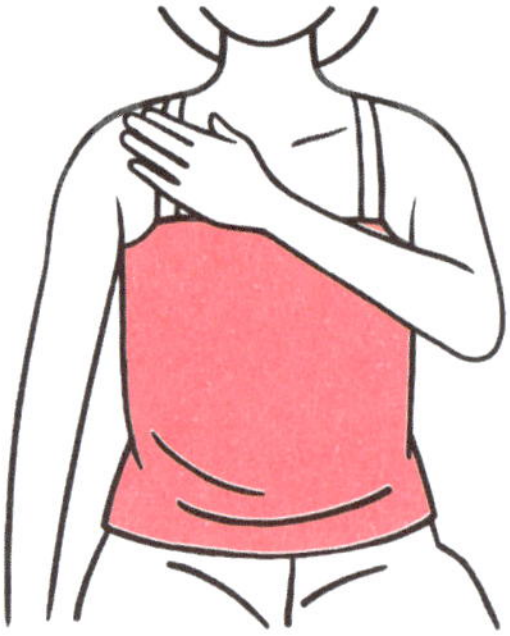

1

右の鎖骨の下に左手を当てます。

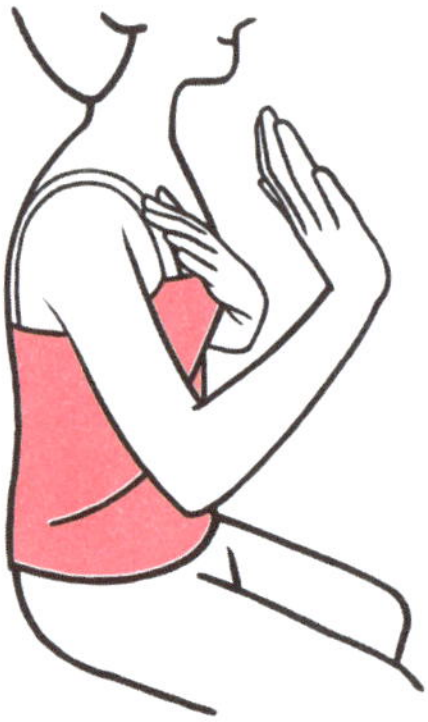

2

右手の手首を反らします。

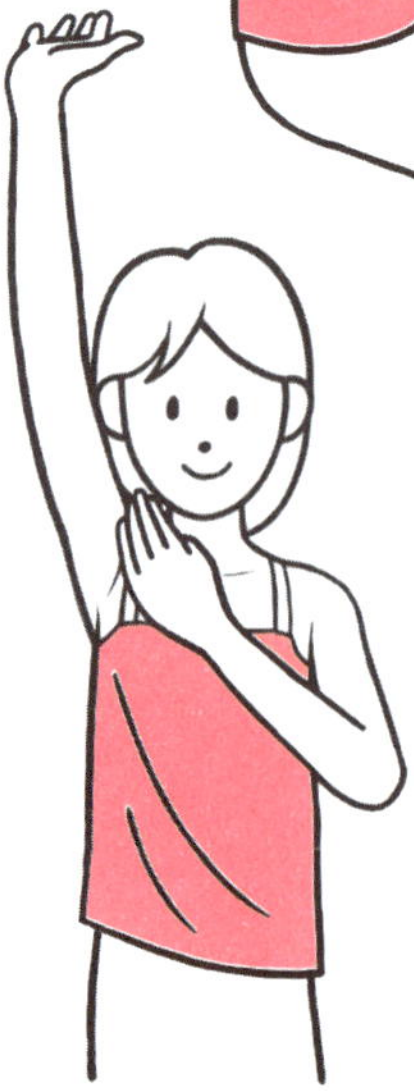

3

手首を反らせたまま、右腕を伸ばします。この時、腕はなるべく耳につくように近づけます。

4

手首を反らし、しっかりと右腕を伸ばしたまま、手首を左右に動かします。30 秒ほど行います。

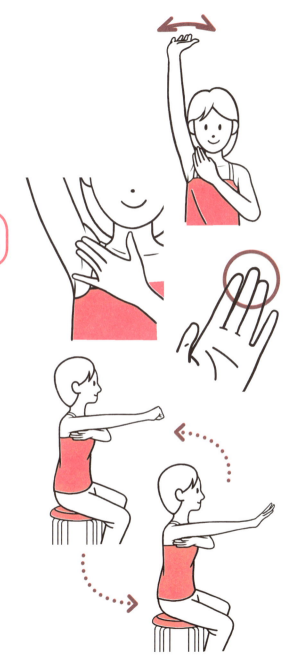

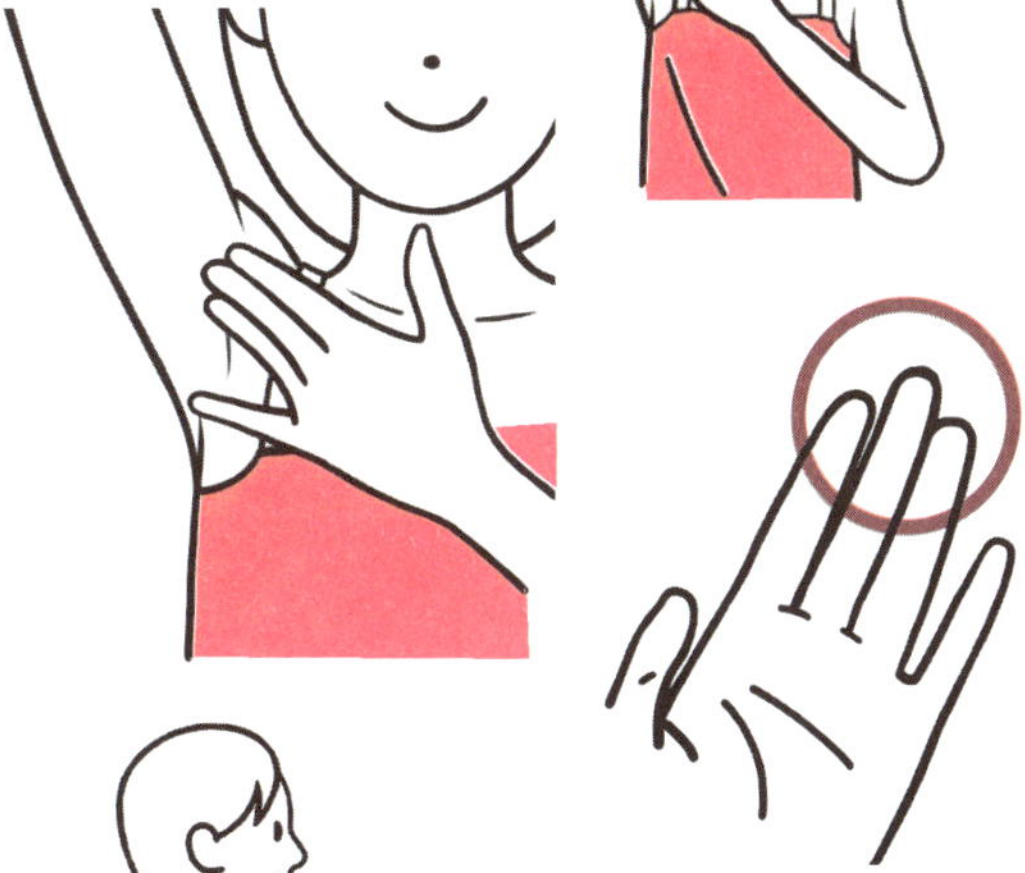

5

右の脇の下を左手の人差し指、中指、薬指の指の腹でしっかり押さえます。

6

脇を押さえたまま、右手をグー、パー（握ったり、開いたり）します。
30 回行います。
※反対側も同じように行います。

腕がしびれる

主な原因

長時間のスマートフォンやパソコンのマウスの使用

姿勢不良（猫背）

解消ポイント

首の付け根の筋肉をゆるめる

鎖骨と胸の奥にある筋肉をゆるめる

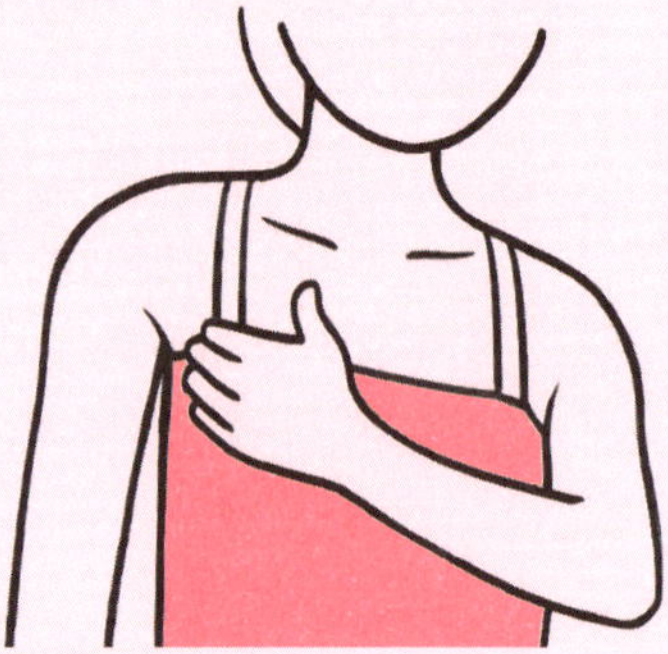

腕のしびれはマウス症候群と呼ばれるもので、原因は、スマホやパソコンの長時間使用の他に、姿勢の悪さがあります。特になで肩の女性に多く見られ、病院などでは「胸郭《きょうかく》出《で》口《ぐち》症候群《しょうこうぐん》」と診断されることもあります。理由は、2つの筋肉（首の付け根にある斜角筋《しゃかくきん》と、胸の奥にある小胸筋《しょうきょうきん》）によって、腕神経叢《わんしんけいそう》という腕の神経が圧迫されているからです。

このような症状が出たら、仰向けで寝る際に腕の下にタオルを入れるといいです。腕を少し高くすることで首から腕に伸びて行く神経がゆるみ、腕の痛みやしびれが出にくくなるからです。

セルフトリートメント①首の付け根の筋肉をゆるめる

3セット

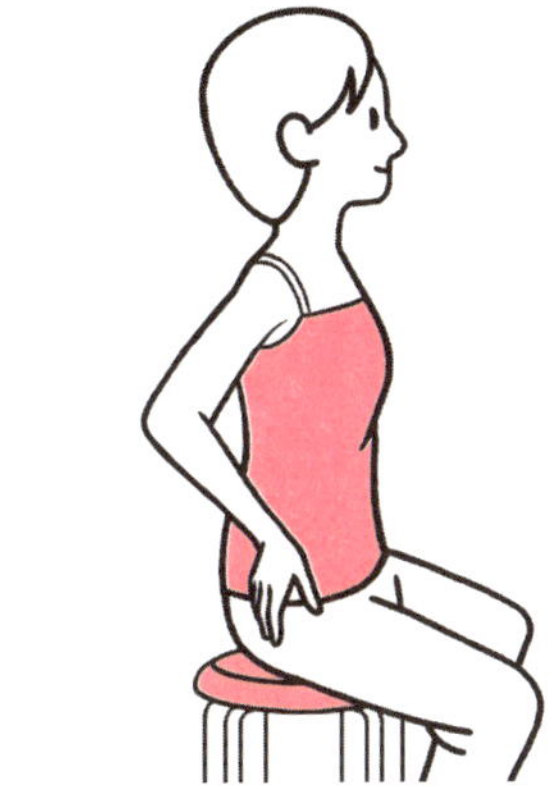

1

椅子に座り、骨盤に右手を当て、胸を開きます。

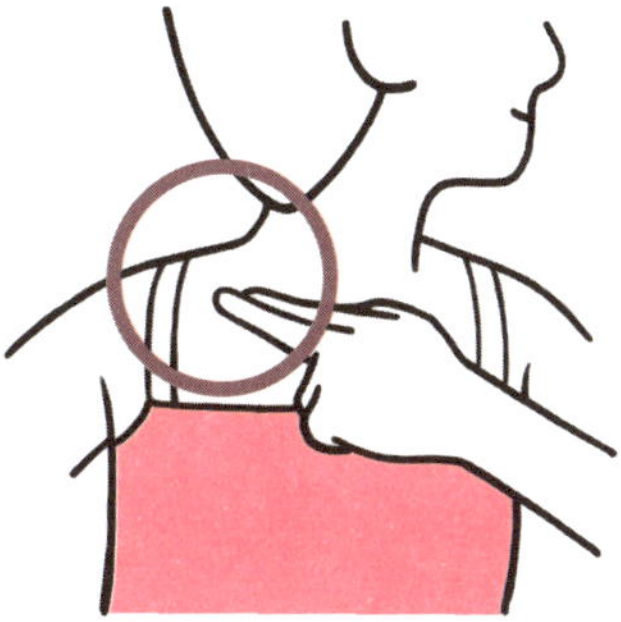

2

首の付け根に左手の指を2本当てます。

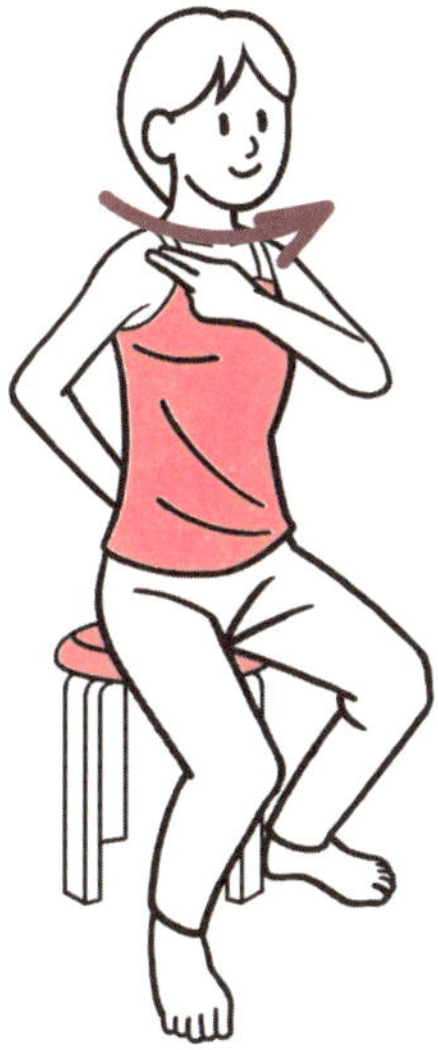

3

指で首の付け根の筋肉を押さえたまま、左に首を捻り、伸ばします。

4

この状態で大きく深呼吸をしてから30秒ほどキープします。

※反対側も同じように行います。

セルフトリートメント②鎖骨と胸の奥にある筋肉をゆるめる

「筋肉疲労タイプの肩コリ」のセルフトリートメント 胸と鎖骨をゆるめる（P35）と「巻き肩」のセルフトリートメント①鎖骨を開き、胸の筋肉をゆるめる（P46）を行ってください。

Column

呼吸は深く！

最近、患者さんに「呼吸の浅い人」が増えています。呼吸が浅いと、空気が身体に十分に入らず、酸素と二酸化炭素を換気する効率が悪くなります。すると代謝が落ち、各臓器の働きが低下するので慢性的に疲れやすくなります。意外ですが、呼吸は感情との繋がりも深いのです。呼吸と関係している横隔膜には自律神経が集中しているので、浅い呼吸だと横隔膜を十分に動かすことができず、自律神経が乱れ、「感情も乱れやすくなる」ためです。浅い呼吸を続けていると、不安やストレスを感じやすくなります。最近「浅い呼吸」の人が増えてきた理由の一つが、スマホです。多くの人はスマホ操作時に背中を丸め、肩が前に入り込んだ「猫背」の姿勢をとります。この「前かがみの姿勢」が肺を圧迫し、息を深く吐いたり吸ったりできなくするからです。改善するには、まずは姿勢をよくすること。あとはなるべく意識して深い呼吸を心がけましょう。

PART 5

腰

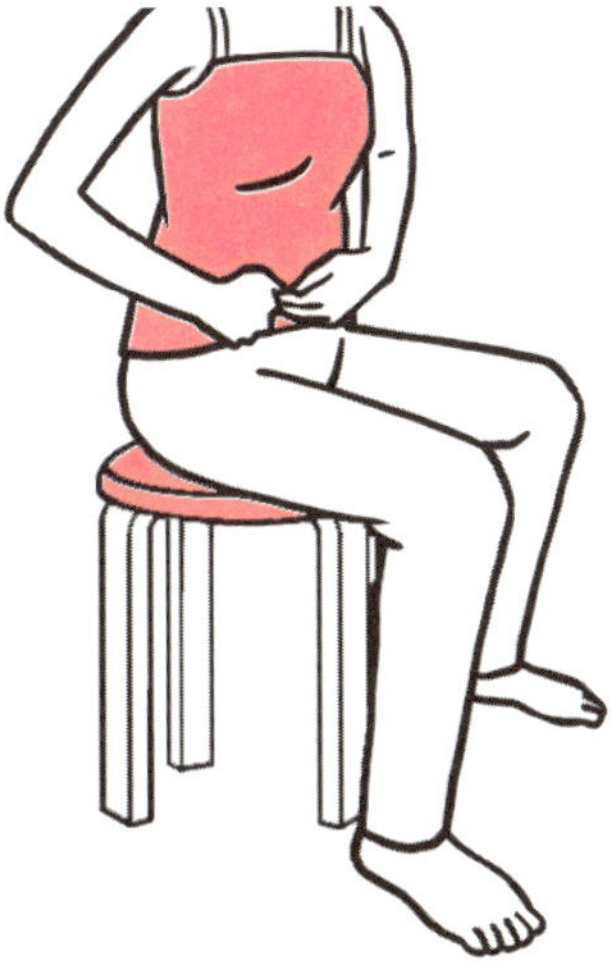

慢性腰痛

主な原因

長時間の同一姿勢や
姿勢不良
運動不足
加齢による筋肉の衰え

解消ポイント

骨盤を動かしている筋肉をスムーズにする
お尻の筋肉をゆるめる
腰方形筋《ようほうけいきん》をゆるめる

慢性的な腰痛を抱えている方の8割が、レントゲンなどの画像を撮っても骨には異常が出ず、原因不明と言われています。しかし、その大半はデスクワークによる長時間の同一姿勢や姿勢不良、運動不足、加齢による筋肉の衰えにより腰周辺の筋肉が硬くなることで引きおこされます。

骨盤の3つの動き①前後に傾く、②左右に倒す、③左右にひねる、を行うことで、骨盤についている筋肉の動きがスムーズになり、長時間の同一姿勢による慢性腰痛は改善しやすくなります。

セルフトリートメント①骨盤を動かしている筋肉をスムーズにする

「猫背」のセルフトリートメント①骨盤のゆがみを整える（P65〜66）を3セット行ってください。

セルフトリートメント②お尻の筋肉をゆるめる

お尻の筋肉は、身体を真っ直ぐに立たせる役割をしています。ずっと座りっぱなしで身体を真っ直ぐに立たせる役割のおしりの筋肉が凝ってしまうと姿勢が悪くなり、腰痛の原因にもなります。

1〜3セット

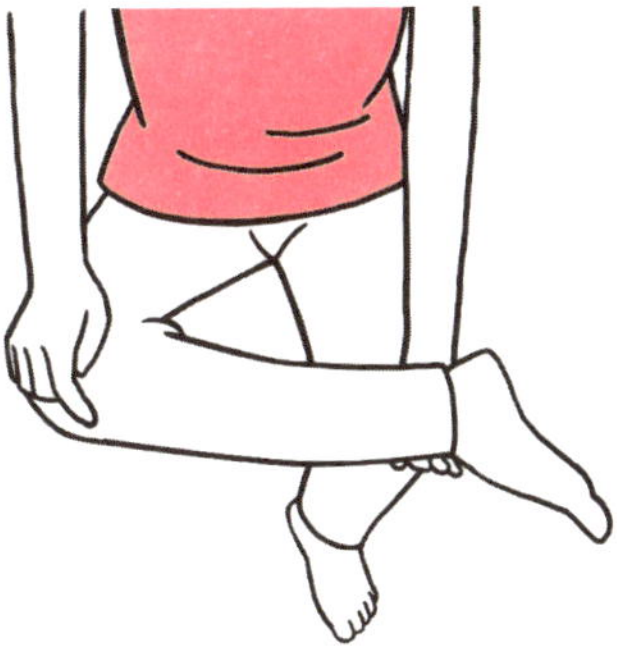

1

椅子に座り、片脚を反対側の膝に乗せます。

2

足首の外くるぶしを下から持ち上げ、反対の手は膝の上に置きます。

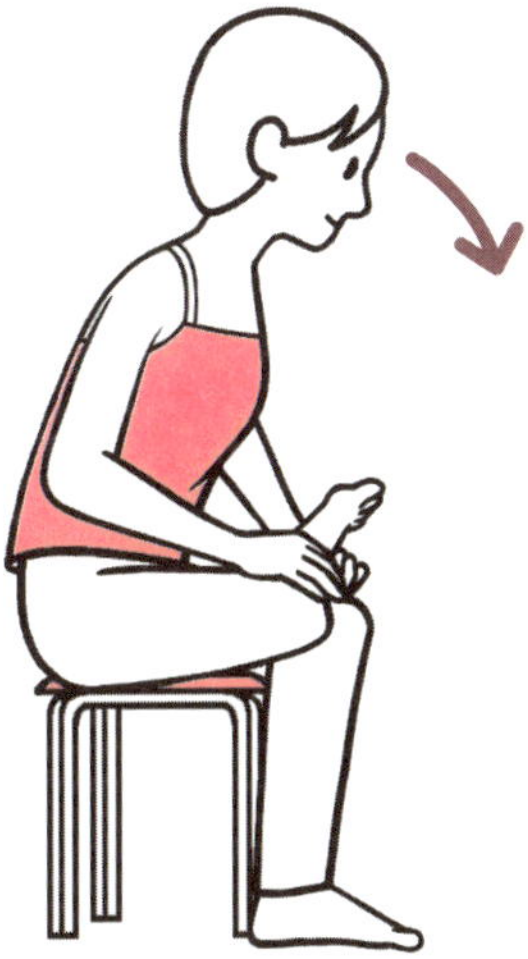

3

猫背にならないように上体をおこしたまま、ゆっくりおじぎをしていきます。

4

お尻が伸びている感覚を感じたら、そのまま深呼吸を3回行います。

※片側だけ痛い場合でも、反対側も同じように行ってください。

セルフトリートメント③腰方形筋《ようほうけいきん》をゆるめる

腰が辛いときは、腰回りの硬い筋肉をゆるめることが改善への近道です。この筋肉は腰方形筋《ようほうけいきん》と呼ばれ、骨盤に付着しており、骨盤のゆがみにも関係しています。深いところにある筋肉のため、マッサージなどでアプローチするのは難しいので自分の足の重さを使ったストレッチでゆるめていきます。少しポジショニングが難しいですが、焦らず、ゆっくり行ってください。

1〜3セット

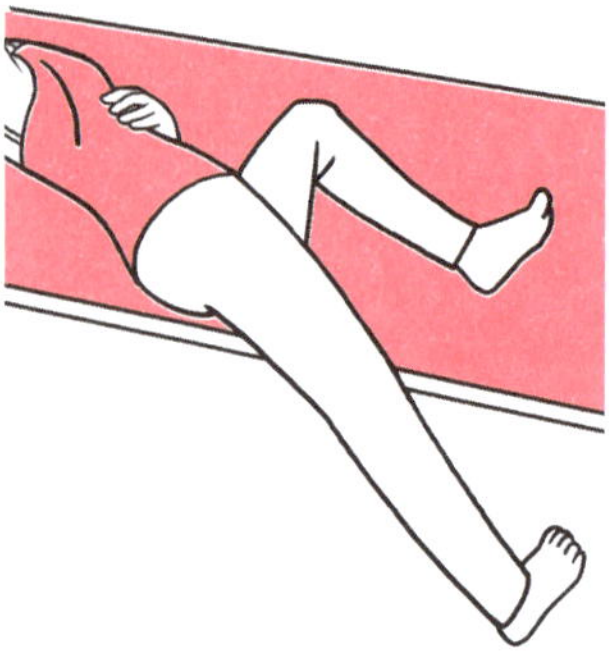

1

痛い腰の方から行います。左右痛い場合はどちらからでもかまいません。ここでは右側の腰方形筋から行っていきます。

まず、右側を上にしてベッドの上に横向きに寝ます。身体はねじらず、身体はまっすぐです。左脚の膝は90度に曲げ、右脚はベッドからたらします。

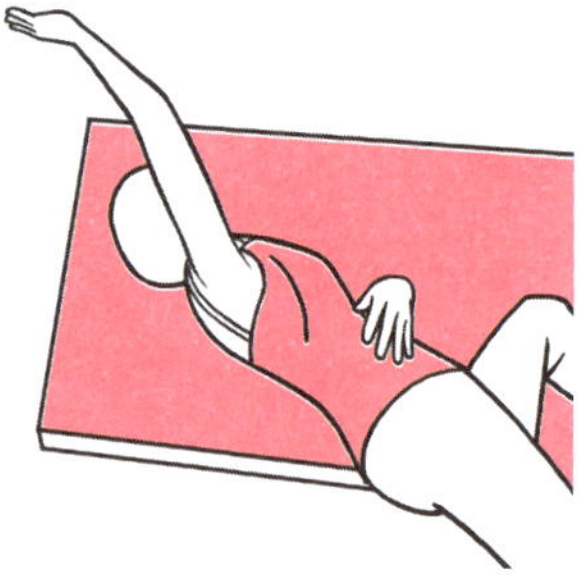

2

右手を耳に付けるようにしっかりと上にあげます。

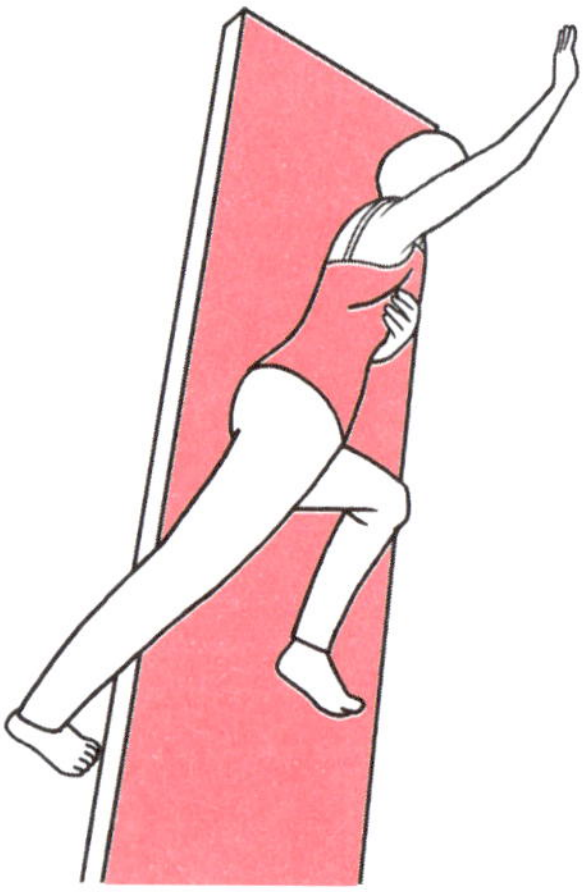

3

この状態を20秒ほどキープします。

※片側だけ痛い場合でも、反対側も同じように行ってください。

ぎっくり腰

主な原因

▼加齢による関節や筋肉、椎間板の衰え
▼腰に負担を与えること

解消ポイント

▼お腹と股関節に付いている筋肉をゆるめる

ぎっくり腰は、急性腰痛とも言います。主な原因としては、加齢による関節や筋肉、椎間板の衰え、腰に負担を与えたことなどです。

痛めた直後は、腰の筋肉が捻挫のように怪我をしている状態です。まずは安静にしましょう。横向きに寝て膝を軽く曲げる、あおむけに寝てひざを軽く曲げて膝の下にクッションを入れる、など、腰に負担がかからない楽な姿勢をとるようにします。また炎症を起こしている状態ですので2~3日間は腰を温めず、冷やした方がよいです。お風呂でじっくり温めたりせず、軽めのシャワーの方が良いでしょう。

痛くて腰が伸ばせず、股関節も折り曲げたままの姿勢で固まってしまいがちです。腹部の奥にある筋肉をゆるめることで腰が伸ばしやすくなりますので、お腹をゆるめましょう。股関節周辺についている筋肉をゆるめると股関節の曲げ伸ばしも楽になるので、このセルフトリートメントを1日3回ほど行ってみてください。

セルフトリートメント①お腹をゆるめる

3セット

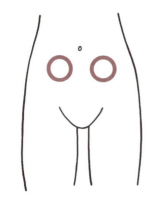

押す場所はおへそと腰骨（骨盤のでっぱりの骨です）の間です。
まず、右側から行います。

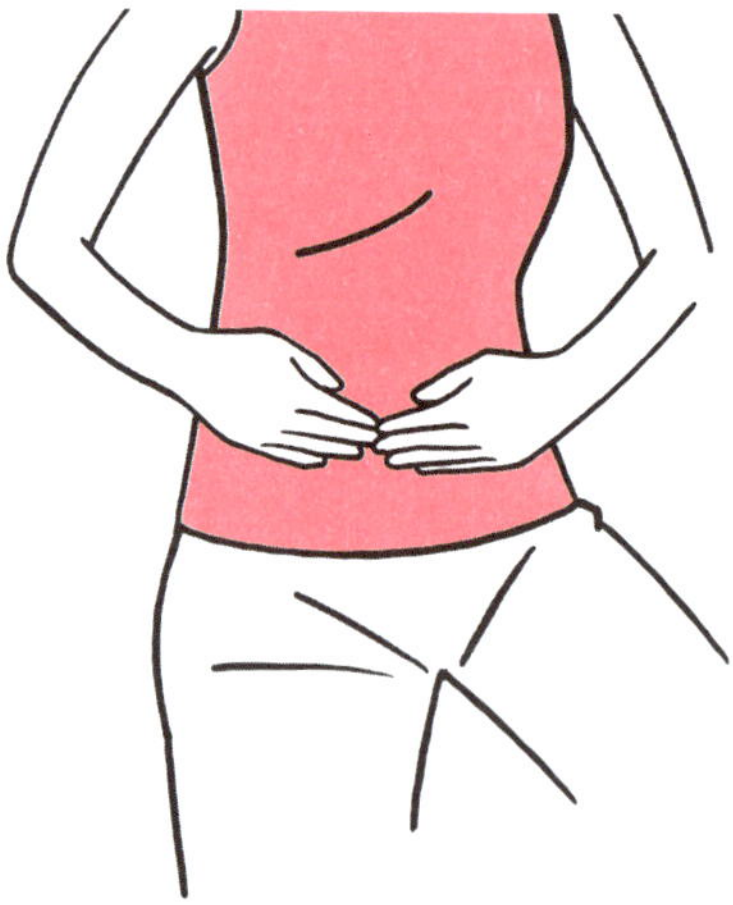

1

両手の指先を当てます。

2

大きく息を吸い、吐いた時に指先に圧を加えます。
普通に呼吸をしながら10秒間キープし、ゆっくりと戻します。

※反対側も同じように行います。

セルフトリートメント②股関節に付いている筋肉をゆるめる

3セット

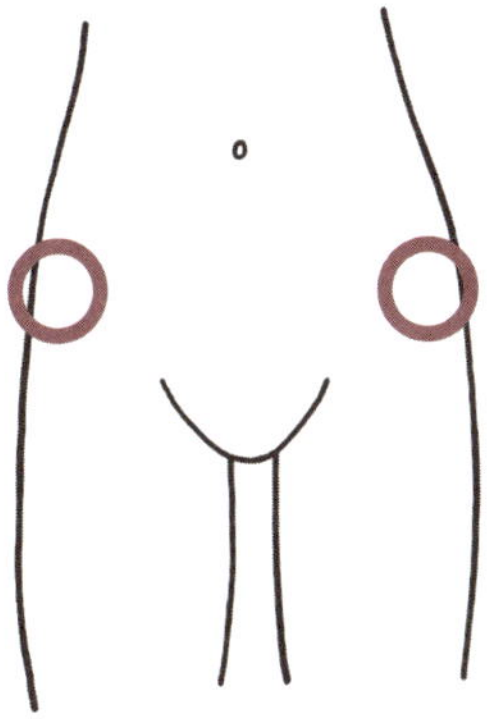

押す場所は骨盤のでっぱりの骨の少し下です。

まず、右側から行います。

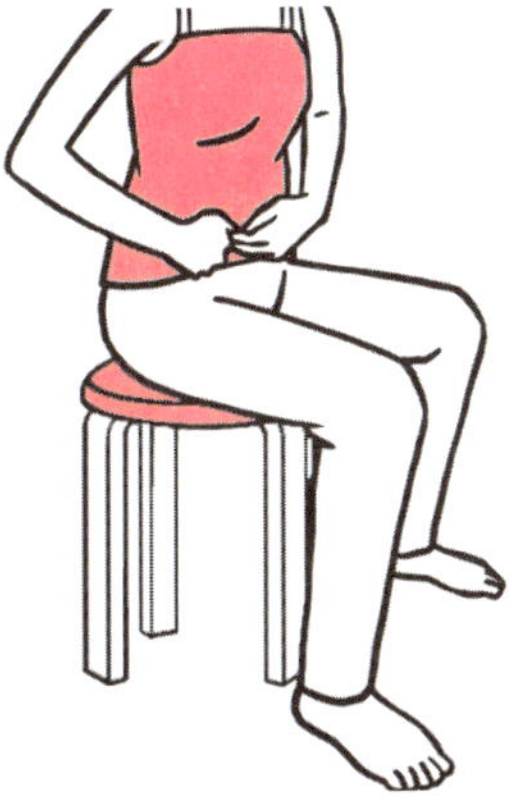

1

脚を肩幅程度に開き、骨盤の出っ張りの少し下に両手の指先を当てます。

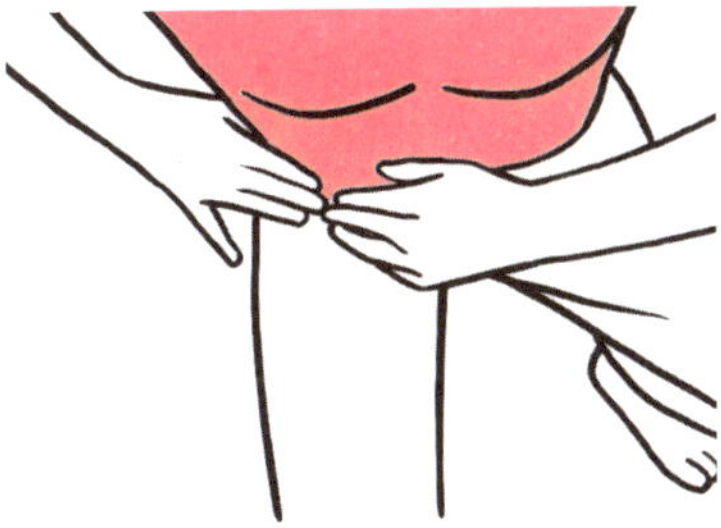

2

大きく息を吸い、吐いた時に指先に圧を加えます。

普通に呼吸をしながら10秒間キープし、ゆっくりと戻します。

※反対側も同じように行います。

腰椎椎間板《ようついついかんばん》ヘルニア

主な原因

▼加齢による関節節や筋肉、椎間板の衰え

▼スポーツ、重いものを持つ等の急激な衝撃

▼長時間の不良姿勢

解消ポイント

▼股関節、お尻周りの筋肉の動きを良くして腰への負担を減らす

▼背骨を動かして背骨周りの血流を良くする

▼骨盤の動きを良くする

腰の骨の間にあってクッションのような役割をしている椎間板が、加齢や外傷で圧迫されて痛みが出る病気です。

前かがみになると痛むのが特徴で、中腰や猫背など腰に負担のかかる姿勢を長く続けたり、デスクワークや車の運転などで長時間座っていると、発症のリスクが高くなります。

準備

高さ10㎝ほどの台を用意します。雑誌や本で代用してもかまいません。その場合は、ずれると危ないので、テープや紐などで固定して動かないようにしてください。

セルフトリートメント①股関節の動きを良くする

セルフトリートメント②お尻の筋肉の動きを良くする

「慢性腰痛」のセルフトリートメント②お尻の筋肉をゆるめる（P89）を1～3セット行ってください。

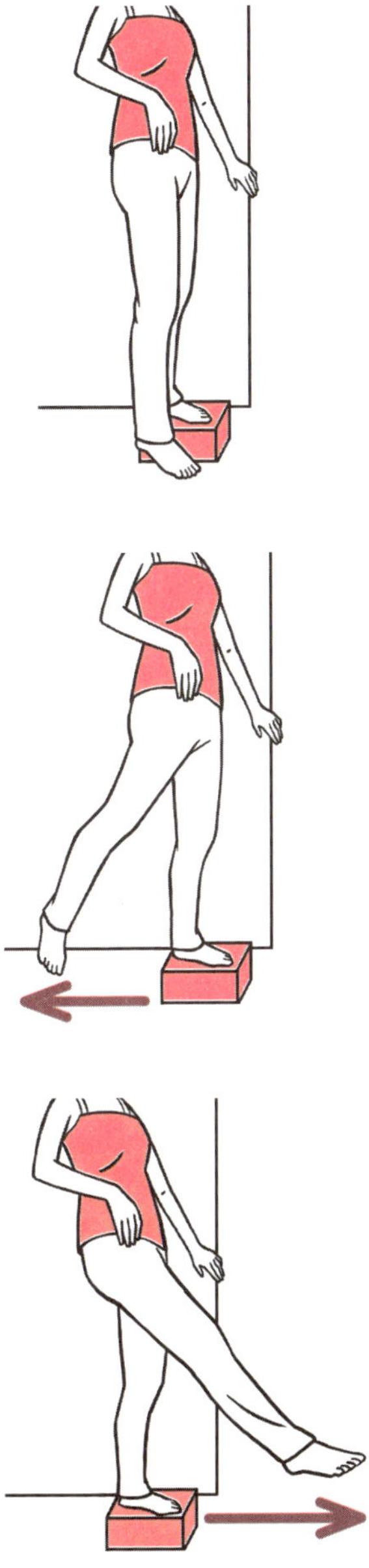

1～3セット

1

台に片脚を乗せて立ちます。

2

腕を壁につけて身体をまっすぐ安定させます。この時、上半身には余計な力を入れないように気をつけてください。

3

この姿勢から、台に乗っていないほうの脚を、股関節からゆっくりと前後に振ります。

- 身体はまっすぐに保ち、ひざの力は抜きます。
- 脚は無理に大きく振る必要はありません。
- 片手は壁を押さえ、バランスを保ってください。
- 股関節に痛みを出さないように、歩くときの一歩よりも小さいくらいの歩幅で。
- 片足１分ほど行います。
- １分間で30往復ぐらいのテンポでゆっくり行います。

セルフトリートメント③背骨周りの血流を良くする

1〜3セット

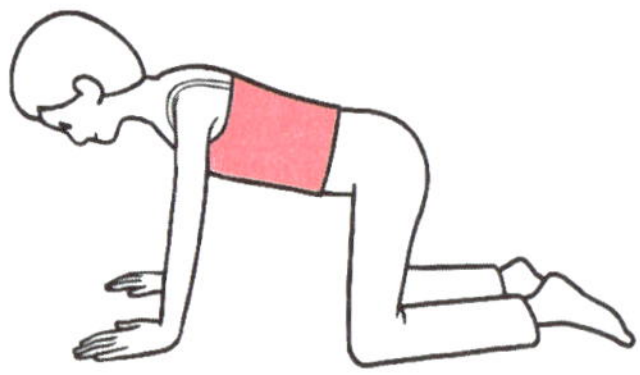

1

四つんばいになります。

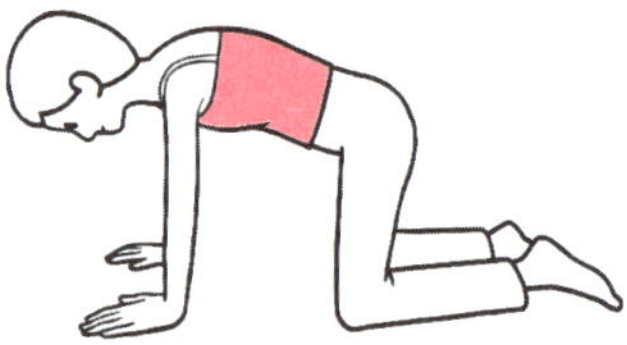

2

息を吸いながら大きく背中を丸めます。

3

3秒ほどそのままキープし、息を吐きながら、ゆっくり戻します。

※5回ほど行います。

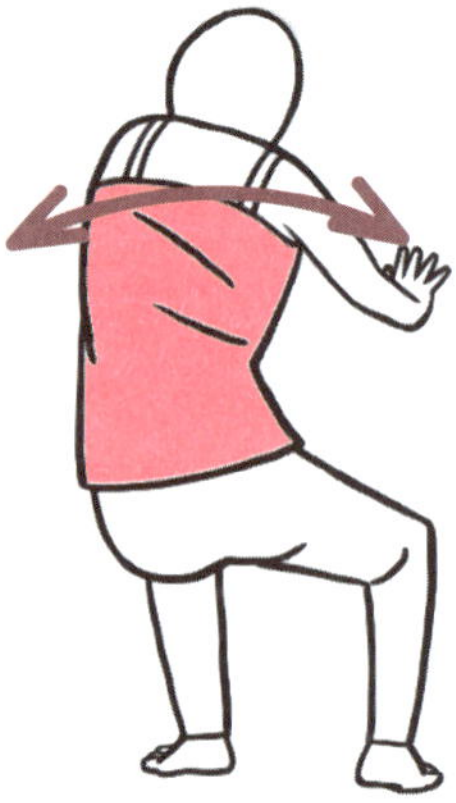

4

次に、左右に交互に大きく背骨を曲げます。

※左右10〜20回ほど行います。

セルフトリートメント④骨盤の動きを良くする

「猫背」のセルフトリートメント①骨盤のゆがみを整える（P65〜66）を1〜3セット行ってください。

脊《せき》柱《ちゅう》管《かん》狭《きょう》窄《さく》症《しょう》

主な原因

▼加齢による関節や筋肉の衰え

解消ポイント

▼脊柱管を広げる

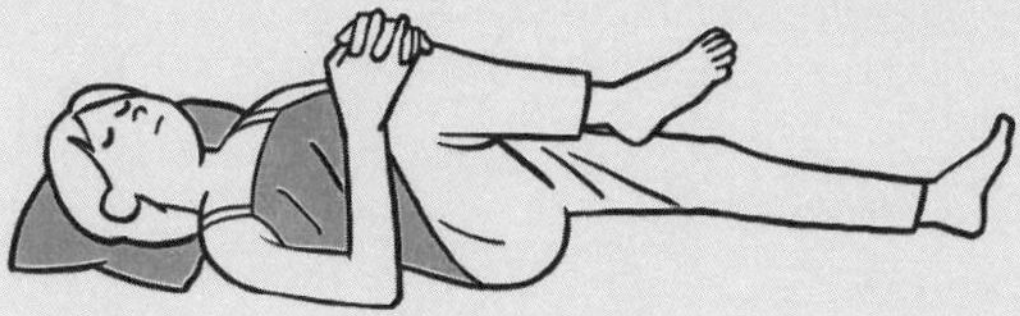

脊柱管の中の神経の通り道が狭くなり、神経が圧迫されることによって足に痛みや痺れが起きる病気です。主な原因は、加齢による関節や筋肉の衰えです。

解消ポイントは、脊柱管を広げるために、腰をしっかり丸めることです。腰が反っている状態になると脊柱管狭窄症の症状は悪化しやすくなりますので注意してください。

セルフトリートメント①立って脊柱管を広げる

3
セット

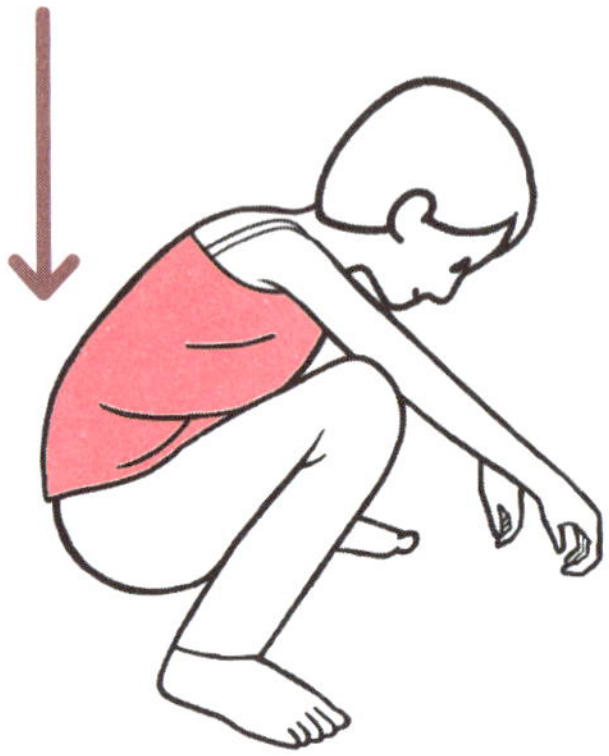

1

足を肩幅より広くひろげて立ちます。かかとをつけたまま、ゆっくりと腰を下ろします。

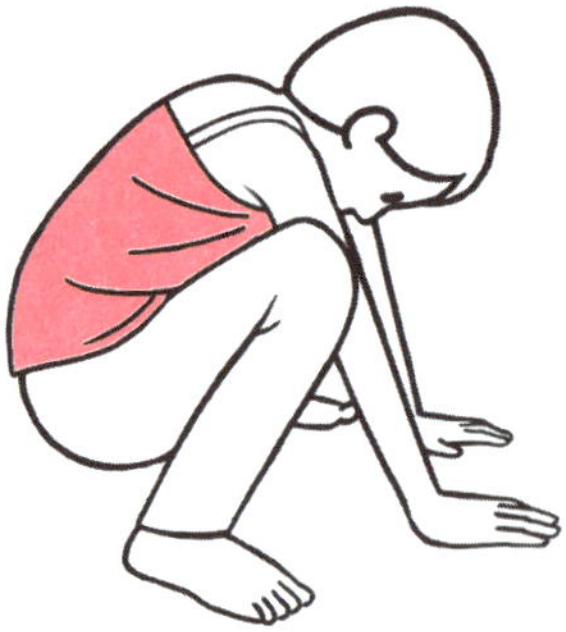

2

両手を床に付け、自分のおへそを見ます。
深呼吸を3回して、ゆっくりと立ちます。

セルフトリートメント②座って脊柱管を広げる

3セット

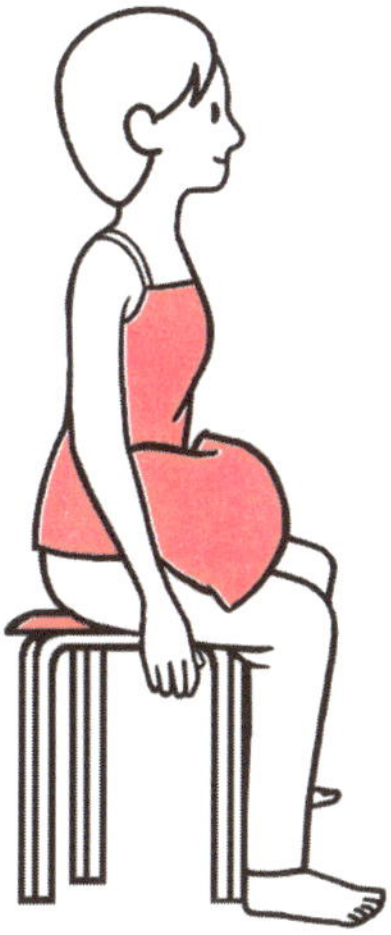

1

椅子に座り、お腹に枕または大きめのバスタオルを巻いておきます。

2

ゆっくりと前かがみになります。この時、手を垂らし、首の力も抜きます。

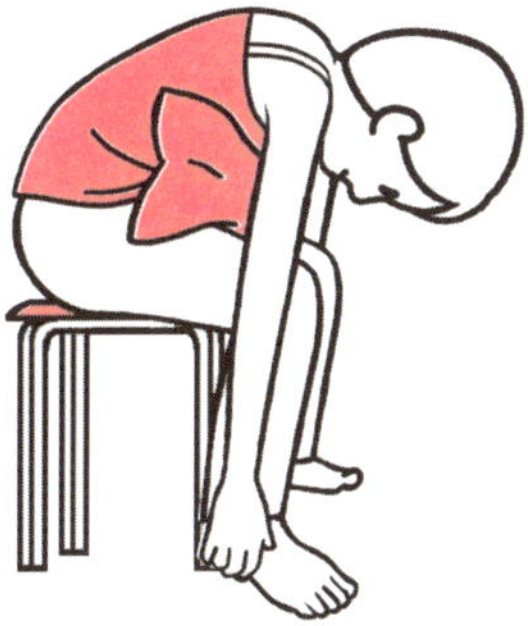

3

深呼吸を3回して、ゆっくりと戻ります。

腰

セルフトリートメント③寝て脊柱管を広げる

3セット

1

あおむけに寝ます。首の下に枕を入れましょう。

2

右足の膝を両手で抱え込み、ゆっくりと胸に引き寄せます。

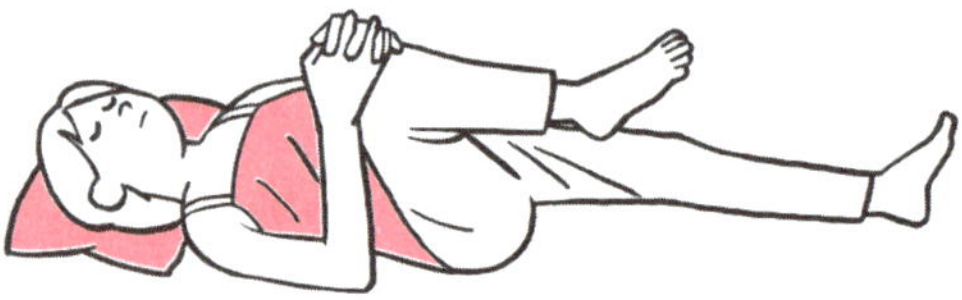

3

20秒間キープし、ゆっくりと戻します。

4

反対側も同じように行います。

5

両足の膝を抱え込みます。両膝は離してください。

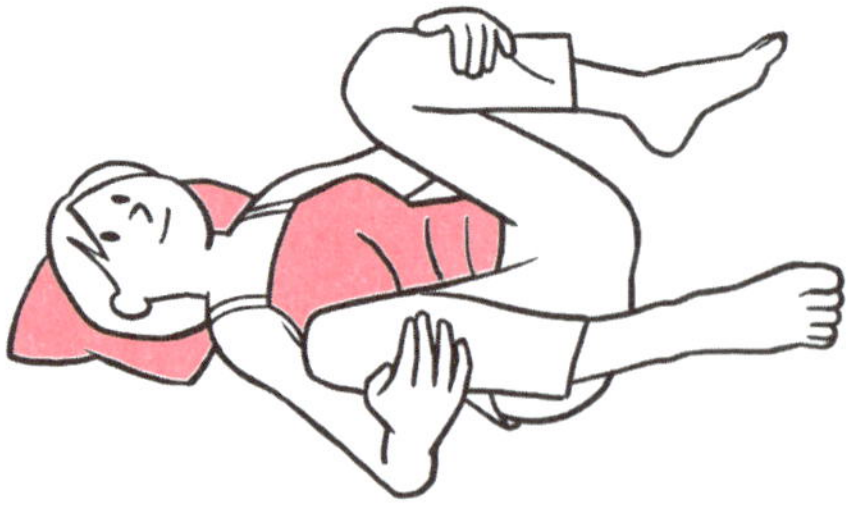

6

20秒間キープし、ゆっくりと戻します。

PART 6

お腹・お尻

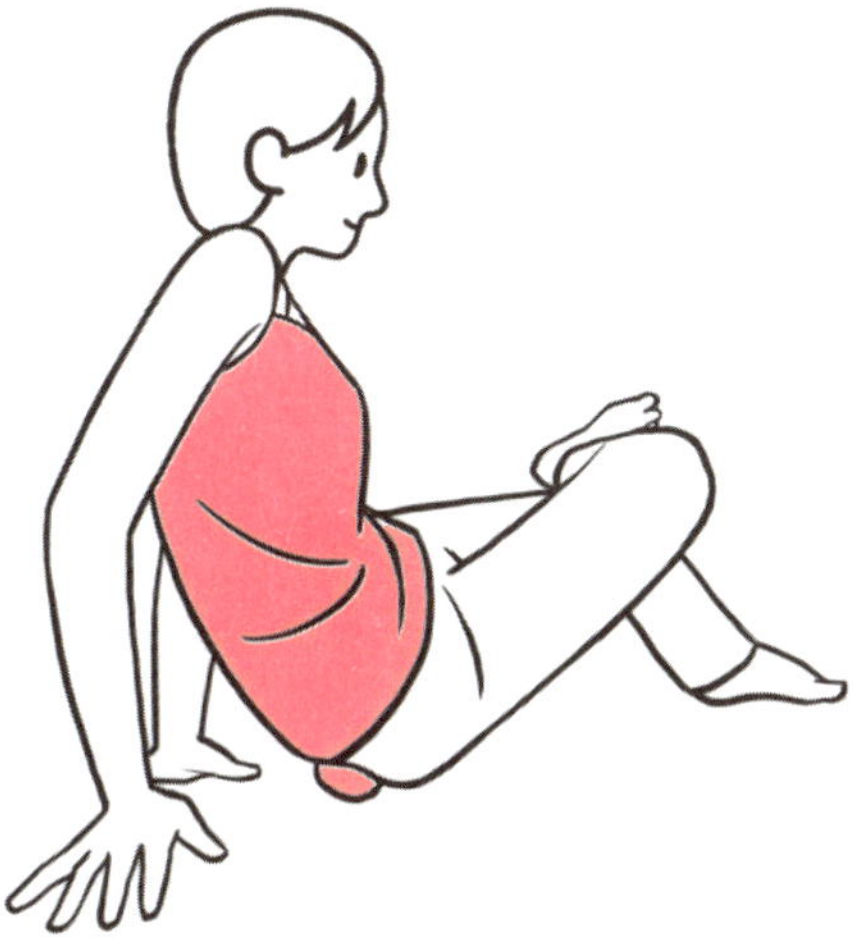

便秘

主な原因

▼運動不足

▼ストレス、自律神経の乱れ

解消ポイント

▼腸全体の動きを促す

▼S状結腸を刺激する

▼腹圧を高める

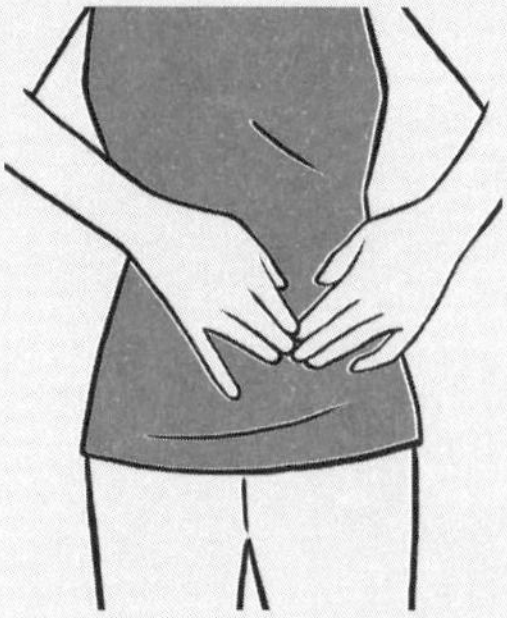

腸には蠕動《ぜんどう》運動という、消化管が左右にうごめきながら便を押し出す働きがあります。しかし、運動不足やストレスなどにより自律神経が乱れると腸の蠕動運動は低下し、便秘を引き起こします。

男性よりも女性に便秘が多い理由は、大きく3つです。1つは女性が男性よりも腸が長いこと。2つ目は女性ホルモンの一つである黄体ホルモンの作用です。黄体ホルモンの分泌が多くなるのは排卵後から生理前までなので、特にこの時期に便秘に悩む女性が多くなりやすいです。そして最後は、便を押し出すための筋力が女性は男性と比べると弱いため、腹筋による腸の蠕動運動が弱くなるためとされます。

セルフトリートメント①腸全体の動きを促す

3
セット

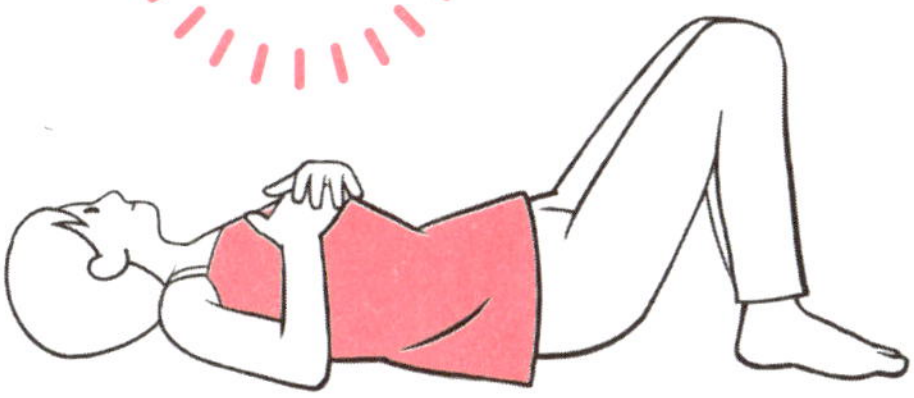

1

あおむけになり、両膝を立て、両手は胸の上に置きます。

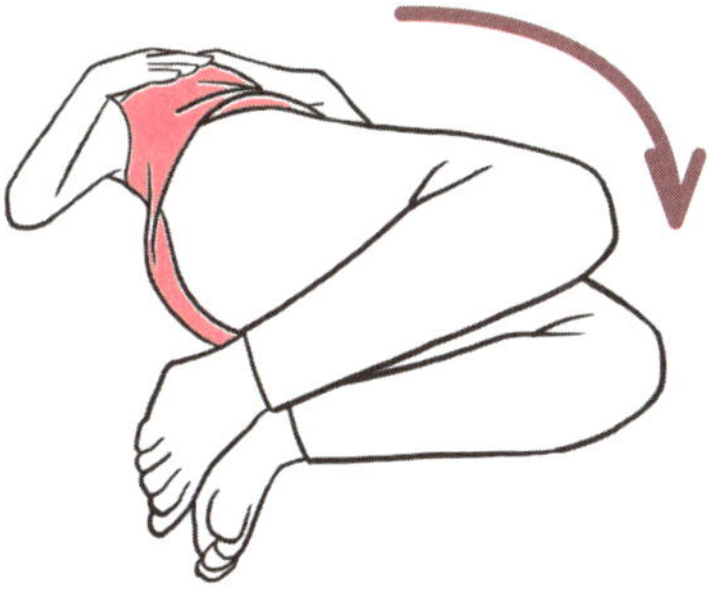

2

両膝をしっかりつけます。

3

両膝をしっかりつけたまま、床に付くように倒します。

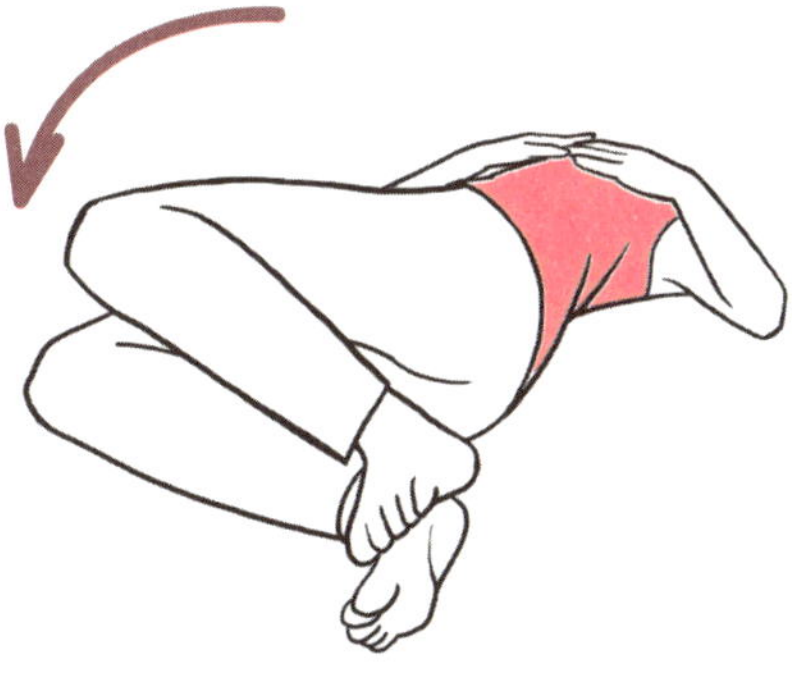

4

左右に10往復行います。

※倒し方が小さいと腸の動きが促されないので気をつけてください。

セルフトリートメント②S状結腸を刺激する

左側の下腹部にあるS状結腸という箇所は、腸がカーブを描き、ねじれているので、腸の中で一番便が溜まりやすい場所になっています。寝た状態で刺激するよりも立って行った方が効果は高いです。

3
セット

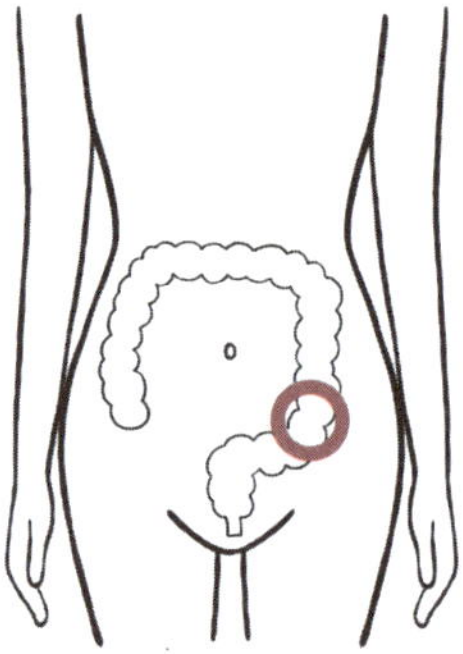

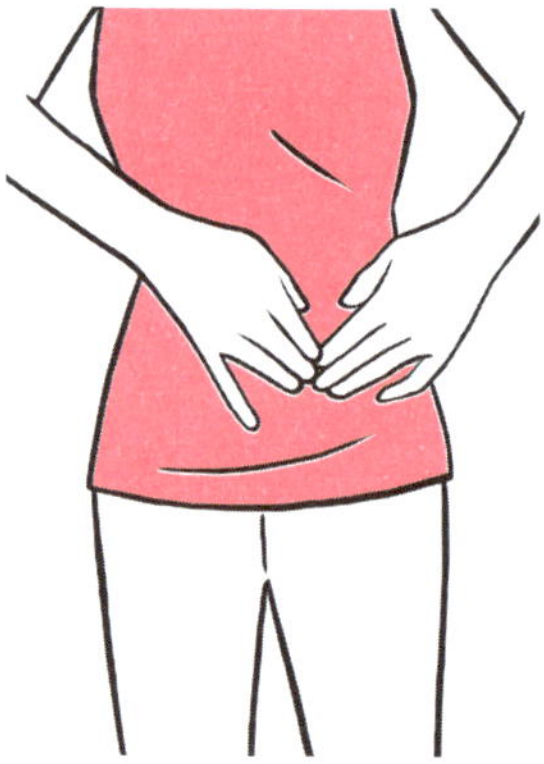

1

脚を肩幅程度に開いて立ち、S状結腸の場所を両手の指先が少し沈み込むぐらいの強さで押さえます。

2

押さえたまま、つま先立ちになり、かかとを落とします。
※かかとを落とす衝撃によってS状結腸が刺激され、排便しやすくなりますので、しっかりとかかとを落としてください。

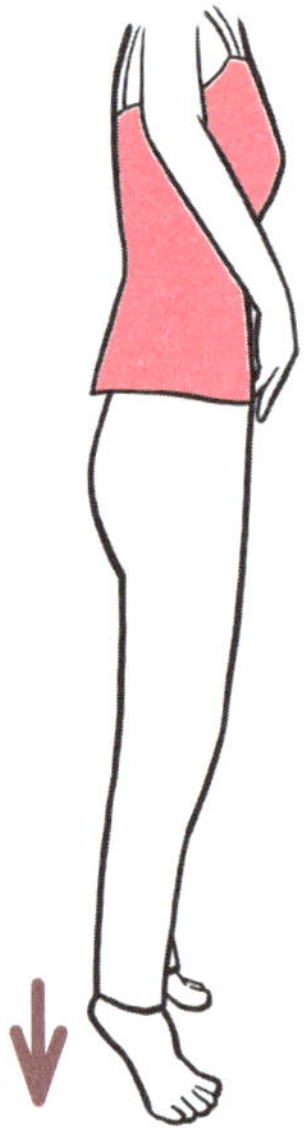

3

30回行います。

セルフトリートメント③腹圧を高める

腹式呼吸をしながら行ってください。横隔膜が上下に大きく動くことで腸管を刺激し、腸の蠕動運動が活発になるからです。

3～5
セット

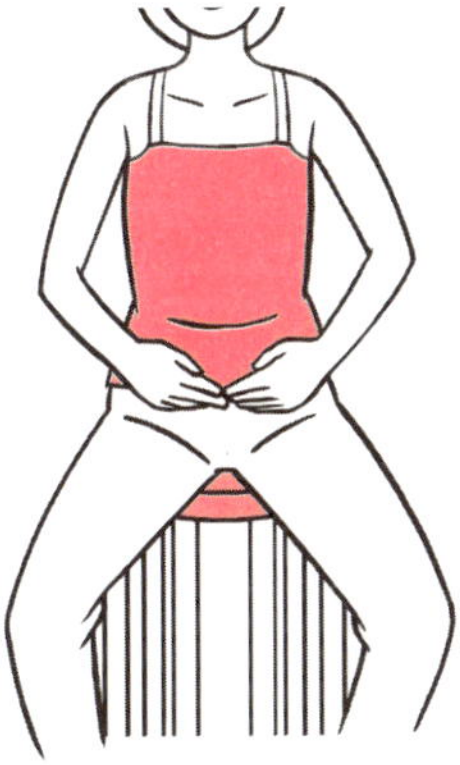

1

椅子に浅く腰掛けます。脚の幅は肩幅より広めです。背筋はまっすぐに伸ばしてください。

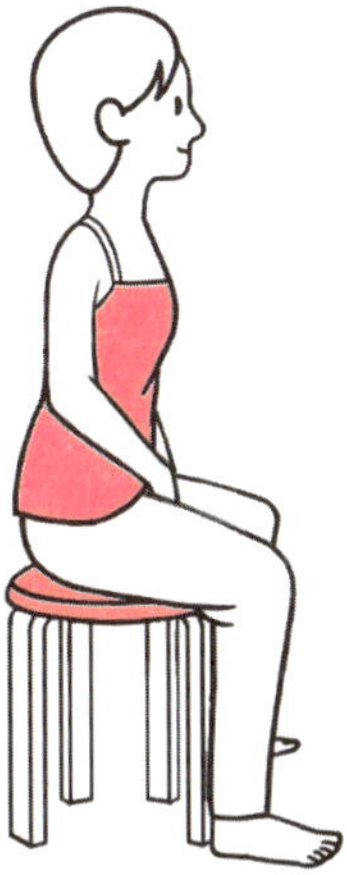

2

おへその下に両手の指先を少し沈み込むぐらいの強さで押し当てます。

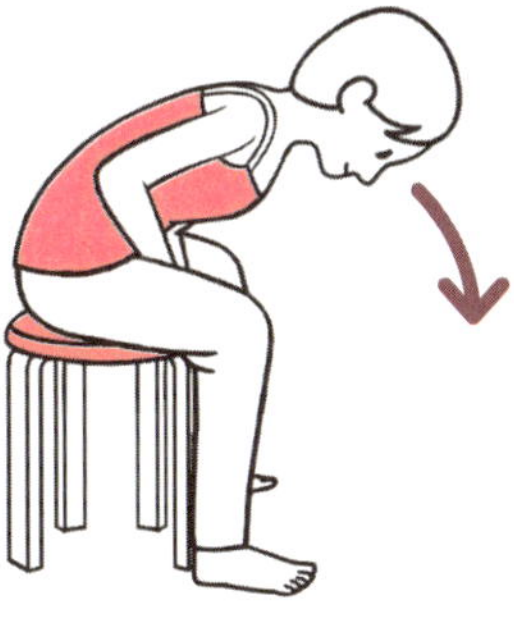

3

大きく息を吸い、息を吐きながらゆっくりと前におじぎしていきます。
※背中を丸めないように
　注意しましょう。

緊張による腹痛・下痢

主な原因

過度なストレス

解消ポイント

手の甲にある2か所のツボを押さえる

おへそ周りの緊張をゆるめる

過度なストレスが加わって自律神経が乱れると、胃腸が過剰に働き、腹痛や下痢を起こすことがあります。

手の甲には下痢を緩和させるツボが2か所あります。1つは親指と人差し指の付け根にある合谷《ごうこく》、もう1つは、手の甲側の薬指と中指の間にある腹瀉点《ふくしゃてん》です。下痢を誘発させるのは副交感神経の働きです。この2つのツボを押さえると、交感神経が優位になることで腸の活動を抑え、下痢を抑えてくれます。

また緊張性の腹痛が起きた時は、おへその上下と左右に張り感が出ます。これは胃と腸の血流が悪くなっているからです。おへその周辺を軽くさすり、血流を良くすることで改善していきましょう。

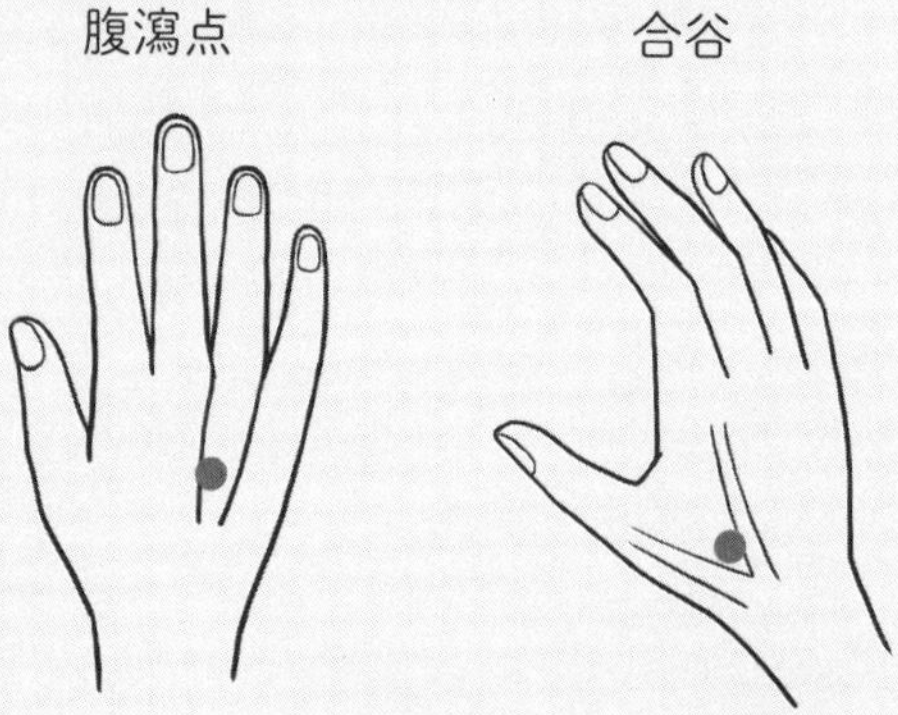

セルフトリートメント①合谷と腹瀉点を押さえる

1～3セット

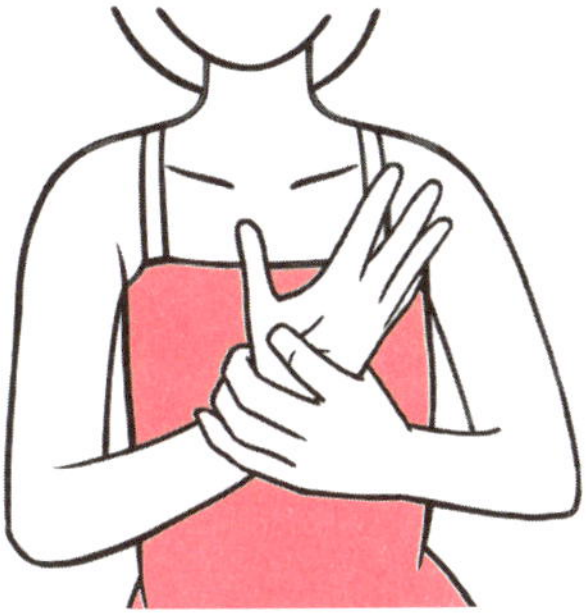

1

脚を肩幅程度に開いて立ち、まず右手の合谷を左手の人差し指でしっかりと押さえてください。

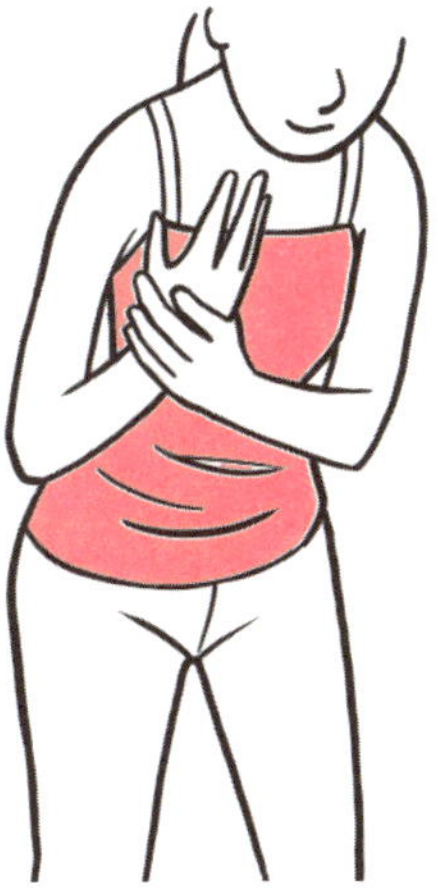

2

合谷を押さえたまま、両膝と背中を丸め、深呼吸します。
そのまま10秒間キープします。

3

次に右手の腹瀉点を左手の人差し指でしっかりと押さえてください。

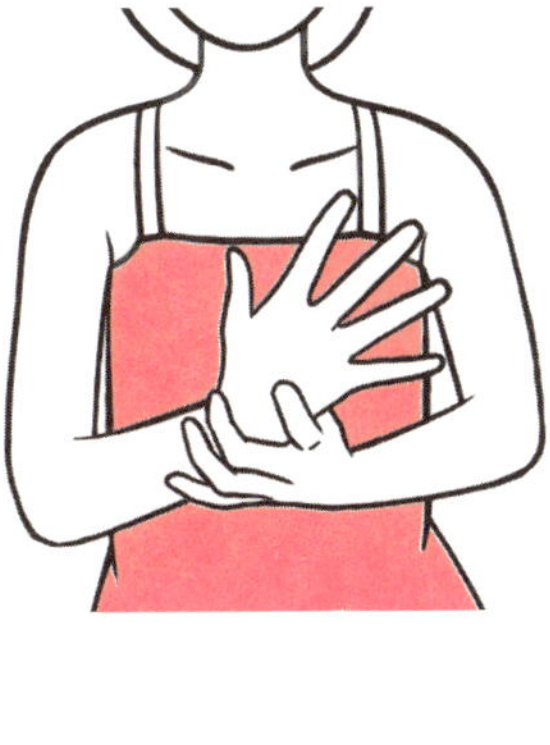

4

腹瀉点を押さえたまま、両膝と背中を丸め、深呼吸します。
そのまま10秒間キープします。

※反対側も同じように行ってください。

セルフトリートメント②おへそ周りの緊張をゆるめる

下痢をしている場合は、こちらのセルフトリートメントを加えてください。その際、背中の力を抜き、リラックスして行うことがポイントです。

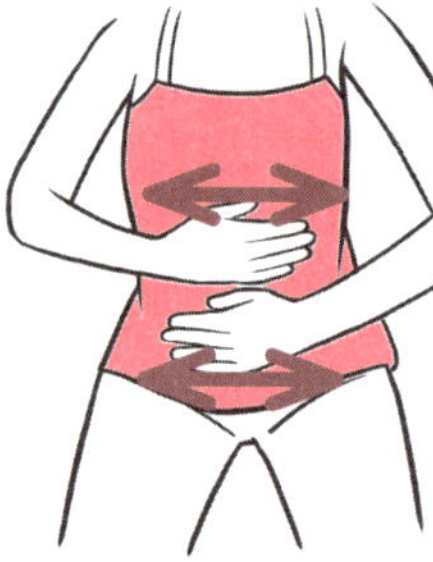

1

椅子に座り、背中の力を抜きます。おへその上下に手のひらを横に当てて、左右に10秒ほど交差するように優しくさすります。

※互いに反対方向に動かします。

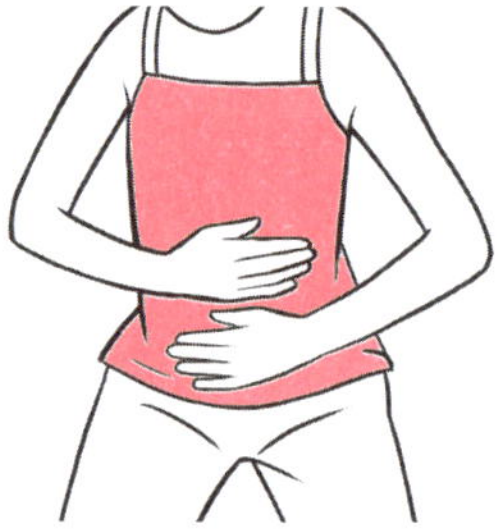

2

お腹があたたかくなってきたら、そのまま手を当てて保温し、10秒ほどキープします。この時、少し背中を丸めます。

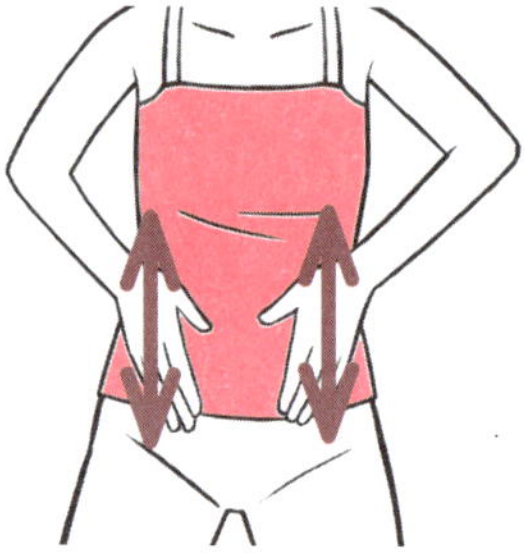

3

丸めた背中を戻し、おへその両脇に手を当てて、10秒ほど交差するように優しくさすります。

※互いに反対方向に動かします。

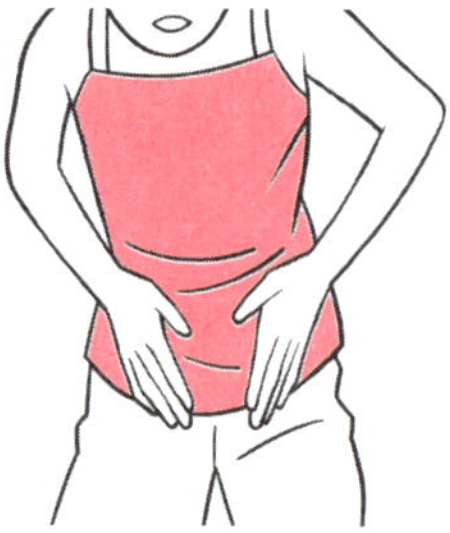

4

お腹があたたかくなってきたら、少し背中を丸め、10秒ほどキープします。

坐骨神経痛

主な原因

▼長時間のデスクワーク
▼筋肉の衰え

解消ポイント

▼お尻の奥にある梨状筋《りじょうきん》をゆるめる
▼太ももの外側をゆるめる

坐骨神経痛とは、腰から脚にかけて伸びている坐骨神経が様々な原因によって圧迫・刺激されることであらわれる、痛みやしびれなどの症状を言います。

解消のポイントとして、梨状筋《りじょうきん》というお尻の奥にある深い筋肉を狙って、テニスボールを使って刺激を入れます。

この深い筋肉をゆるめてから、さらに坐骨神経の圧迫を改善するストレッチを行うと、なお効果が上がります。

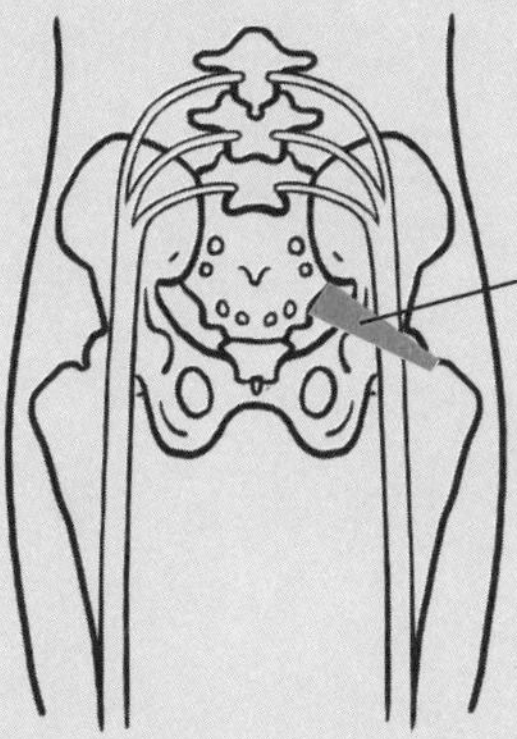

セルフトリートメント①梨状筋《りじょうきん》をゆるめる

3セット

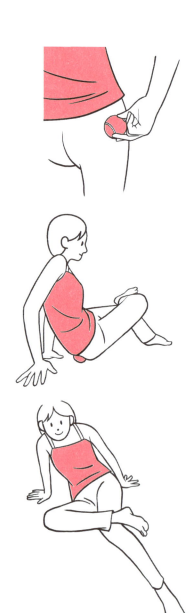

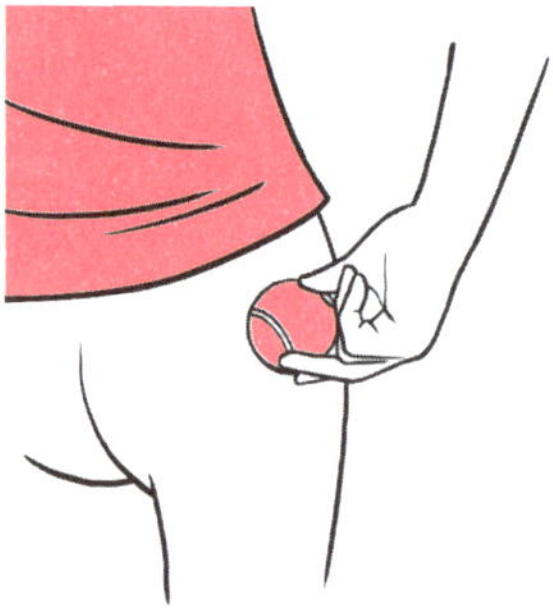

1

イラストの場所にテニスボールを当てます。しびれている側（ここでは右側）で行います。

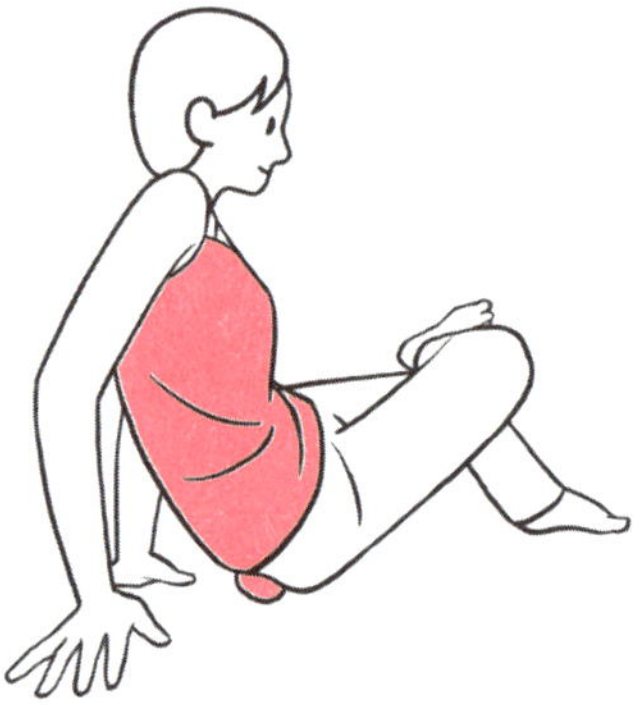

2

テニスボールを床とお尻の間に入れます。

3

次に足を組みます。梨状筋は股関節を外へねじる作用があるので、足を組むことで梨状筋をより効果的に刺激できます。

4

そのまま体重を乗せながら左右に動かします。

5

20 ～ 30 秒ほど行います。

セルフトリートメント②梨状筋のストレッチ

3セット

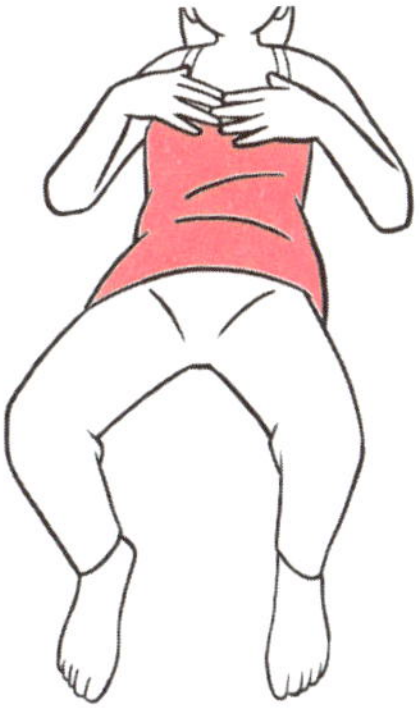

1

膝を立て仰向けになります。しびれている側（ここでは右側）で行います。

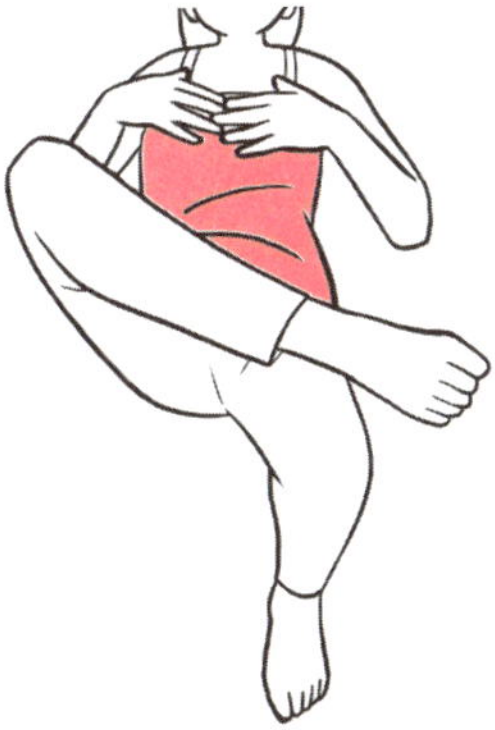

2

左膝の上に右足首をのせます。

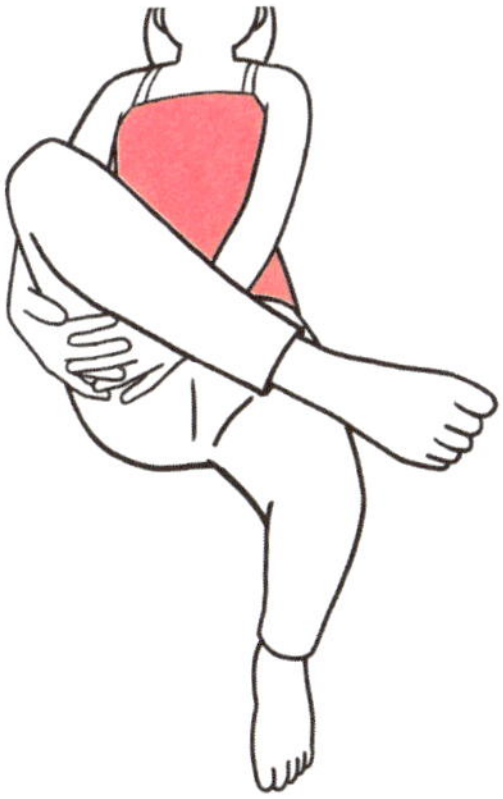

3

右の太ももの裏側を両手でつかみ、胸に引き寄せます。

4

20秒間ほどキープします。呼吸は止めません。

セルフトリートメント③太ももの外側をゆるめる

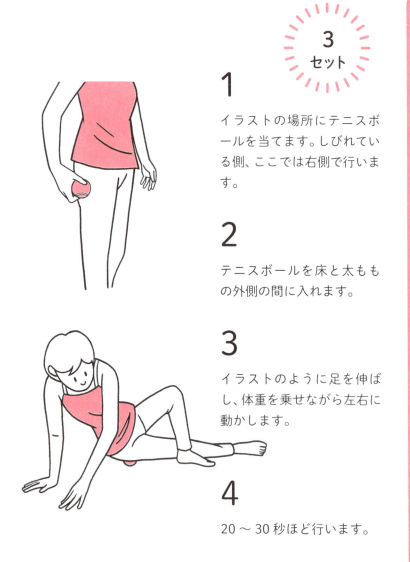

3
セット

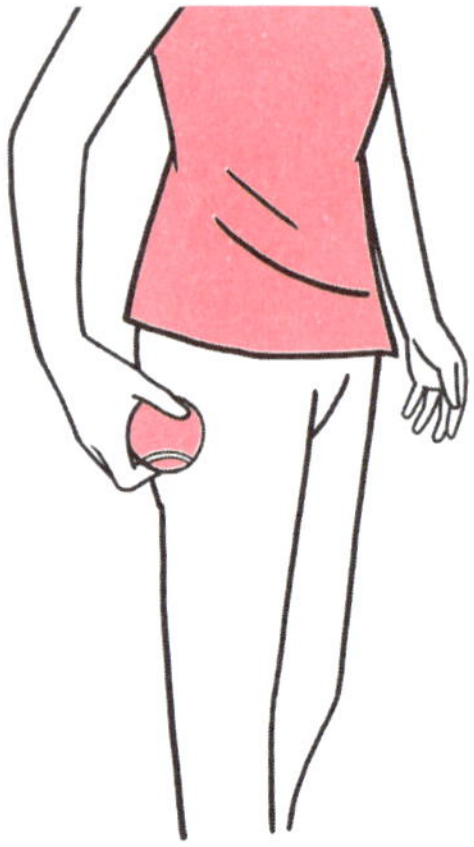

1

イラストの場所にテニスボールを当てます。しびれている側、ここでは右側で行います。

2

テニスボールを床と太ももの外側の間に入れます。

3

イラストのように足を伸ばし、体重を乗せながら左右に動かします。

4

20～30秒ほど行います。

PART 7

膝・脚

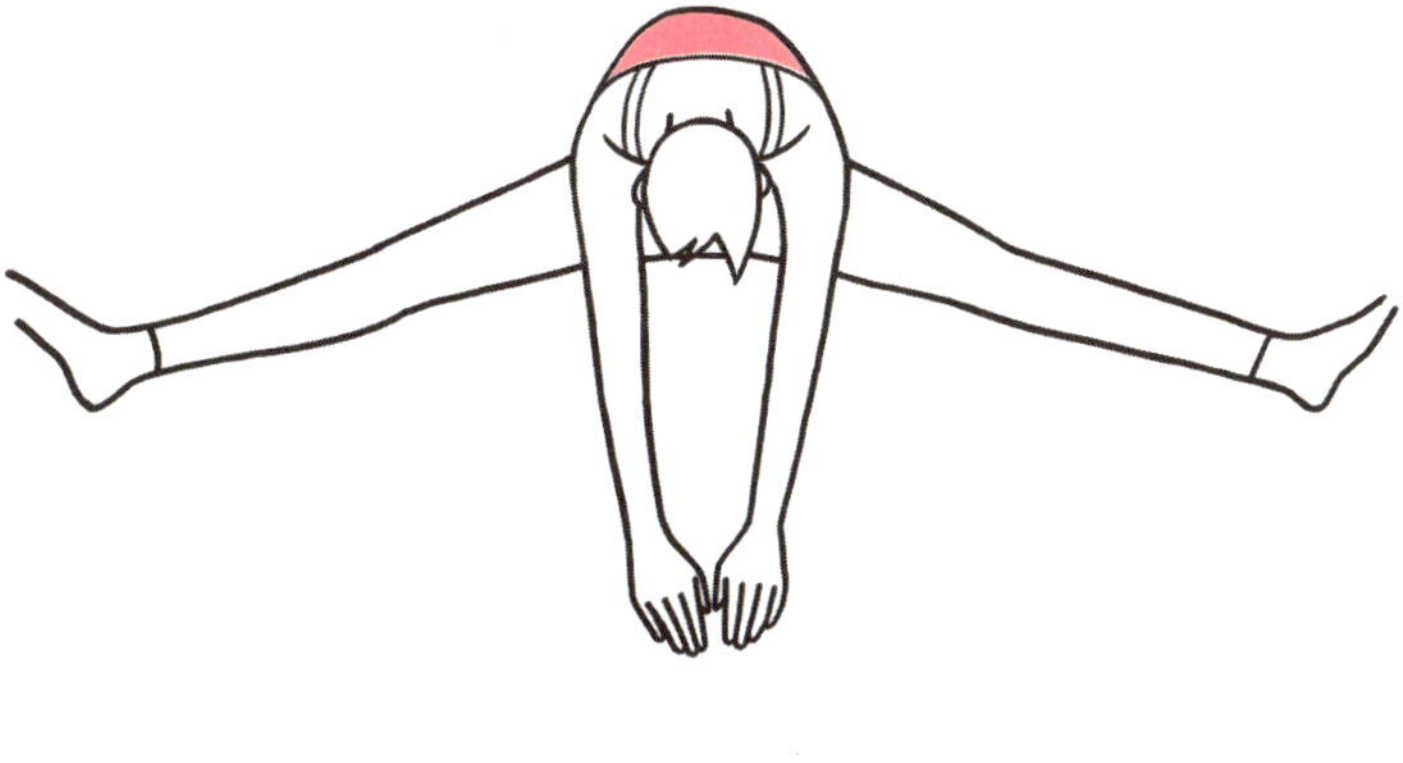

膝の痛み

主な原因

運動不足
筋力低下
体重増加

解消ポイント

大腿《だいたい》四《し》頭筋《とうきん》を鍛える
太ももの外側をゆるめる

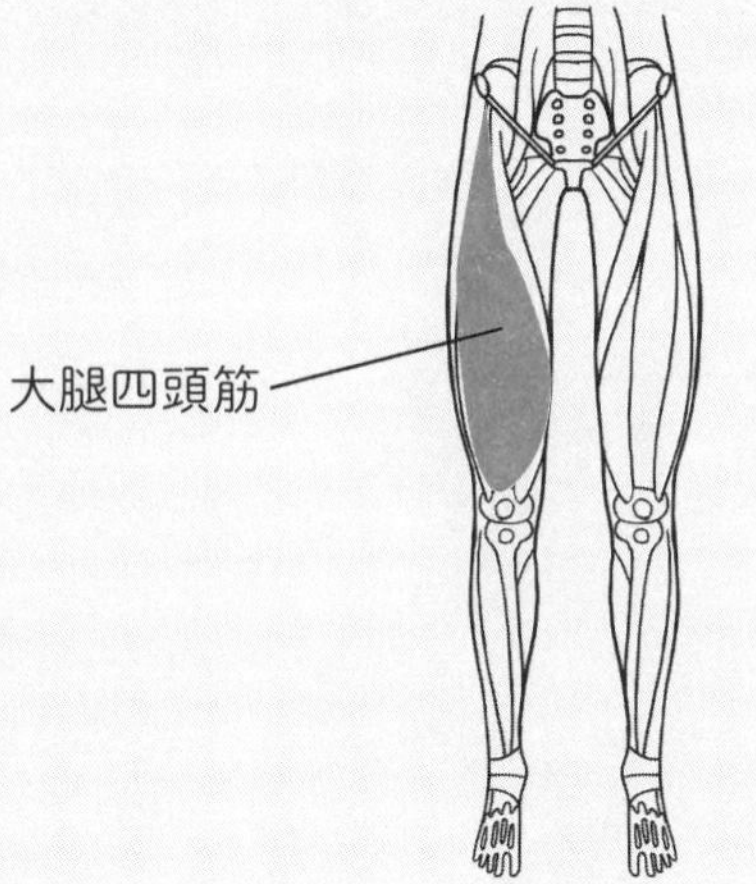

たくさんある関節の中でも、膝関節は最も痛めやすい関節と言われています。違和感がある、重たい、歩き出しは少し痛いが歩いていているうちに痛みが消える、などの症状が、初期の症状として多いです。

運動不足による筋力低下が大きく関係しています。特に膝関節を曲げ伸ばしするときに使う筋肉である大腿四頭筋の筋力が低下すると、膝の骨と骨の間のクッションとなる軟骨の摩耗を早めてしまい、膝の痛みに繋がります。また、太ももの外側の筋肉は膝とも関係が深いので、この筋肉をゆるめると膝の曲げ伸ばしがスムーズになります。

セルフトリートメント①大腿四頭筋を鍛える

痛い側の脚だけ行います。

3セット

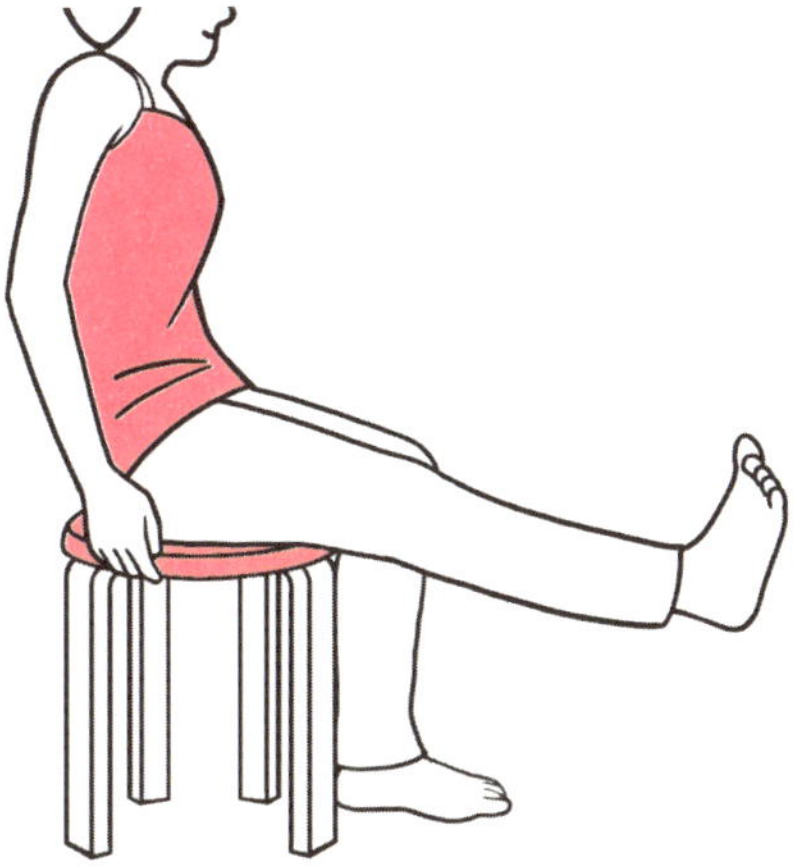

1

椅子に座った状態で脚を伸ばします。この時、足首は曲げます。

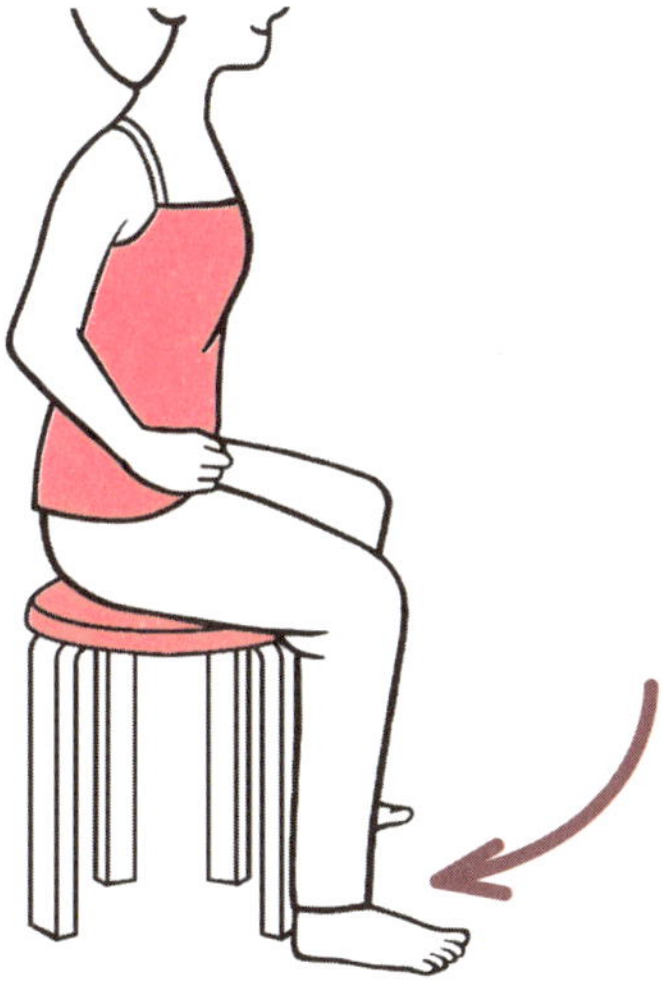

2

10秒間ほど脚を伸ばした状態をキープし、ゆっくり戻します。

膝・脚

セルフトリートメント②続・大腿四頭筋を鍛える

3セット

1

膝の下に丸めたバスタオルを入れます。

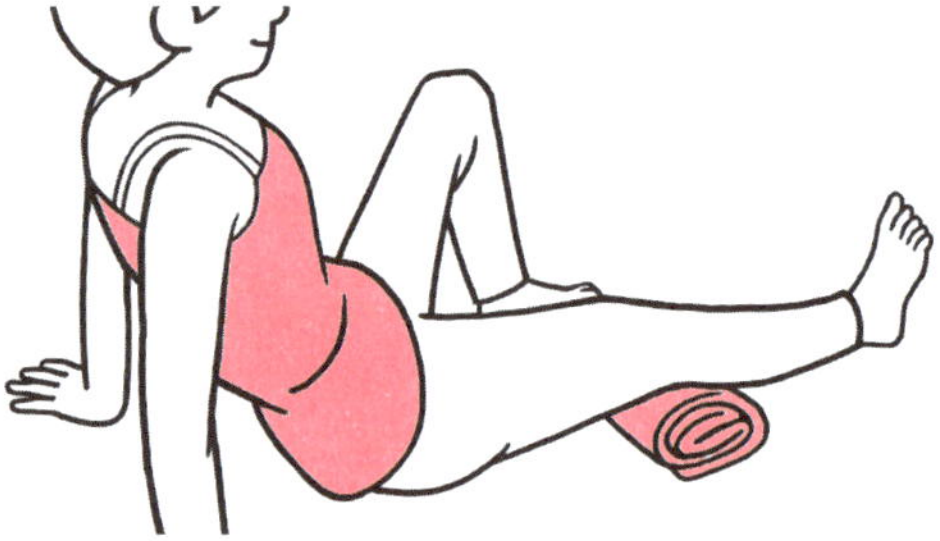

2

膝でバスタオルを押し、10秒間ほどその状態をキープし、ゆっくり戻します。

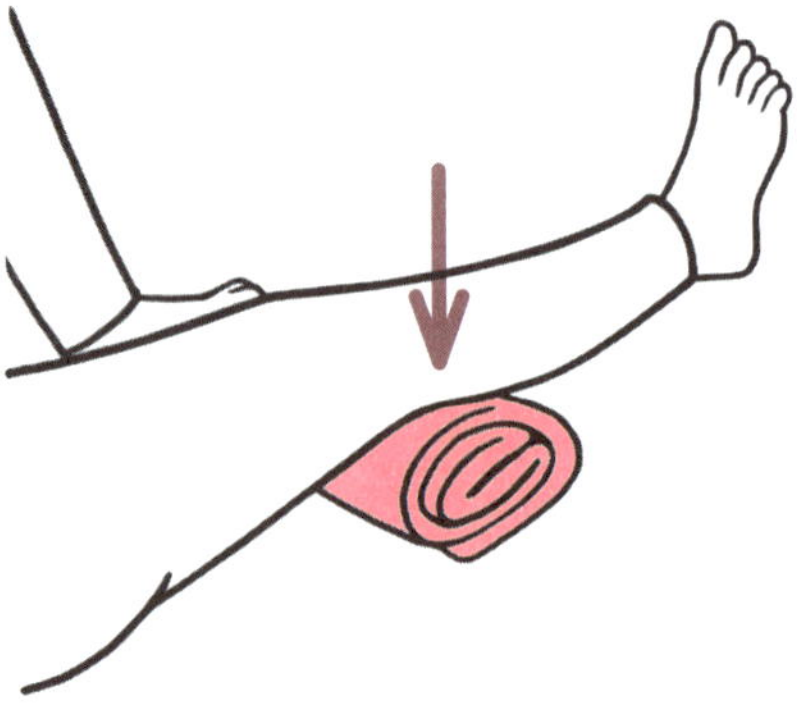

※3セットを一日2～3回行ってください。

セルフトリートメント③太ももの外側をゆるめる

「坐骨神経痛」のセルフトリートメント③太ももの外側をゆるめる（Ｐ１１２）を3セット行ってください。

股関節痛

主な原因

- 加齢
- 過度な運動
- 長時間のデスクワーク

解消ポイント

- 股関節周辺の筋肉をゆるめる
- 股関節を柔らかくする
- 股関節に動きをつける

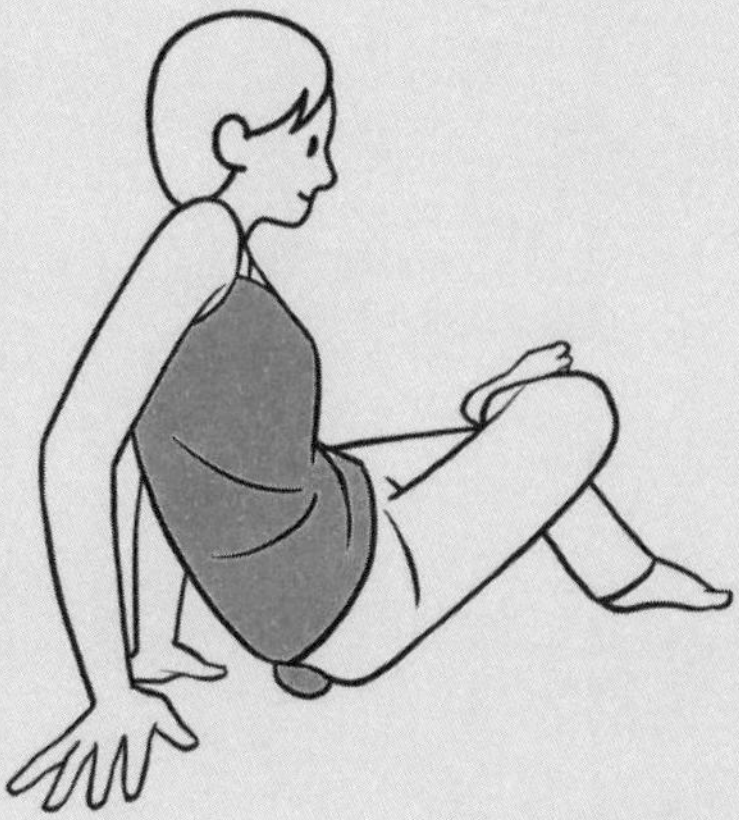

様々な原因がありますが、股関節にあるクッションの役割をしている軟骨が、加齢や過度な運動などですり減ってしまい、スムーズに動かなくなってしまうことが多いです。また長時間のデスクワークなどにより股関節周辺の筋肉が硬くなると、痛みが出やすくなります。

痛みがあるために関節を動かさないと筋肉は拘縮《こうしゅく》を起こし、硬くなって血行不良を起こしてしまいます。急に動かすと悪化する可能性があります。最初は筋肉をゆるめ、柔らかくしてから動かすことで筋肉の血流を良くし、痛みを改善していきます。

セルフトリートメント①股関節周辺の筋肉をゆるめる

股関節はお尻の奥にある筋肉と太ももの外側に付いている筋肉に繋がっており、この2か所の筋肉をゆるめると股関節の曲げ伸ばしがスムーズになります。

「坐骨神経痛」のセルフトリートメント①梨状筋をゆるめる（P110）と③太ももの外側をゆるめる（P112）を3セットずつ行ってください。

セルフトリートメント②股関節を柔らかくする

開脚のストレッチをすることで股関節を柔らかくしていきます。

2〜3
セット

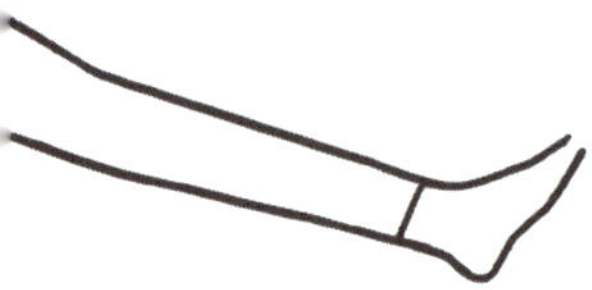

1

背すじを伸ばし、両脚を開きます。

2

開いた脚の間に両手を置いて手を伸ばします。

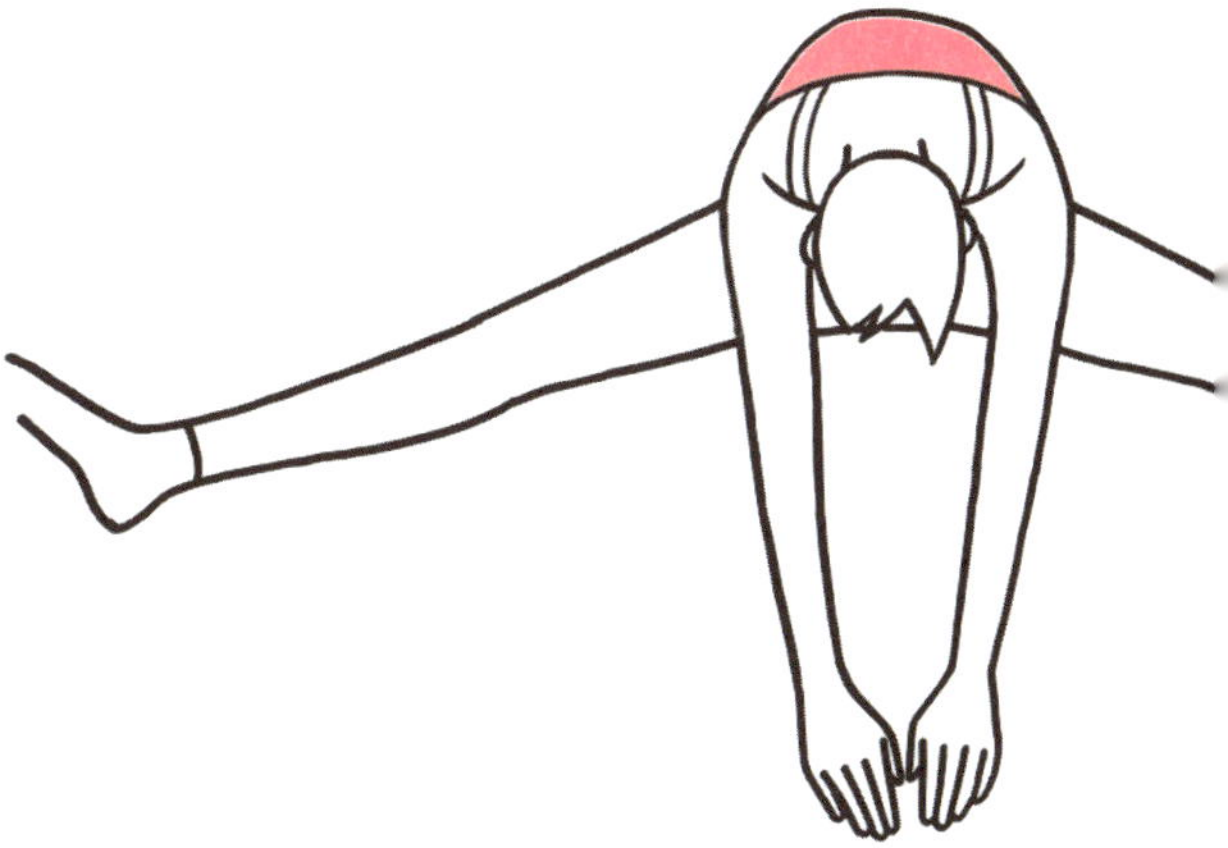

3

息を吐きながら、上半身をゆっくり前に倒します。

4

20 ～ 30 秒キープして、ゆっくり戻します。

セルフトリートメント③股関節の動きを良くする

痛みが出ない範囲で少しずつ行ってください。

「腰椎椎間板ヘルニア」のセルフトリートメント①股関節の動きを良くする（P94）を2～3セット行ってください。

膝・脚

足裏の痛み（足底筋膜炎《そくていきんまくえん》）

主な原因
過度なランニングやジョギング
偏平足
筋力の低下や体重の増加

解消ポイント
足底をゆるめる

足には、かかとの骨からそれぞれの足の指に向かって、放射状につながっている繊維の束があります。これは足底筋膜《そくていきんまく》といい、歩いたり走ったりした時にその衝撃をやわらげるバネのような働きをしていますが、ここに負荷がかかりすぎて、繊維が壊れてしまうのが足底筋膜炎です。

特に40代の女性に多く、何も思い当たることがなくてもある朝突然、一歩足を踏み出す際に突き刺さるような痛みを感じ、病院で足底筋膜炎の診断を受けても治療法がわからない場合もあります。

セルフトリートメント①すねの内側から足底をゆるめる

すねの内側の筋肉は足底と繋がっていて、この筋肉が硬いと足底はゆるみにくくなります。「立ちくらみ」のセルフトリートメント①足先に血液を流す（P30）を行ってください。

セルフトリートメント②足底のストレッチ

足底筋膜を伸ばして足底をゆるめます。

3セット

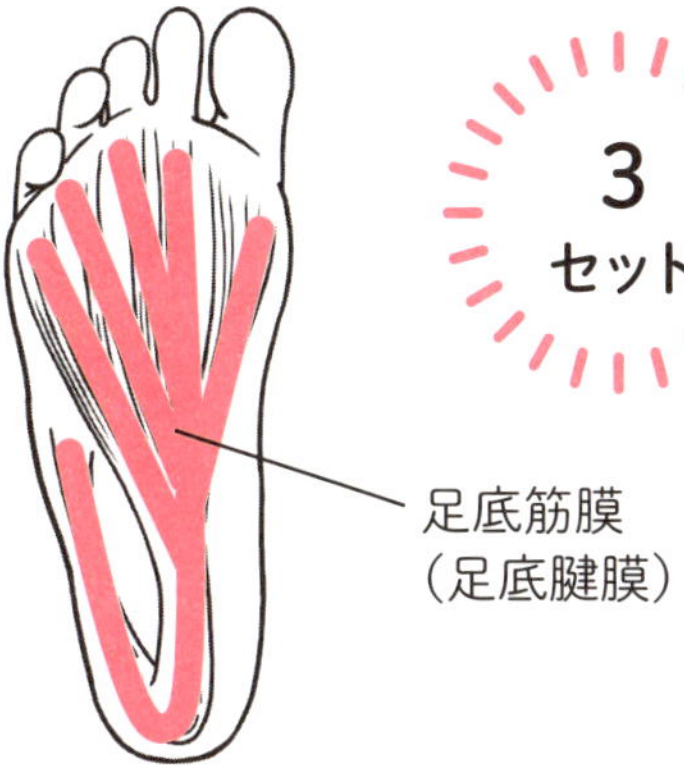

1

左足の親指を左手で持ち、右手の親指をイラストの○印の箇所に当てます。

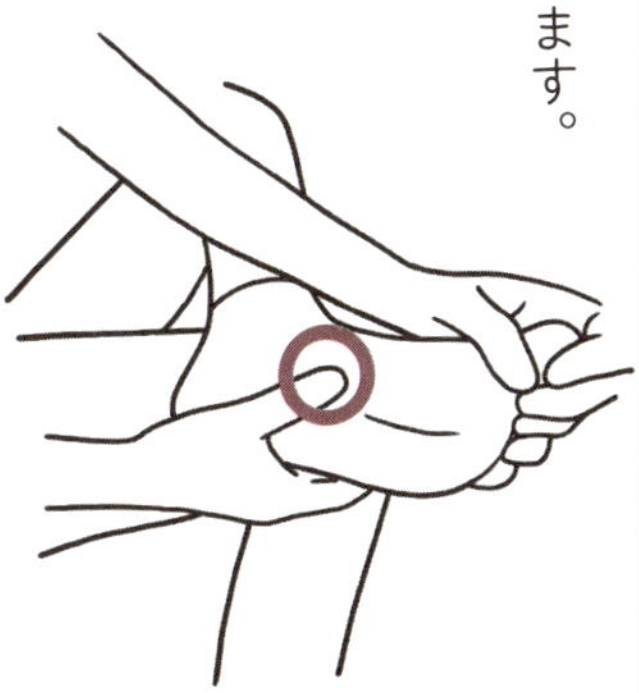

2

右手の親指で○印の箇所を押し、左手で左足の親指を反らします。

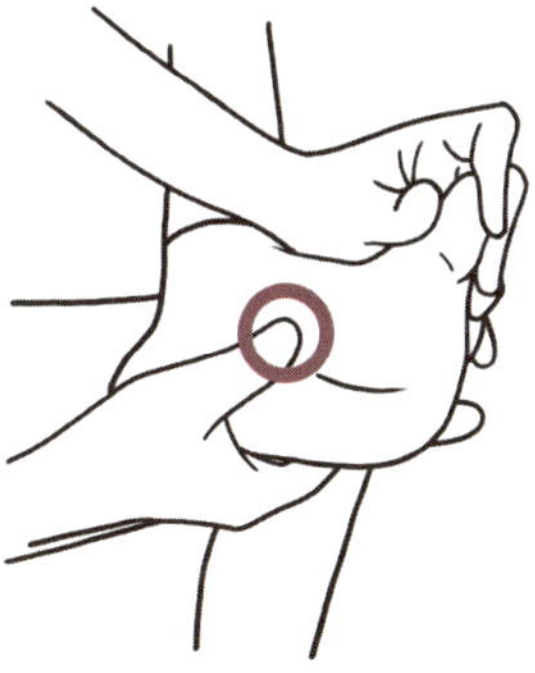

3

20秒間キープします。

セルフトリートメント③足底をゆるめる

「前屈ができない・身体が硬い」のセルフトリートメント②ふくらはぎをゆるめる（P69）を3セット行ってください。※かかとの骨などには行わないようにしてください。

膝・脚

脚の冷え

主な原因

運動不足による筋肉量の低下
冷房など寒さによる血行不良
ストレスや過労による
自律神経の乱れ
寝不足

解消ポイント

手下肢の血流を増やす
下肢の筋肉量を増やす

長時間のデスクワークや冷房などで下肢の血行不良が起きたり、運動不足で下肢の筋肉量が減り、血液を運ぶ筋肉のポンプ作用が低下すると、血液の流れが悪くなり、冷えにつながります。

また、体温調節は自律神経によって行われているので、大事な試験前など、緊張してしまうと手のひらが冷たくなります。ストレスや寝不足によって自律神経が乱れて、緊張状態が長く続いても、気づかないうちに手足が冷えてしまいます。

セルフトリートメント①下肢の血流を増やす

脚の血流は腓腹《ひふく》筋・ヒラメ筋との関係が深いので、この筋肉の動きを良くすると血流が増加します。

「立ちくらみ」のセルフトリートメント①足先に血液を流す（P30）を行ってください。

セルフトリートメント②下肢の筋肉量を増やす

スクワットをすることで下肢の筋肉量を増やし、脚の冷えを解消していきます。

3セット

1

脚を肩幅よりやや広く開きます。両方のつま先は外側に向け、椅子の背もたれを持ちます。

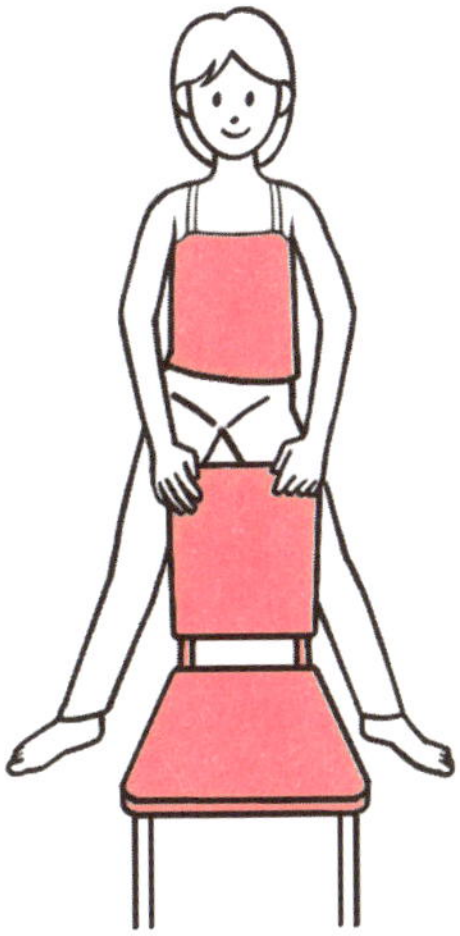

2

背中を伸ばしたまま、できる範囲で深く膝と股関節を曲げ、ゆっくりと伸ばします。
※曲げる時も伸ばすときもゆっくり行ってください。

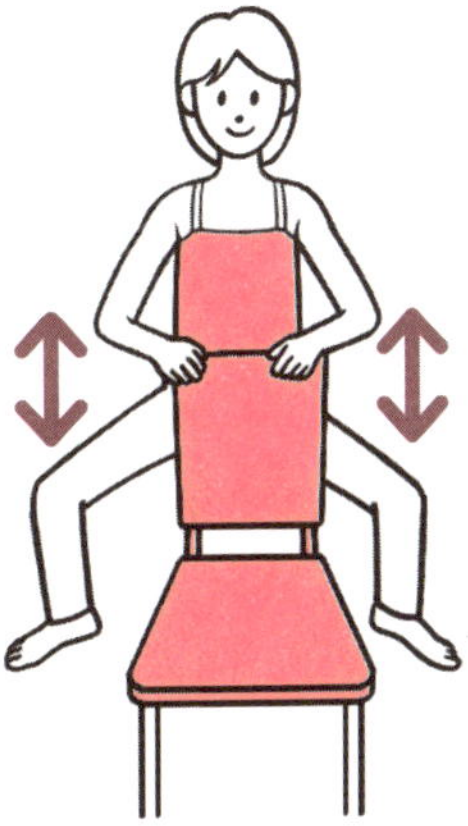

3

10～20回を目安に行ってください。

セルフトリートメント③背骨を刺激し、自律神経を整える

背骨を刺激し、自律神経を整えることで脚の冷えを解消していきます。「血行不順タイプの肩コリ」のセルフトリートメント　背骨を刺激し、自律神経を整える（P40）を3セット行ってください。

脚のむくみ

主な原因

- 長時間の立ち仕事やデスクワーク
- 骨盤のゆがみ

解消ポイント

- 長時間の立ち仕事やデスクワークで固まった脚の筋肉の循環を良くしていく
- 骨盤のゆがみを整える

同じ姿勢を続けることで脚の組織液（水分を含む血液、リンパ液など）の循環が悪くなり、細胞のすき間などに水分が停滞するとむくみます。

骨盤がゆがんで動きが悪くなると、血管や内臓が圧迫されて血行が悪くなり、いくら心臓ががんばって血を流しても脚の血行は良くなりません。血行が滞ると水分と塩分が血管から染み出し、さらに脚はむくんでしまいます。

セルフトリートメント①骨盤のゆがみを整える

「猫背」のセルフトリートメント①骨盤のゆがみを整える（P65〜66）を3セット行ってください。

セルフトリートメント②下肢の血流を増やす

「立ちくらみ」のセルフトリートメント①足先に血液を流す（P30）を3セット行ってください。

セルフトリートメント③足先の循環を良くする

3セット

1

足の指を反対の手で持ち、内側に曲げます。（10秒間）

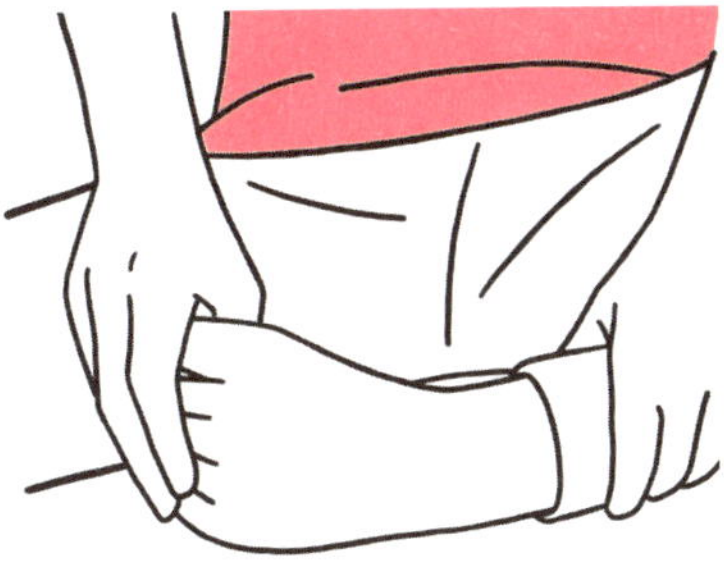

2

椅子の座面にかかとをつけ、足の指を伸ばします。（10秒間）
この時、膝は軽く曲げた状態で行います。
※反対側もおなじように行います。

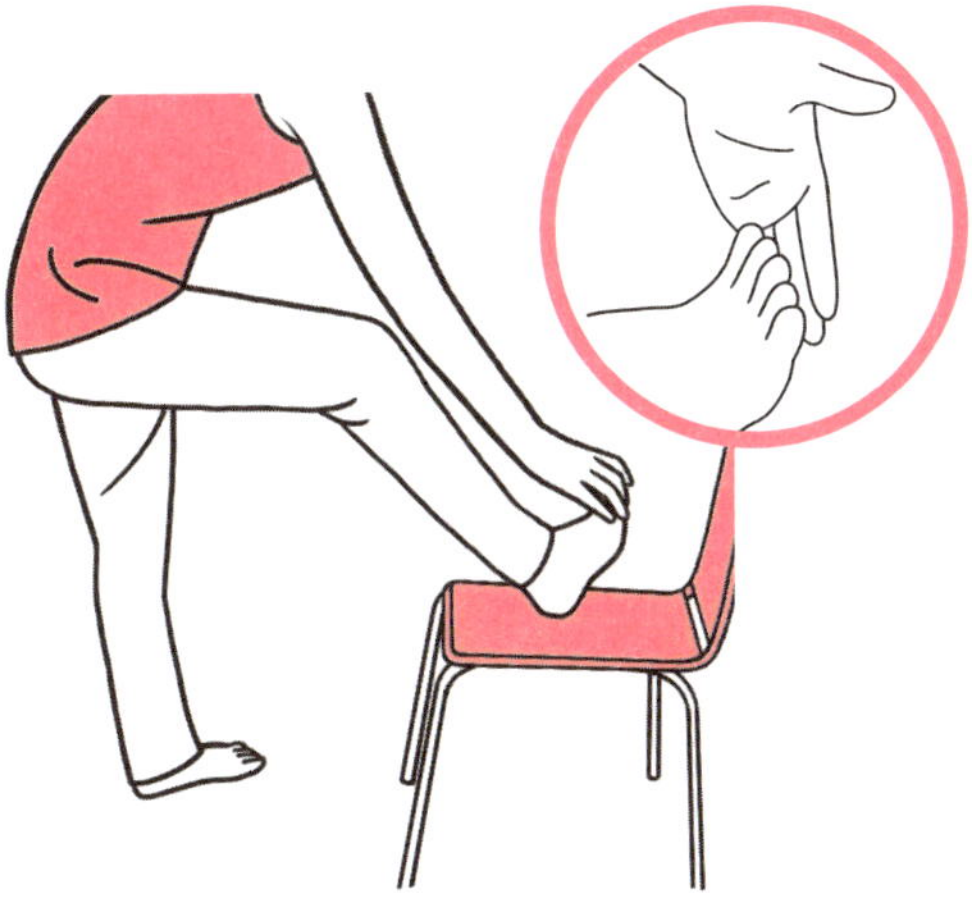

セルフトリートメント④脚全体の循環を良くする

3
セット

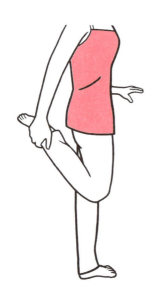

1

肩幅くらいに脚を広げて立ち、膝を曲げ、太ももの前を伸ばします。(10～20秒)

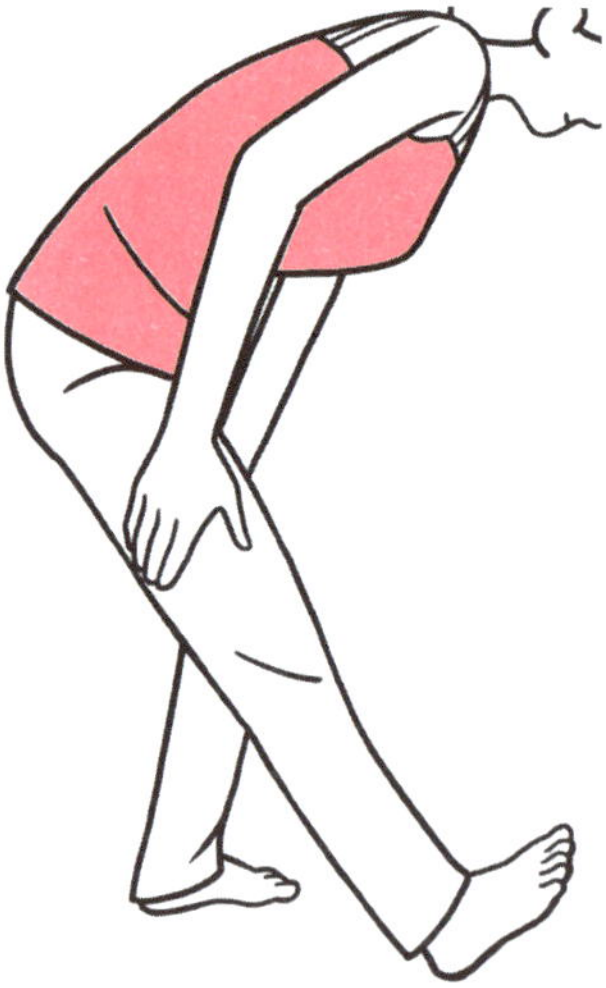

2

膝を伸ばし、太ももの裏を伸ばします。
この時、つま先は天井に向けます。(10～20秒)
反対の脚も同じように行います。

PART 8

ココロ

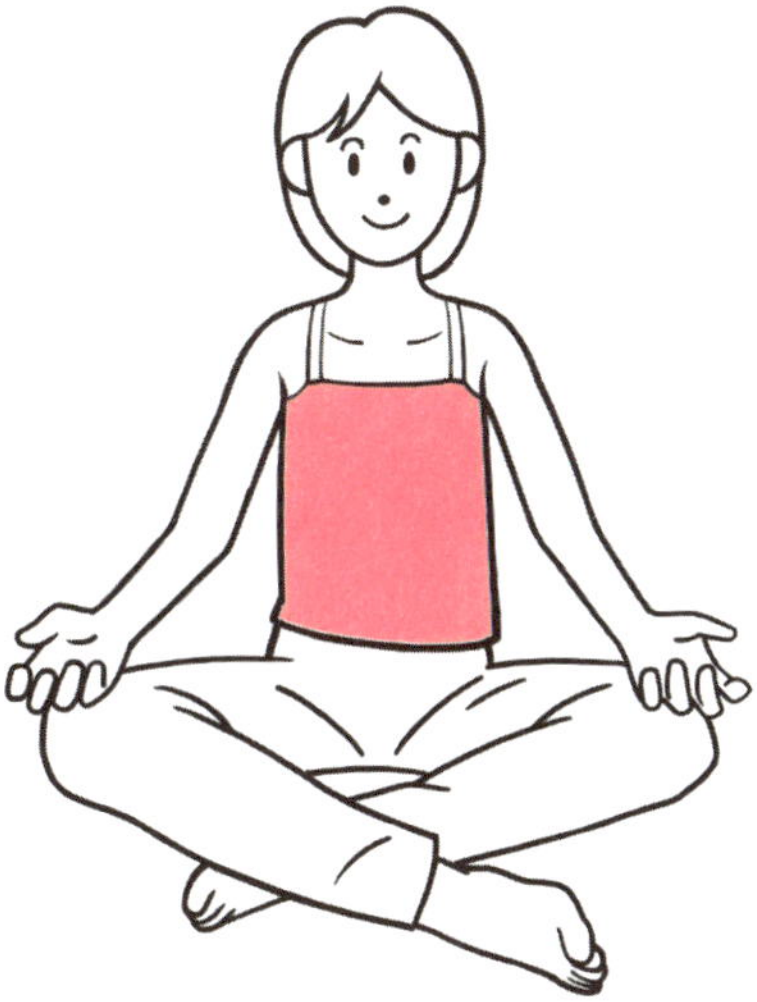

憂鬱《ゆううつ》状態になりやすい（メンタル疲労）

主な原因　ストレス

解消ポイント　マインドフルネス瞑想法

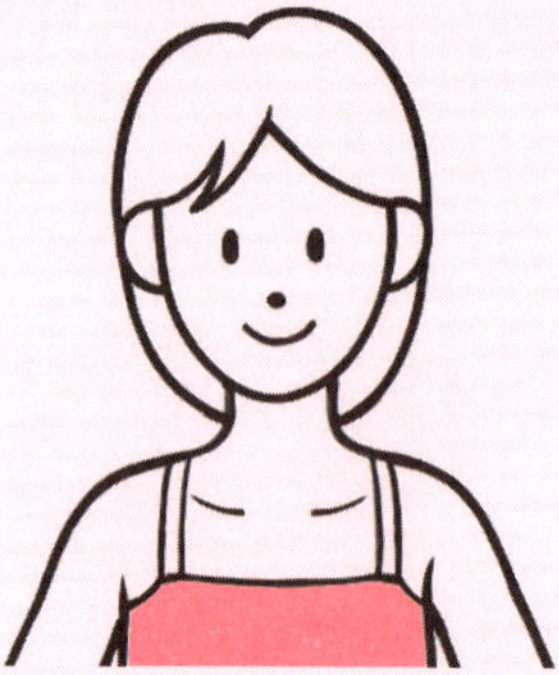

なかなか疲れが取れずに、憂鬱になると感じる疲労の正体は、ストレスによるココロの疲労が原因である可能性があります。その状態の人の意識は、「昨日あんなことを言われた」「明日これをやらなきゃいけない」と、過去や未来をあちこちさまよい、さらに不安の感情にかられてストレスを増幅しやすい傾向にあります。

憂鬱さを感じたら、気持ちをリセットし、ココロの疲労を取るやり方として「マインドフルネス」という瞑想法が効果的です。「今」に集中することで、外部の出来事に気をとられなくなるためココロが穏やかになり、気持ちをリセットしやすくなります。集中する対象は「呼吸」です。

セルフトリートメント　マインドフルネス瞑想法

1セット

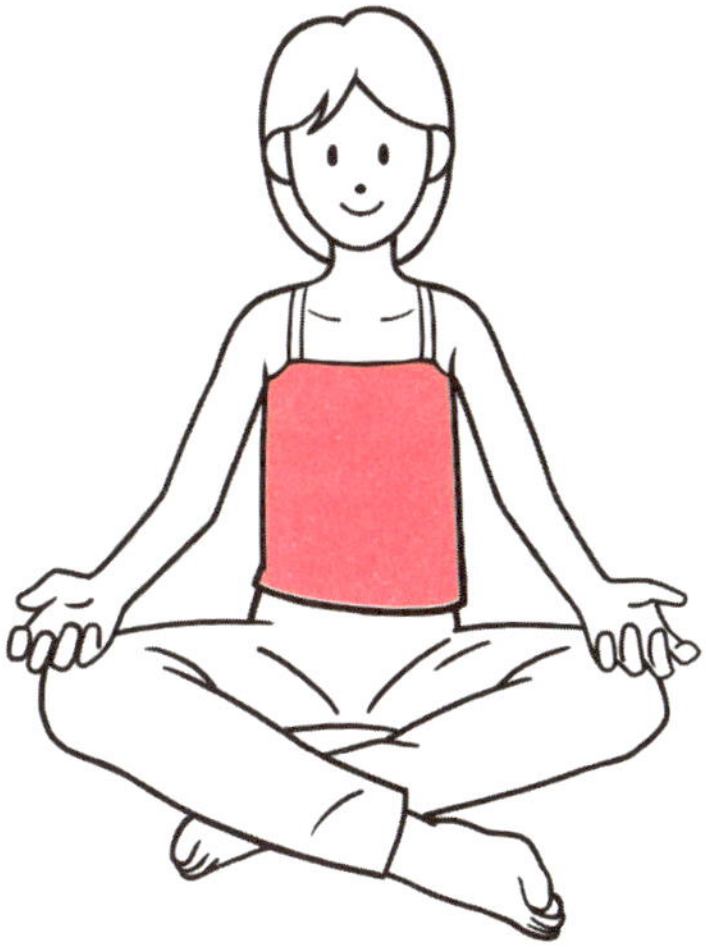

1

リラックスして座り背筋を伸ばして肩の力を抜きます。椅子でもあぐらでもどれでもかまいません。

2

この時、身体の感覚に意識を向けます。手や太もも、お尻が触れている感触を感じ取ります。

3

深呼吸のような深い息ではなく、普段からしている自然な呼吸をします。

4

「今、吸っている」「今、吐いている」と自分の呼吸のみに意識を向けます。

5

呼吸に意識を向けている時に他のことに意識が向いてしまったら、他のことに意識がそれてしまったな、とそのことさえも受け流しながら、瞑想を続けましょう。

6

10～15分行います。

イライラする

主な原因
▼ストレス
▼疲労

解消ポイント
▼頭頂部をゆるめる
▼深呼吸をする

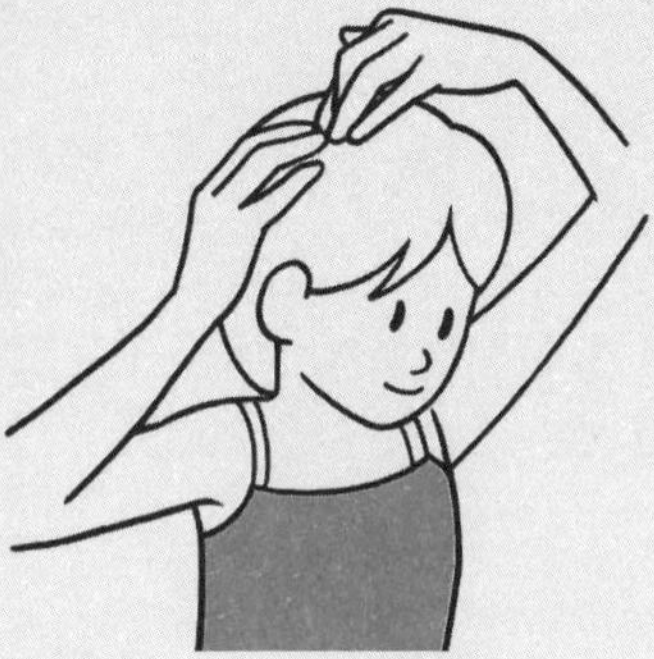

心身ともに疲労やストレスが溜まっているときは、イライラや怒りも強くなりやすいです。

「頭にくる」という言葉がありますが、人の身体はストレスを感じると自律神経の交感神経が働き、血管を収縮させます。特に頭皮は脳と関係が深いため、過度なストレスを受けると頭部の血液の循環が円滑にできなくなり、頭皮が硬くなります。

頭皮をゆるめた後は深呼吸を行ってください。さらに落ち着き、イライラが改善しやすくなります。

セルフトリートメント①頭頂部をゆるめる

特に頭部でもイライラして硬くなってくるのが、鬼の角が生えている箇所＝頭頂部です。この場所をしっかりとゆるめてイライラを改善させていきましょう。

1〜3セット

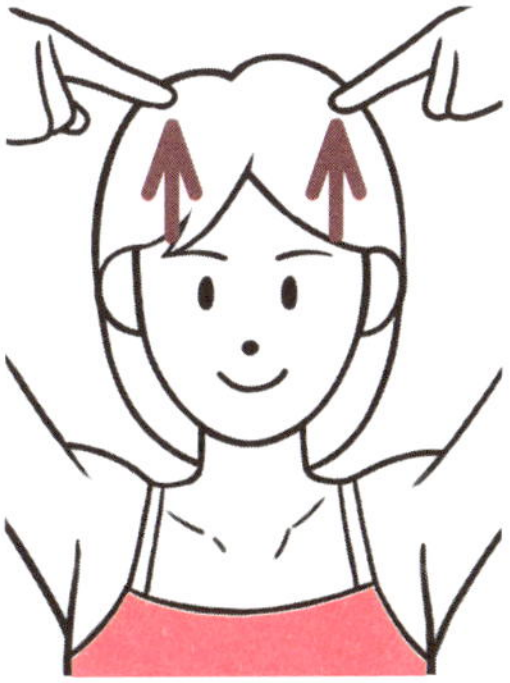

1

眉毛の一番端を真上に上げた頭頂部を探します。
イライラするとこの2か所の部分が硬くなります。

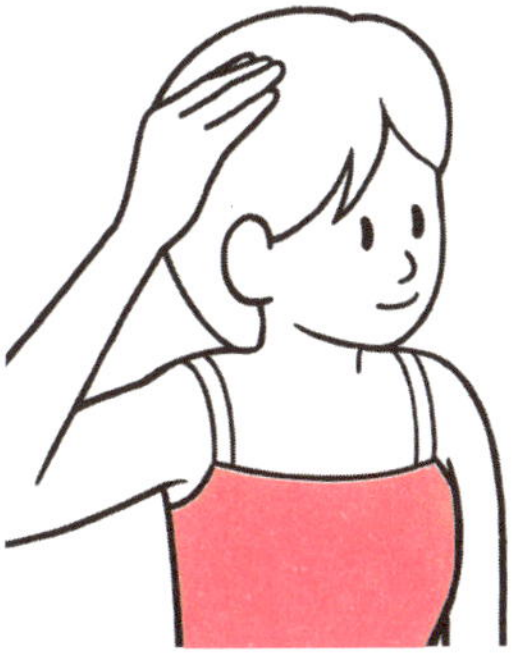

2

右側をほぐす場合は、右手を先ほど探した場所に当てます。

3

左手を添えます。

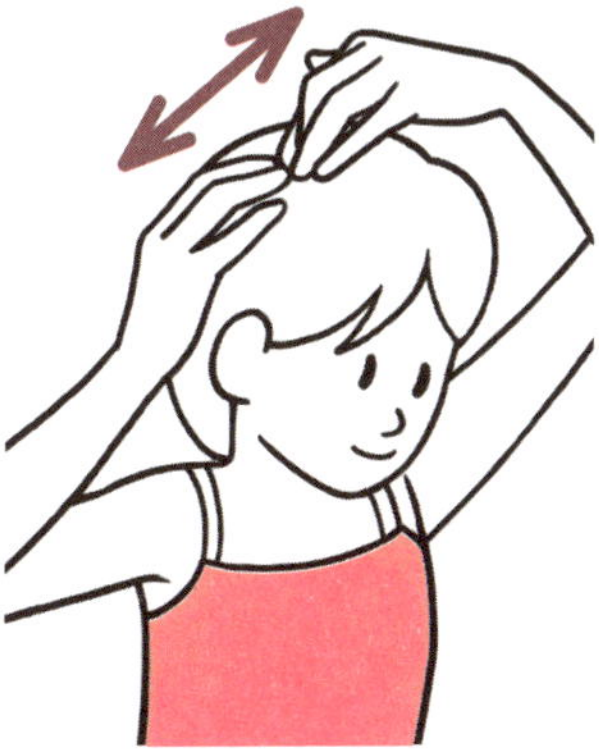

4

両手で上下に30回ほど、頭皮を動かします。
※強さは少し痛いぐらいで行ってください。イライラしている時の頭皮は非常に硬くなっているので片手ではなかなか動きません。両手でしっかり押さえて動かしてください。
※反対側も同じように行います。

セルフトリートメント②深呼吸をする

3～5
セット

1

背筋を伸ばして座り、肩の力を抜いてリラックスします。

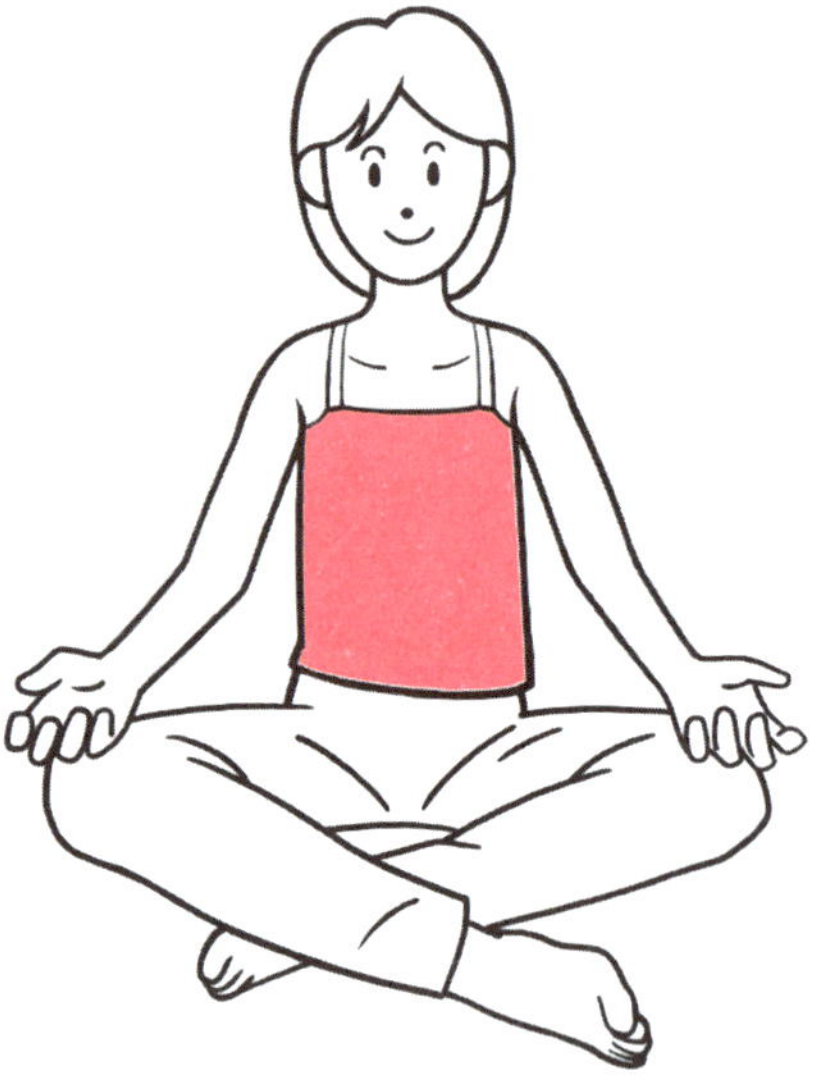

2

6秒かけて大きく鼻から吸い、6秒かけて口からゆっくり吐きます。

集中できない

主な原因

▼ストレス
▼睡眠不足
▼気が散る環境

解消ポイント

▼頭を使わずぼんやりする
▼脳の血流を良くする

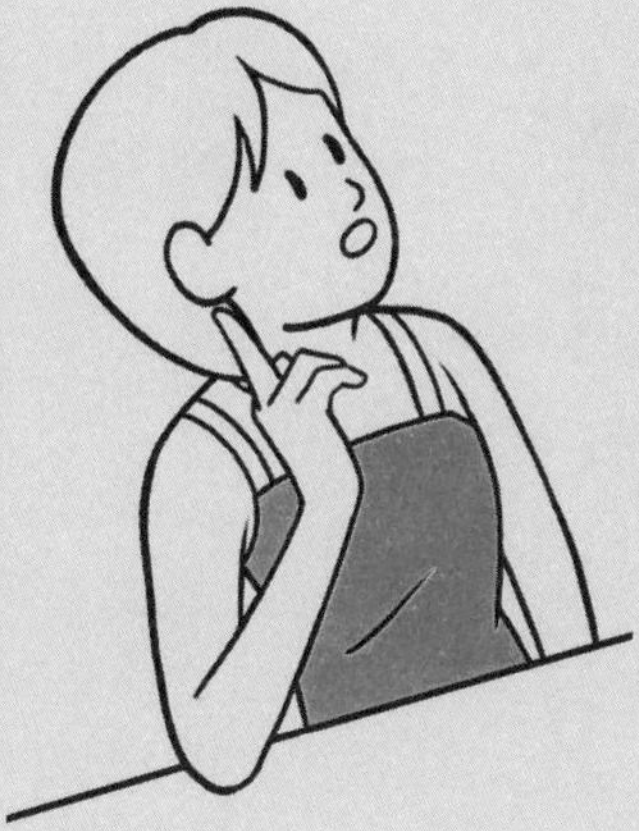

人が集中できる時間は約30分と言われています。長時間集中を維持するには、短時間の集中を何度も繰り返して作業をすることです。

セルフトリートメントの間にメールやSNSのチェックなど他の作業を行うと効果は半減しますので、行わないでください。

セルフトリートメント①頭を使わずぼんやりする

1～3セット

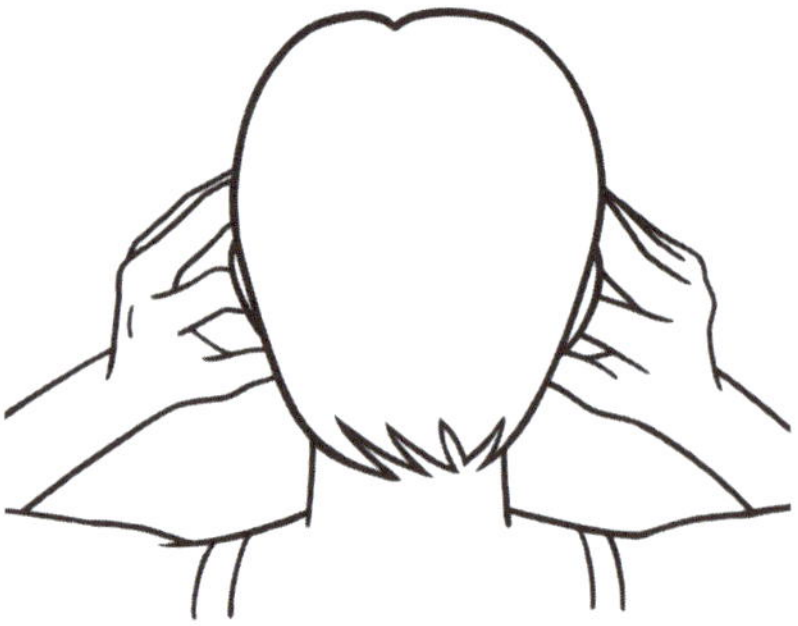

1

両方の耳の穴に人差し指を入れます。

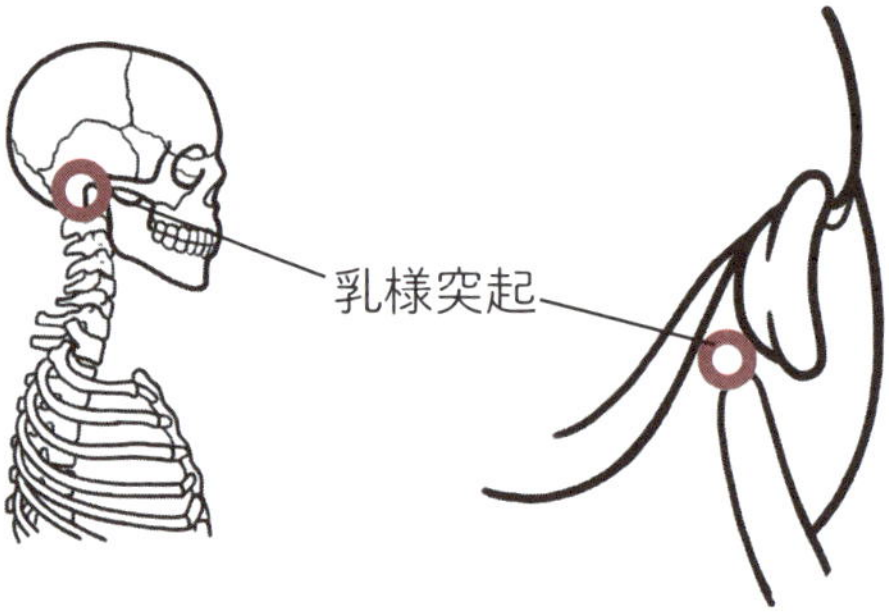

2

親指で「乳様突起」という骨のすぐ下を押さえ、あくびをするように斜め上を向きながら軽く口を開けます。

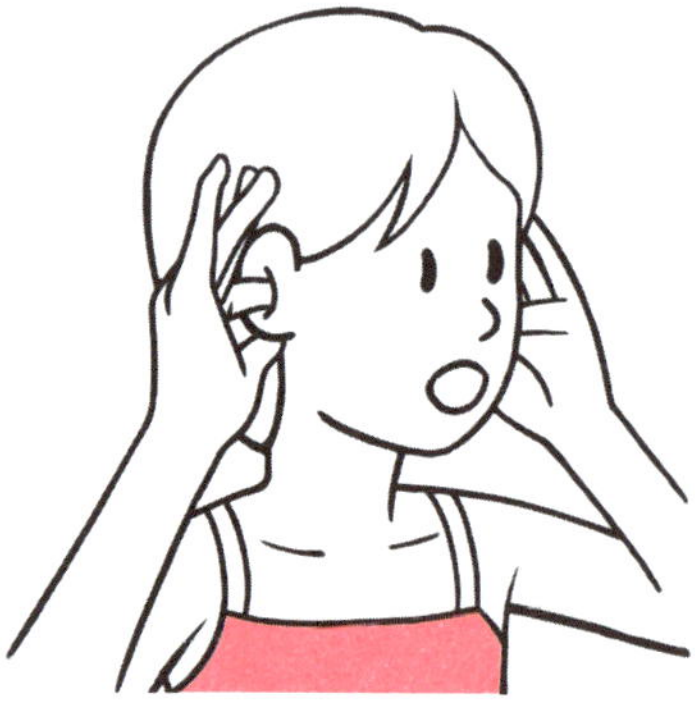

3

目の力を抜いて、遠くを見ます。

4

深呼吸を10回行います。

セルフトリートメント②脳の血流を良くする

耳の後ろにある「乳様突起」のすぐ下には、椎骨動脈という脳への血流と関係している血管が通っています。この部位の筋肉をゆるめると、脳への血液循環が促進され、集中力が向上しやすくなります。

1〜3セット

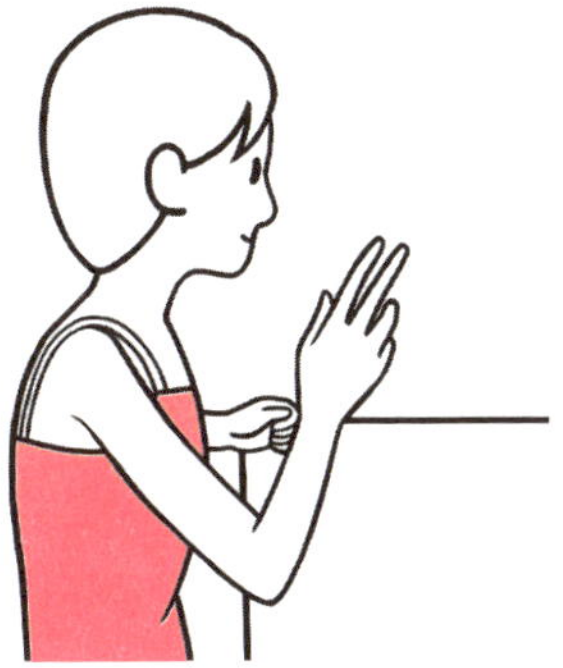

1

右側から行います。机の上に右肘をのせます。

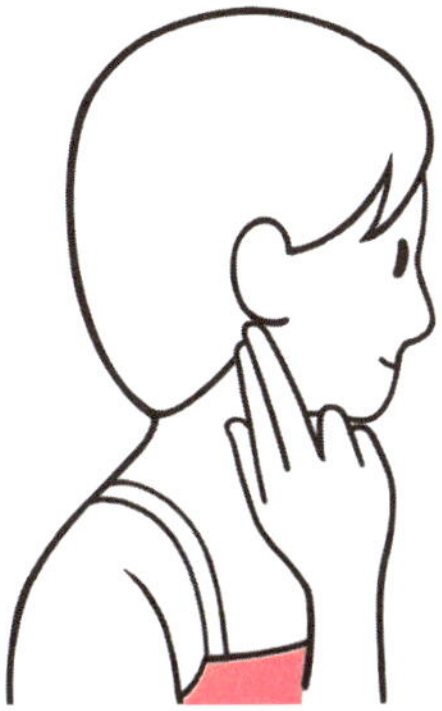

2

乳様突起の下を右手の中指と人差し指で押さえます。

3

頭の力を抜いて、横に倒します。この時、頭の重さを指に乗せます。

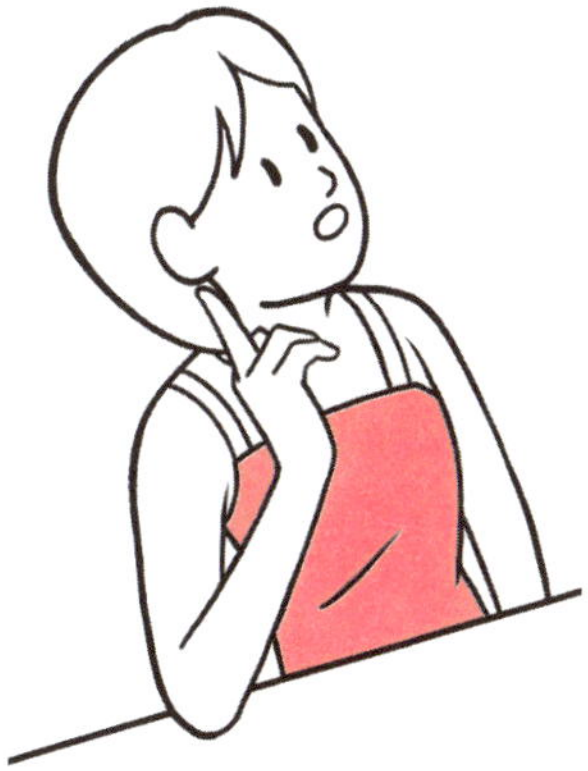

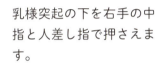

4

このまま深呼吸を3回行います。

※反対側も同じように行います。

寝つきが悪い（不眠）

主な原因

▼ストレスなどによる自律神経の乱れ
▼深部体温が下がりにくくなっている状態

解消ポイント

▼足先の血液循環をよくする
▼腹部をゆるめる
▼首、肩甲骨周りなどの背部をゆるめる

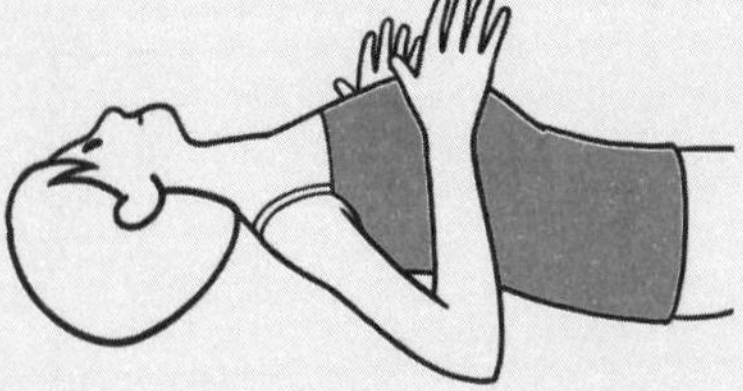

深部体温とは、身体の中心部の体温のことです。上がった体温を下げるために手足の表面から放熱が行われると、手足が温かくなります。そのため、眠る直前に入浴や運動を行うと、血液が全身をめぐり、深部体温が高くなるので寝つきが悪くなります。

また、熱を逃がす放熱が行われない場合も同じです。更年期などで女性ホルモンバランスが崩れた時に起こりやすい「手足は冷えるけど顔は火照る」という状態も、放熱が行われず深部体温が高くなっています。

心地良い眠りは、副交感神経が優位な状態のときに訪れるため、交感神経が活発な状態が続くと、スムーズに眠りに入れなくなってしまいます。

腹部や首、肩甲骨周りなどの背部が緊張していると自律神経である交感神経が優位になり、寝つきにくくなります。

セルフトリートメント①足先の血液循環をよくする

1～3 セット

1

あおむけに寝て、両足の親指とそれ以外の指をクロスさせるように、10秒ほど上下に動かします。

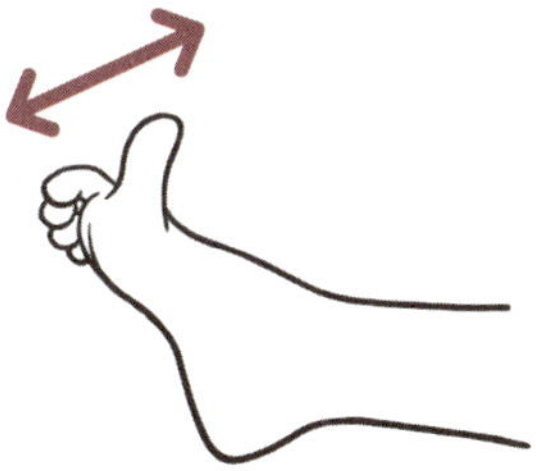

セルフトリートメント②腹部をゆるめる

1～3 セット

1

右側から行います。おへそと右側の腰骨の間を両手の指先で軽く押します。

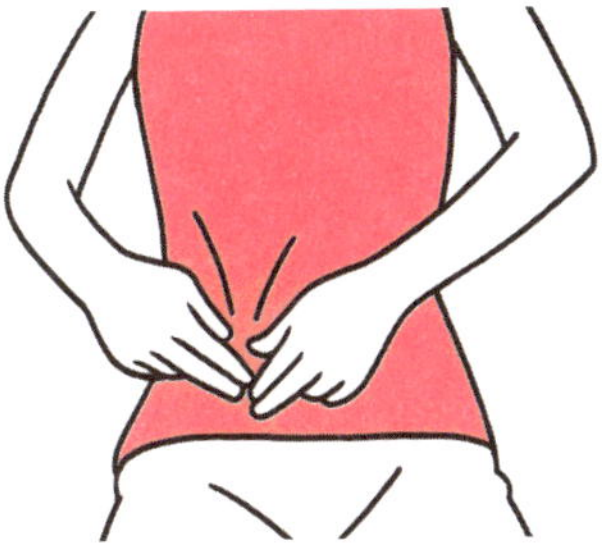

2

お腹を押したまま、右の足先を左右に10秒ほど振ります。
※反対側も同じように行います。

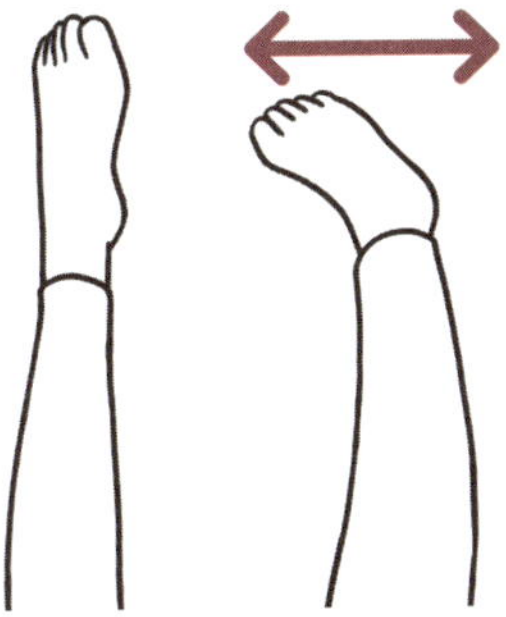

セルフトリートメント③首、肩甲骨周りなどの背部をゆるめる

3セット

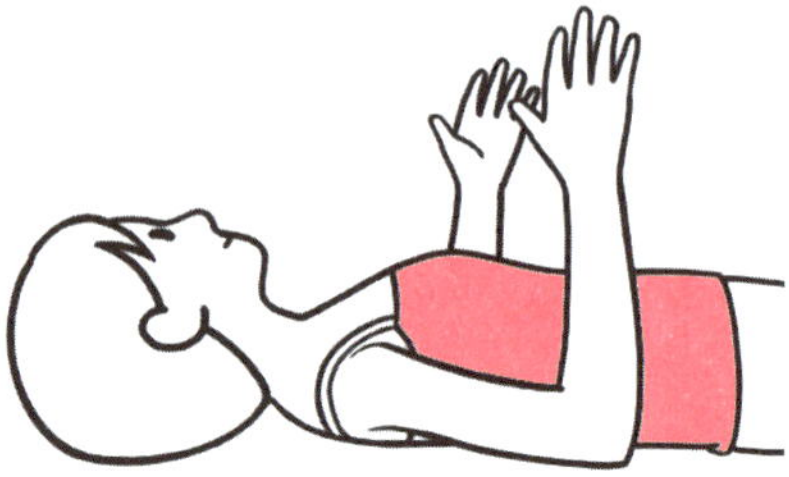

1

仰向けに寝ます。

2

肩甲骨を寄せるように肘で床を押して背骨を反らせます。

3

首も少し反らせたまま、大きく深呼吸します。

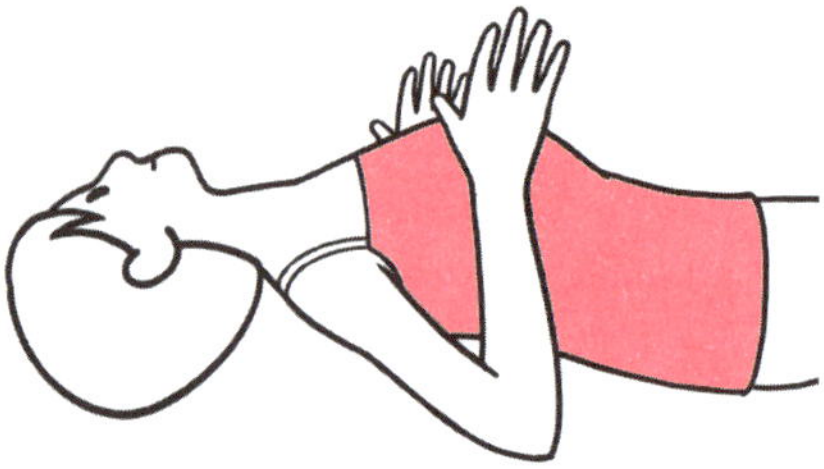

4

ゆっくりと身体を床におろします。

いつも眠い・ぼーっとする

主な原因

▼疲労、ストレス
▼自律神経の乱れ
▼花粉症や鼻炎による鼻づまり

解消ポイント

▼脳への血流をよくする
▼脳へ酸素を行き渡らせる

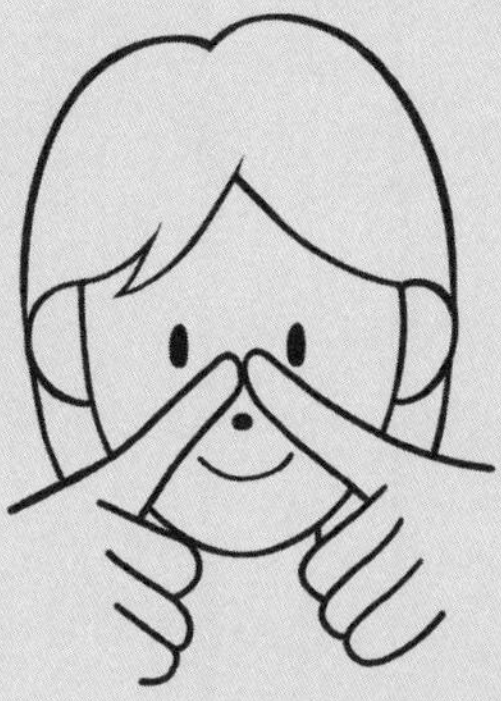

自律神経には血液の流れをコントロールする循環器としての役割があり、これが乱れると脳への血流が低下します。血流が悪くなると、脳に休息が必要と脳が判断するので、昼間でも眠気が出てくるのです。

また、花粉症や鼻炎などで鼻が詰まったり、呼吸がうまくできなくなったりすることでも、脳へ酸素が供給されにくくなります。

首の骨の一番てっぺんにある骨の横と、後頭骨という頭の後ろにある骨には椎骨動脈という動脈が通っています。この動脈は脳の栄養血管で、脳への血流にとても重要です。首と頭の後ろの筋肉をゆるめることで脳への血流を良くして、眠気を取ることが可能になります。

セルフトリートメント①脳への血流を良くして眠気を取る

「集中できない」のセルフトリートメント②脳の血流を良くする（P135）を1～3セット行ってください。

セルフトリートメント②脳への酸素を行き渡らせ眠気を取る

鼻の孔は頭蓋骨に繋がっていて、脳への空気の通り道です。鼻の通りが悪いと口呼吸になり、酸素が脳に届きにくくなります。

3セット

1

小鼻の脇に中指、または人差し指を当てます。

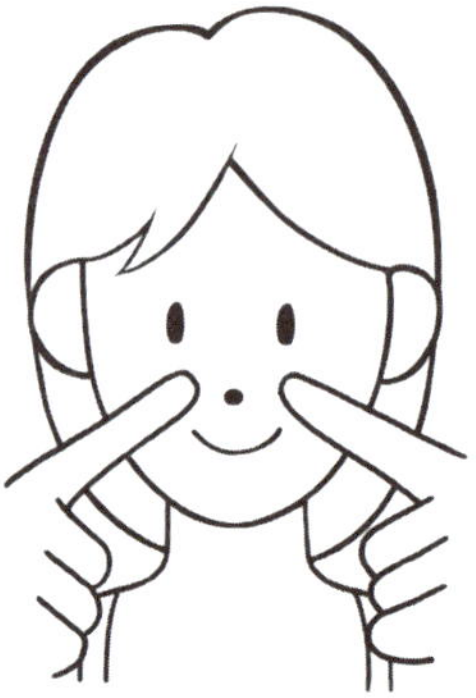

2

そのまま指を眉の間まで擦り上げていきます。

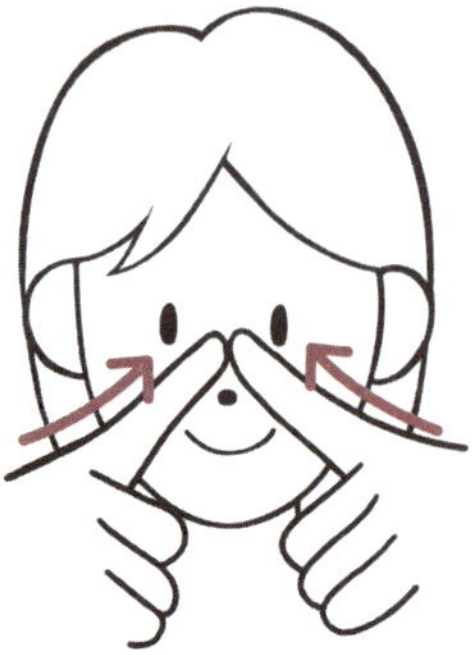

3

これを10回行います。

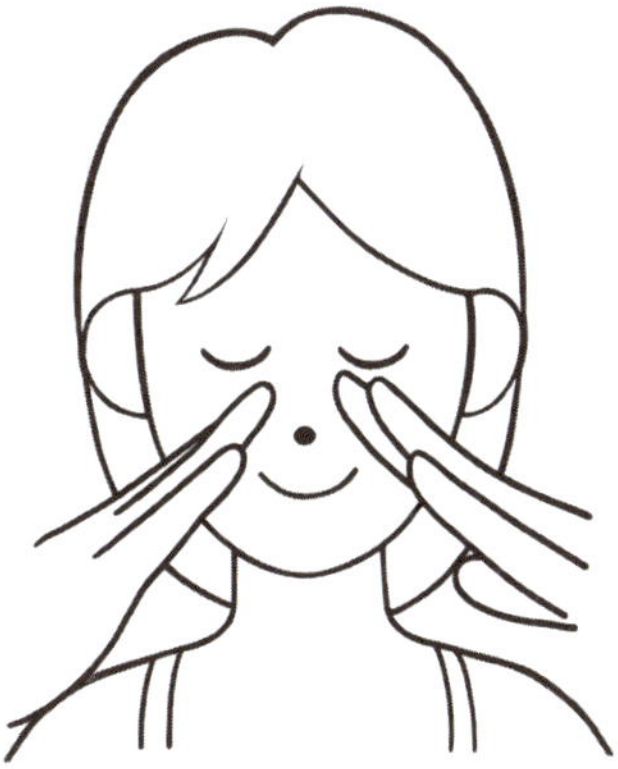

4

両手の人差し指の側面を鼻の横に当てます。

5

目を大きく見開き、口を軽く開けます。

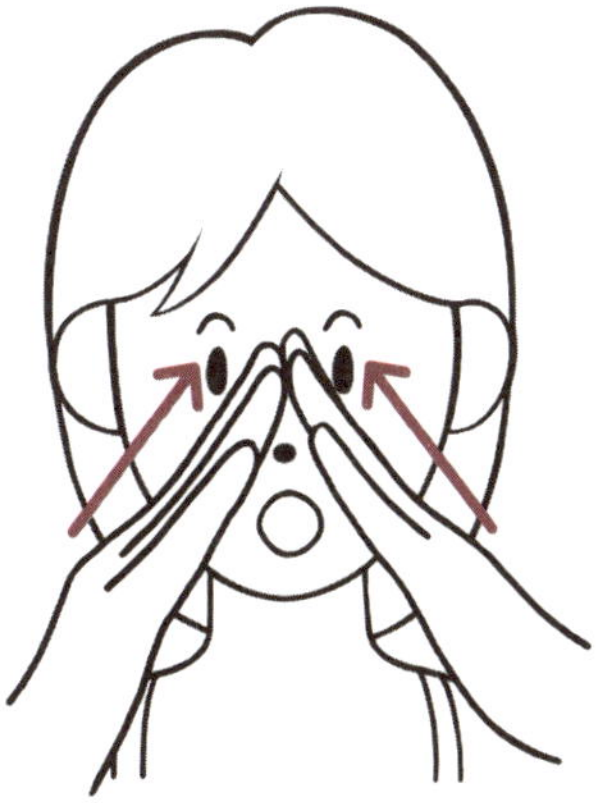

6

そのまま両手の人差し指を眉の間まで擦り上げていきます。

7

これを10回行います。

ココロ

疲れが取れない・身体がだるい

主な原因

- 過度なストレス
- 不規則な生活
- 内臓の疲労

解消ポイント

- みぞおち周りをゆるめる

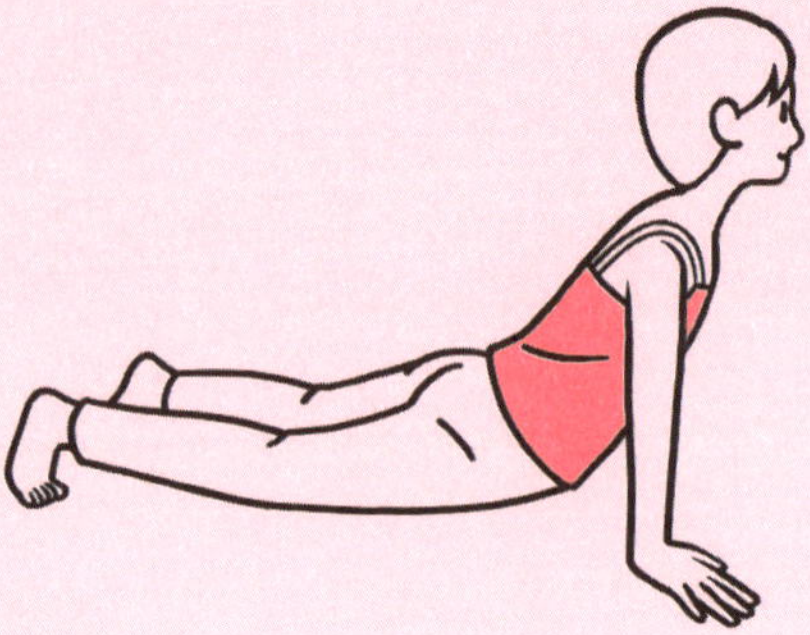

身体のだるさや倦怠感がある時は、内臓の調整をつかさどる太《たい》陽《よう》神《しん》経《けい》叢《そう》という神経の束がうまく働いてない可能性があります。

太陽神経叢とは、みぞおちの辺りにある自律神経の束です。精神的なストレスにも関係しており、過度なストレスによりこの辺りが緊張するのもこの自律神経の影響によるものです。

太陽神経叢を活性化させるみぞおち周りをゆるめるセルフトリートメントが有効になります。

このセルフトリートメントは、朝昼晩と3回行ってください。

セルフトリートメント①日中用

3セット

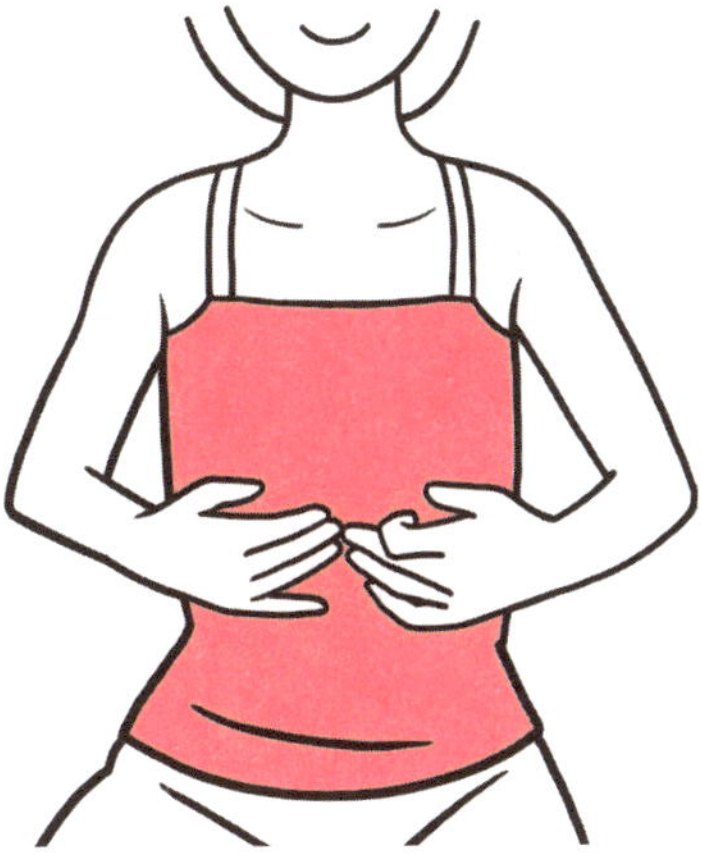

1

椅子に座り、みぞおちから指3本分下のあたりを両手の指先で押さえます。

2

息を吐きながら身体を前に倒しておじぎをします。

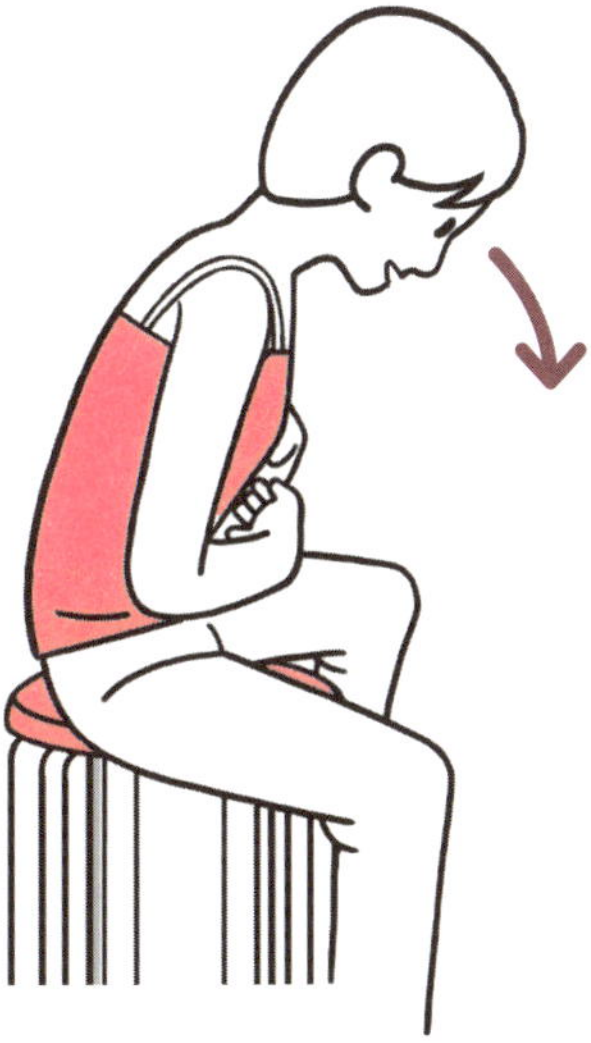

3

深呼吸しながら10秒ほどキープします。

4

ゆっくりと身体を戻します。

セルフトリートメント②朝夜用

朝起きた時と寝る前に、こちらのセルフトリートメントを行ってください。

3セット

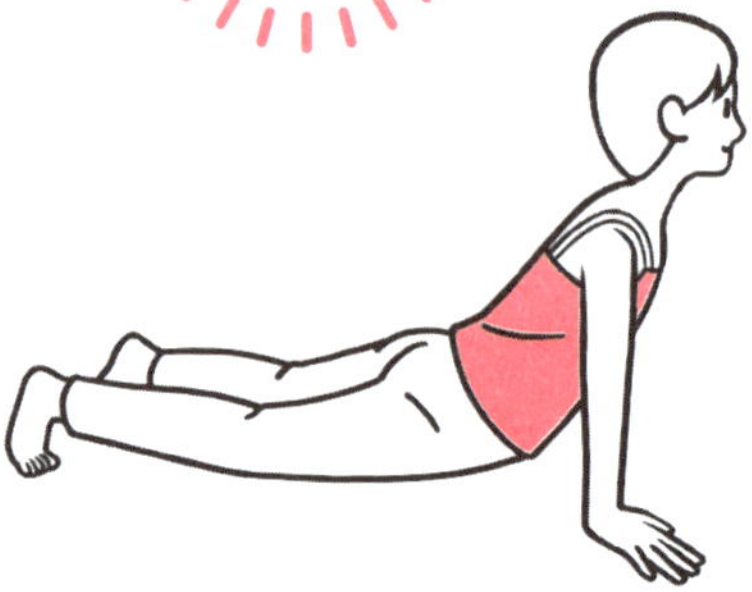

1

うつ伏せになり、腕を伸ばして身体を反らせ10秒ほどキープします。

2

ゆっくりと戻します。

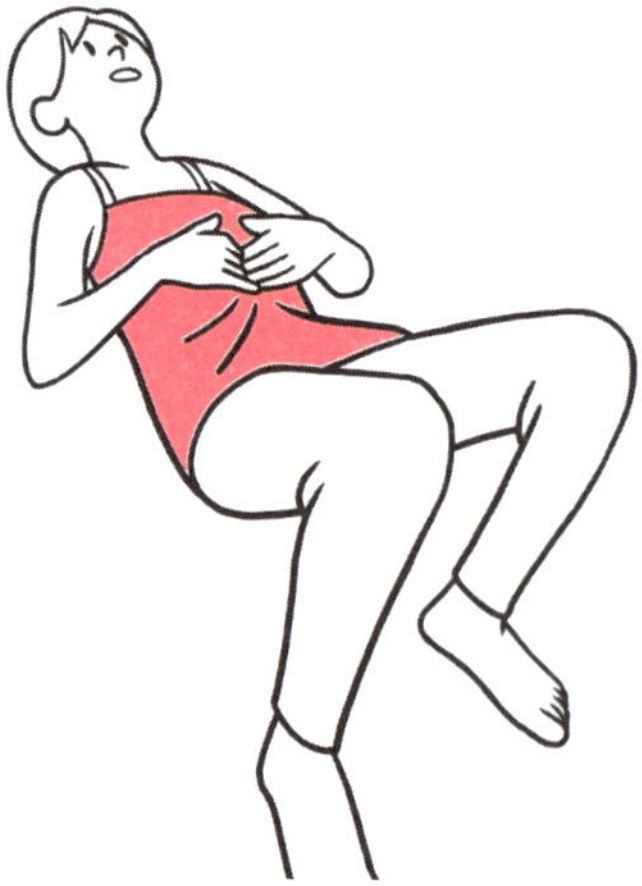

3

仰向けになり、膝を立てます。

4

みぞおちから指3本分下のあたりを両手の指先で押さえます（息は止めない）。

5

両手の指先で押さえながら7秒間深呼吸をします。

いつも緊張してしまう・緊張が解けない

主な原因

▼自律神経の乱れ

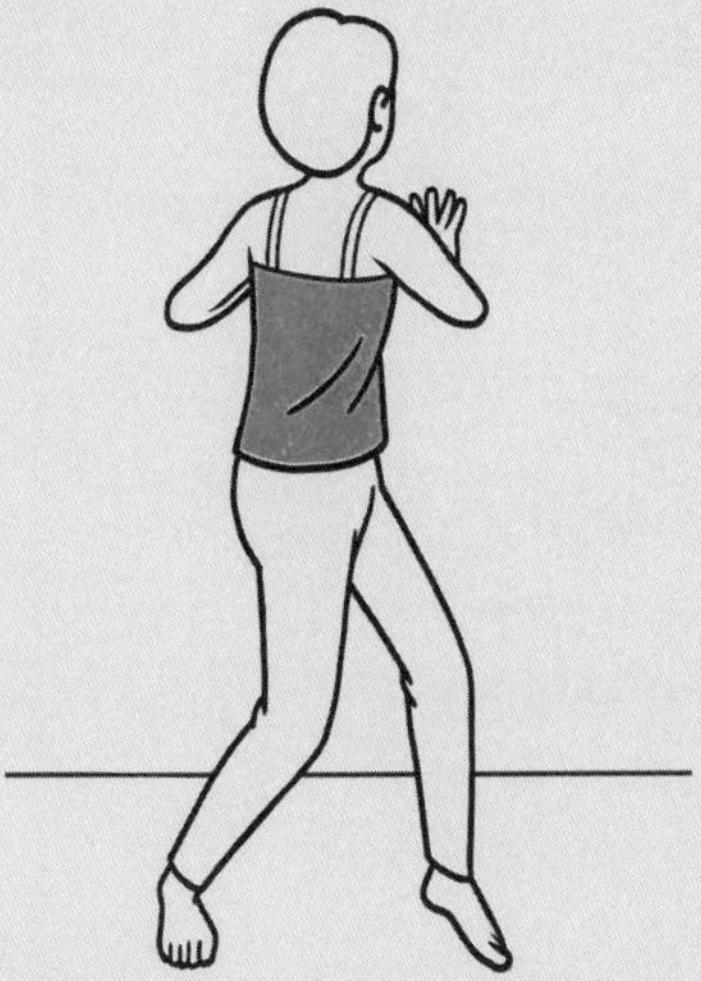

解消ポイント

▼肩と背中の力を抜き、呼吸を深くする
▼手のひらを刺激する
▼背骨まわりをゆるめる

いつも緊張してしまう、緊張が解けない状態を過緊張と言います。

肩や背中が緊張すると交感神経が過剰に緊張しやすくなります。呼吸が浅いと緊張が解けないからです。

また、手のひらと背骨まわりは自律神経と関係が深いため、この部分を刺激することで過剰な緊張状態の身体を落ち着かせて改善させます。

セルフトリートメント①肩と背中の力を抜き、呼吸を深くする

1〜3セット

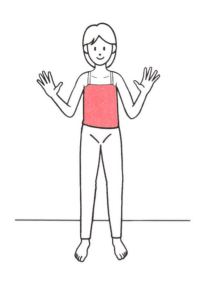

1

壁に背を向けて立ちます。足は前に向けたまま、壁に両手をつけるように身体をゆっくりとひねります。

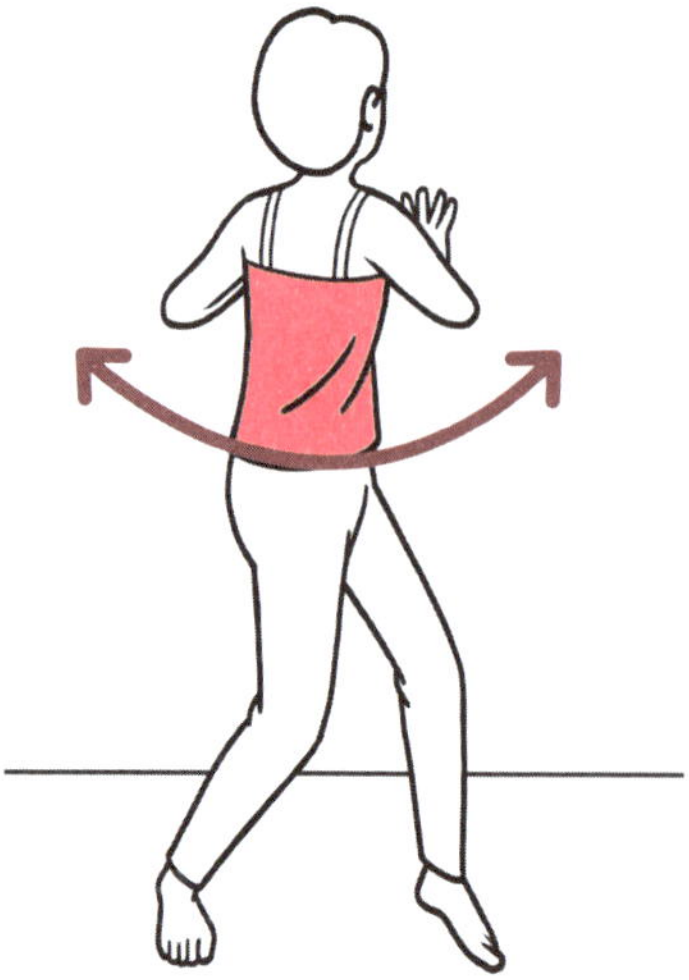

2

ひねった状態のまま深呼吸を10回します。

3

反対側も同じようにひねり、深呼吸を10回します。

セルフトリートメント②手のひらを刺激する

「ばね指」のセルフトリートメント②指先の血液循環を良くする（P79）を1～3セット行ってください。

セルフトリートメント③背骨まわりの筋肉をゆるめる

「血行不順タイプの肩コリ」のセルフトリートメント　背骨を刺激し、自律神経を整える（P40）を1～3セット行ってください。

食欲がない

主な原因

▼夏バテや飲み過ぎなどの胃腸障害
▼ストレスや不規則な生活による自律神経の乱れ

解消ポイント

▼胃腸の動きをよくする
▼自律神経を整える

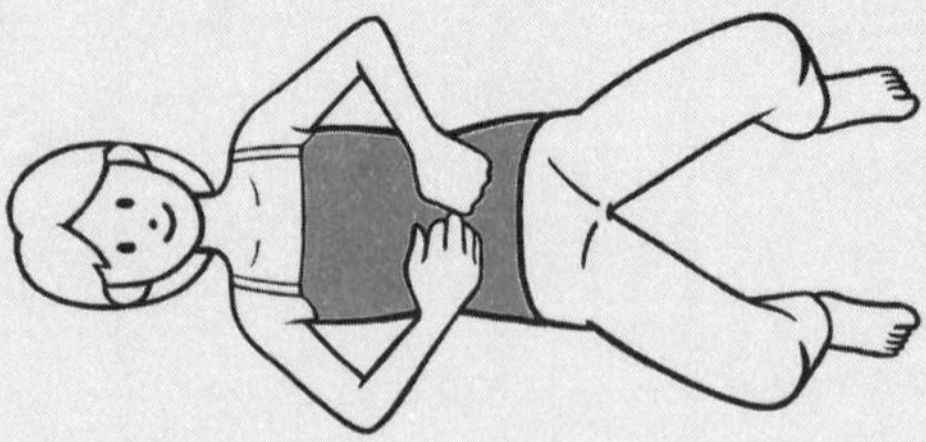

セルフトリートメント①と②は、食事を取る前に毎回行ってください。③は、寝る前に1回行ってください。

食欲がないと感じる時は、心身が疲れ、自律神経が乱れていることが多いです。精神的な原因で食欲がなくなることや、体力を消耗して胃腸に負担がかかることで食欲は減退するからです。

セルフ体操に加え、体力の回復につとめたり、たまったストレスを解消することも大切です。入浴などでゆったりと身体を温め、リラックスする時間をもつように心がけてみてください。

セルフトリートメント①足三里《あしさんり》を刺激する

足三里と呼ばれる胃腸を活性化させるツボがポイントです。

3セット

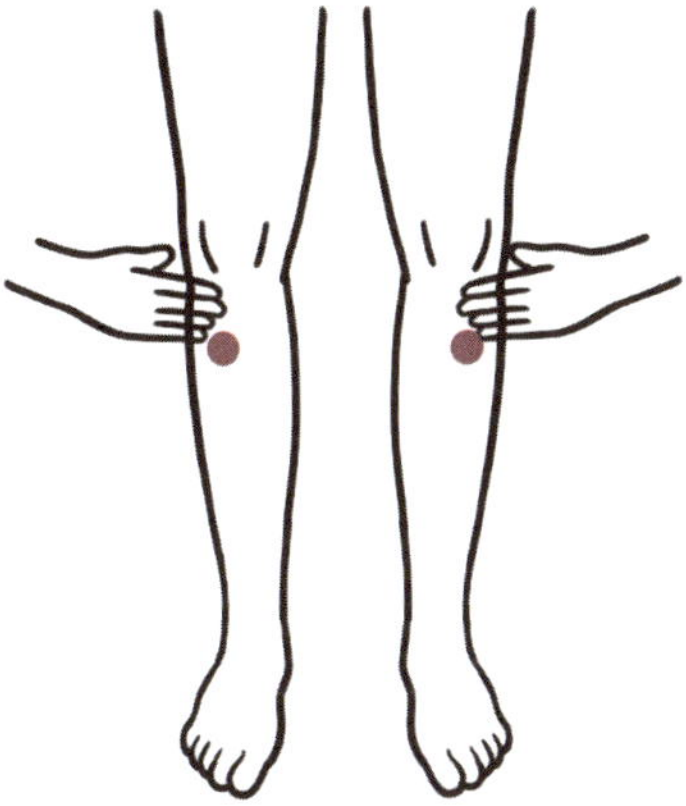

1

椅子に座り、右脚を上に組み、膝の骨（お皿）の外側から指4本分下に下がっている脛《すね》の骨から指2本分外側の場所を探します。

※足三里は脚にあり、膝のお皿の上に親指を当て、お皿をつつみこむように握った際に中指の先が当たるところにあります。

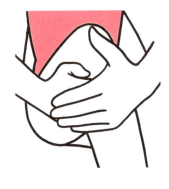

2

足三里のツボを右手の中指と薬指を立てて強めに押さえます。

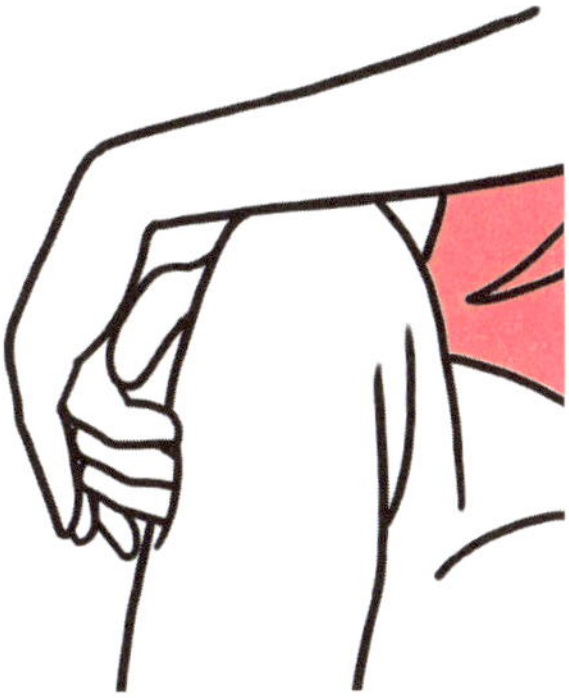

3

さらに、左手の手のひらで上からしっかりと強めに5～6秒押さえます。
これを5～6回繰り返します。

※左脚も同じように行います。

セルフトリートメント②内臓を活性化させる（座位）

3セット

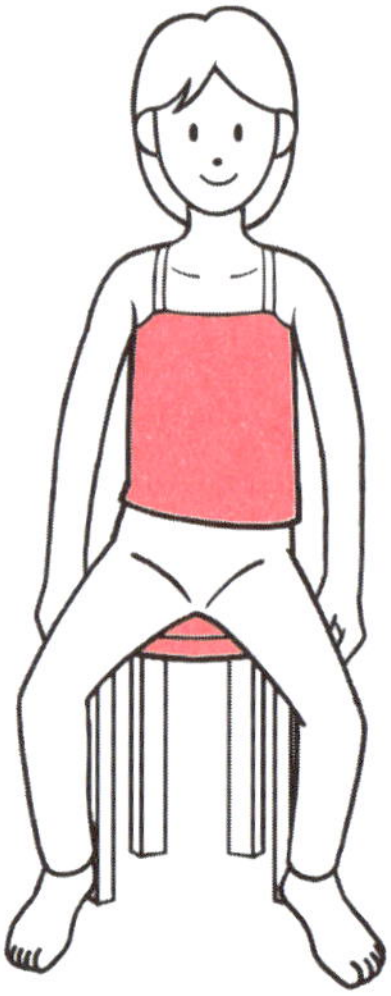

1

椅子に座り、背筋を伸ばします。脚は肩幅程度に開きます。

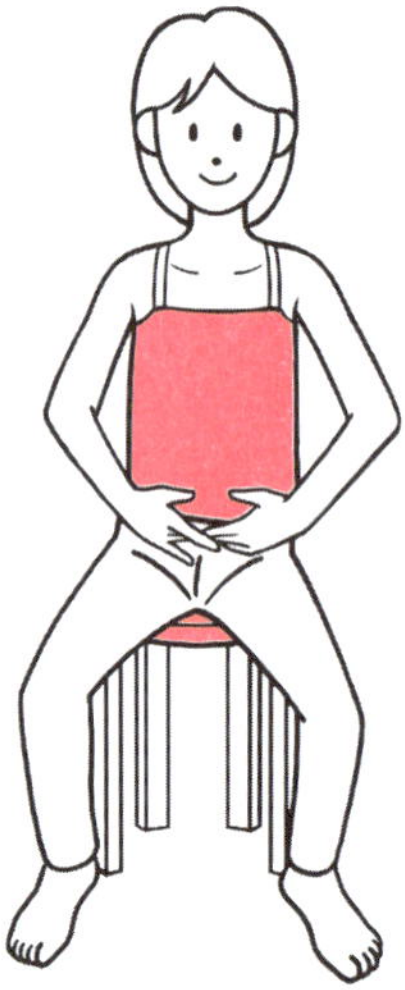

2

おへその下の指4本分の位置に両手の中指と薬指を当て、肛門を締めることを意識し、お腹を少し凹ませながら指を押した状態で、深呼吸を5〜6回行います。

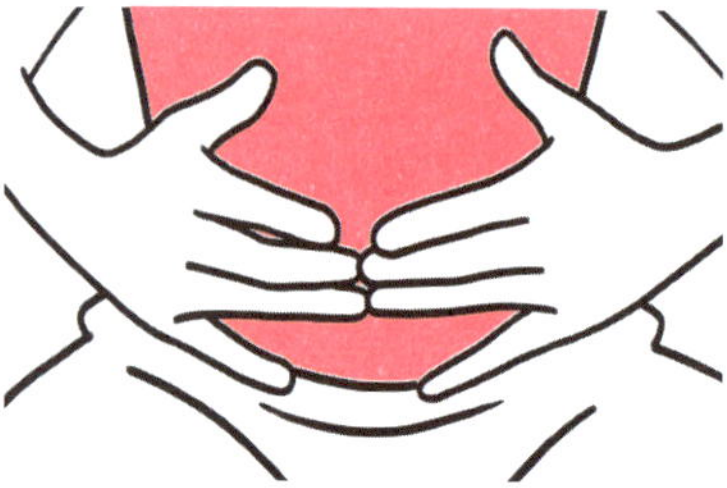

セルフトリートメント③内臓を活性化させる（あおむけ）

3セット

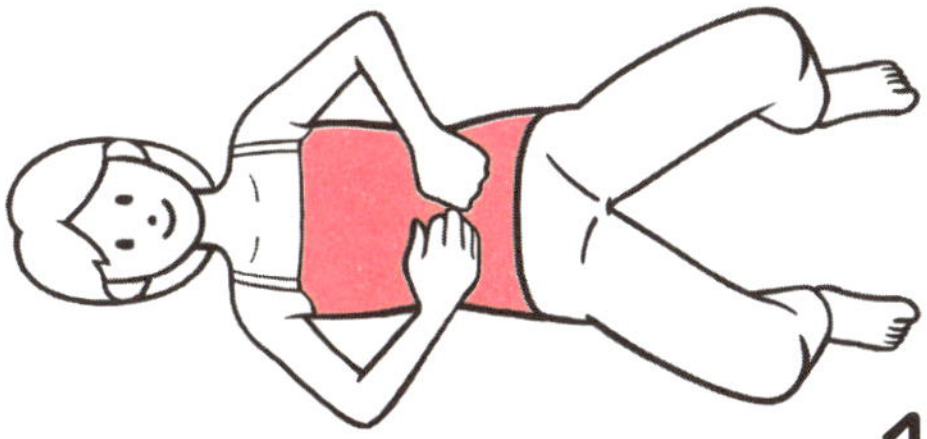

1

仰向けになり、両膝を立てます。

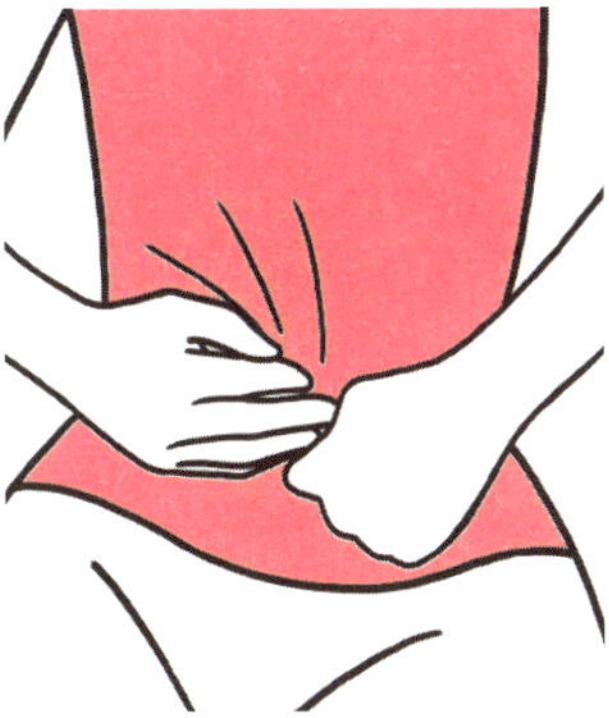

2

おへその下、指4本の位置に両手の中指を当て、息を吐きながら5秒ほどゆっくりと押し続け、ゆっくりと戻します。

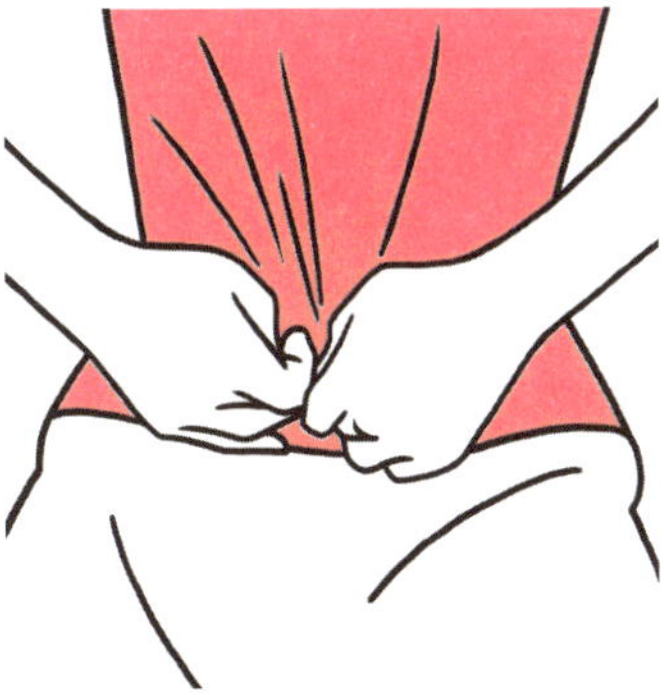

3

10回行います。

過食してしまう

主な原因

▼過度なストレス
▼自律神経の乱れ

解消ポイント

▼食事前に踏み台昇降を行う

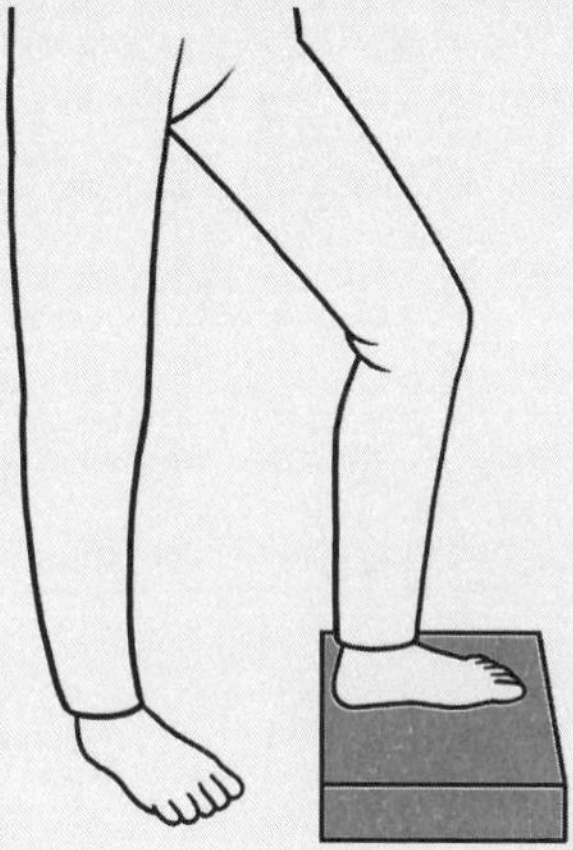

過食は、食事をしているときにはセロトニンやドーパミンという脳から幸せや安心感を感じるホルモンが出るために、一時的に不安やストレスを「食」で解消する行動の一つです。
一時的なら特に問題はありませんが、それが癖になると満腹中枢や摂食中枢に異常が生じて「食事を止めるべき時」の判断ができなくなり、肥満や健康を害してしまう恐れがあります。
一定のテンポやリズム、上下の振動などが自律神経を安定させるので、適度に心肺機能に負荷をかけることでストレスによる過食を防ぎます。

セルフトリートメント　踏み台昇降

このセルフトリートメントは、必ず食事前に行ってください。

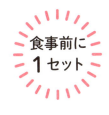

食事前に
1セット

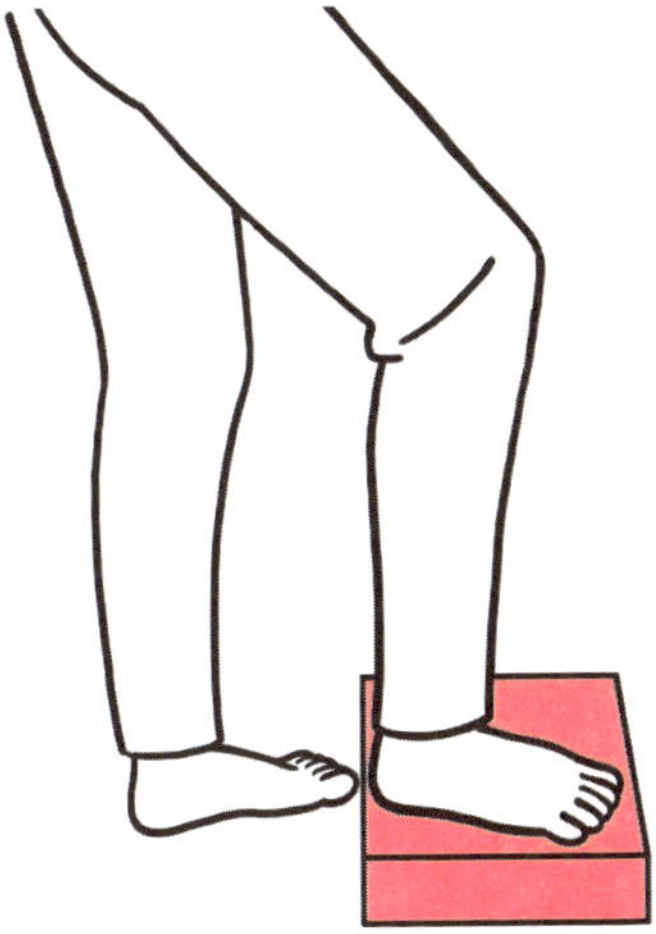

1

8センチ程度の低めの踏み台を用意します。滑りやすいようでしたら、滑り止めシートや、雑誌の裏側をテープで固定することをお勧めします。

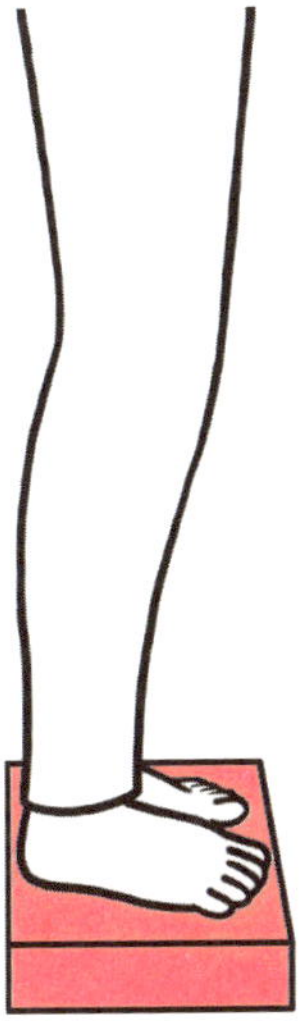

2

踏み台に片足を乗せ、次に反対側の足をのせて両足で立ちます。

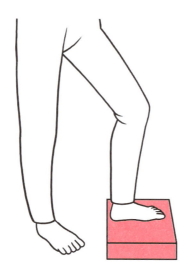

3

片足ずつ床に足を下ろして両足で床に立ちます。

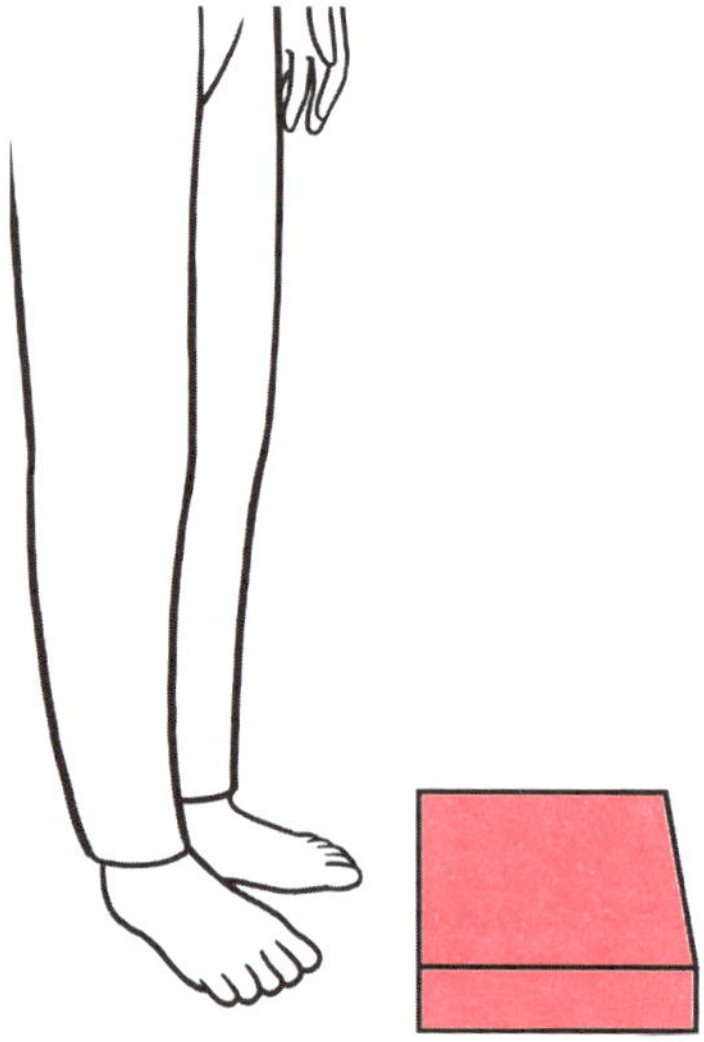

4

上げる足を入れ替えて交互に行います。

時間は３〜５分程度で十分です。好きな音楽やテレビなどを見ながらでも大丈夫です。

PART 9
女性特有の症状

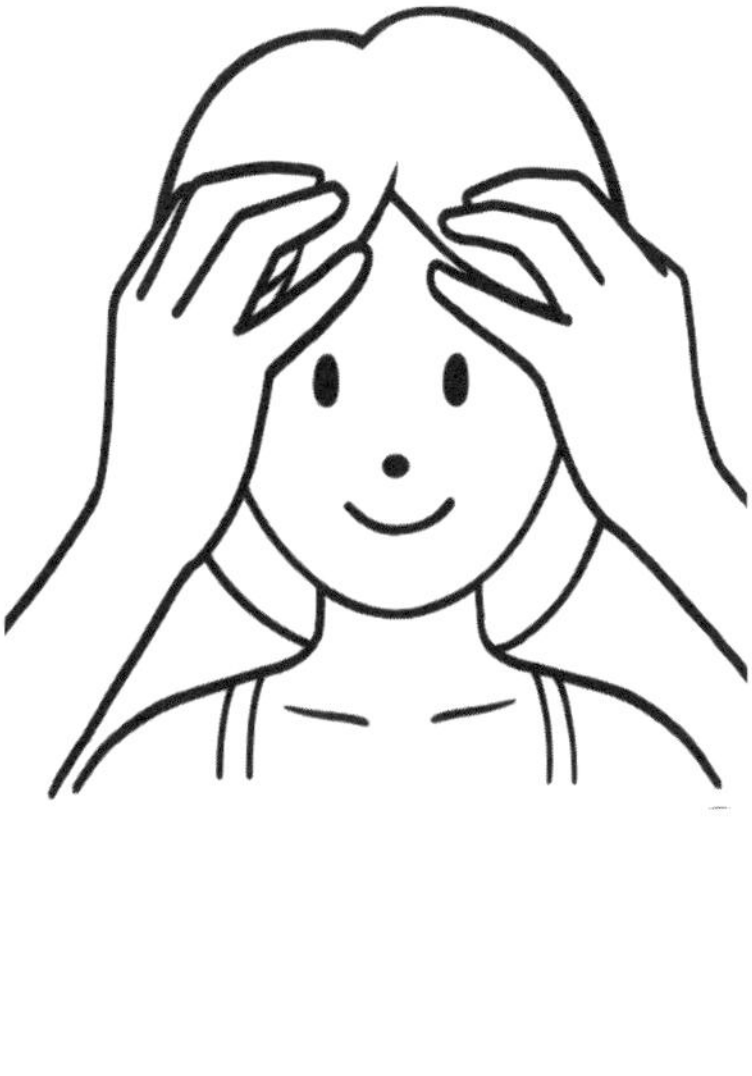

生理痛による頭痛

主な原因

▼ホルモンバランスの乱れ
▼過労やストレス、寝不足

解消ポイント

▼冷やす
▼頭部についている3つの筋肉をほぐす
▼脳への血流と関係している首の筋肉をほぐす

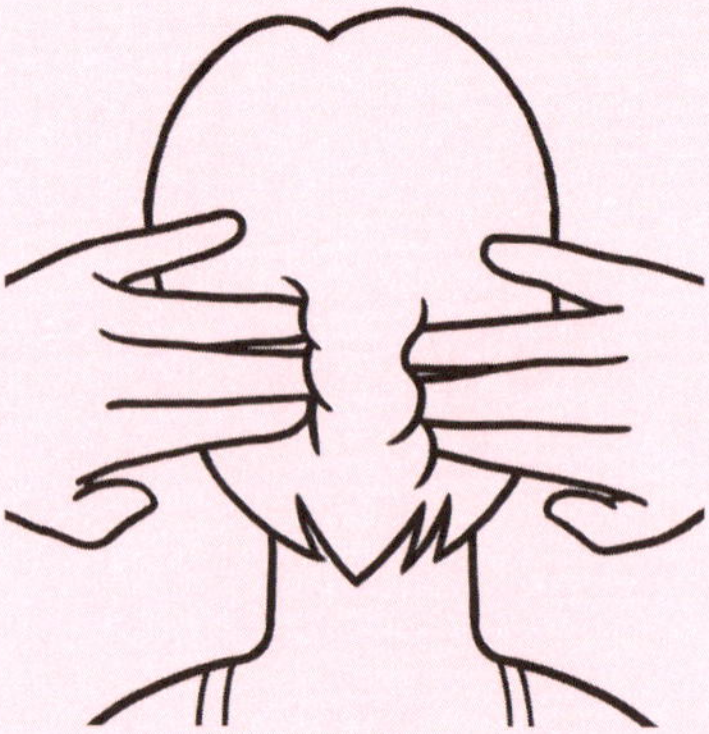

生理痛によって起こる頭痛には2つあります。頭を締めつけるような痛みの緊張性頭痛と、片側あるいは両側のこめかみあたりが脈にあわせてズキズキと痛む片頭痛です。生理時は血液が子宮に集中するため、頭部への血液と酸素の量が不足気味になり、頭部や頸部が緊張して神経を圧迫することによって頭痛が起こります。

また、長時間のデスクワークによる過労・精神的ストレス・寝不足などは頭部や頸部の緊張を促すので血液循環が阻害され、さらに頭痛が悪化します。

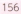

セルフトリートメント①頭を冷やす

1〜3セット

1

冷たいタオルを2枚用意します。

2

あおむけになり、冷たいタオルを額と後頭部に当てます。

3

両手で軽く圧を加えながら、10秒かけて息を吐き、10秒かけて息を吸う深呼吸を行います。

4

呼吸を行う際は心の中でゆっくり数字を数えながら呼吸に意識を向けます。

セルフトリートメント②こめかみの筋肉をほぐす

ほぐすべき筋肉は、こめかみの側頭筋・額の前頭筋・後頭部の後頭下筋の3つです。

1〜3セット

1

こめかみに人差し指・中指・薬指を当てます。

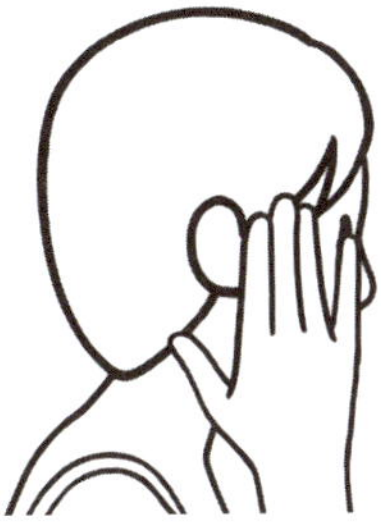

2

そのまま時計回りに円を描くように30回ほど動かしてほぐします。

※押す強さは心地よい程度で。反対側も同じように行います。

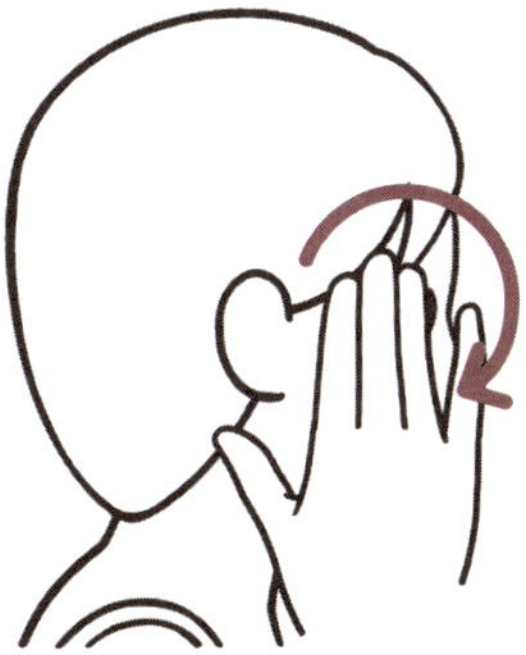

女性

セルフトリートメント③額についている筋肉をほぐす

1～3セット

1

眉毛の２㎝くらい上に、両手の人差し指・中指・薬指を当てます。

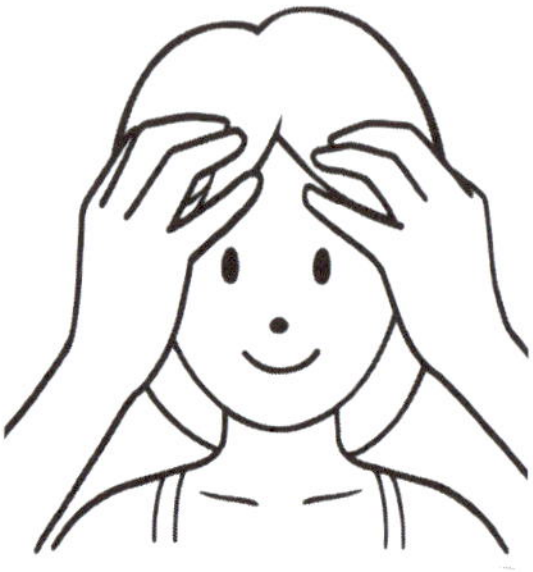

2

そのまま、上下に30回ほど動かし、額の筋肉をほぐします。

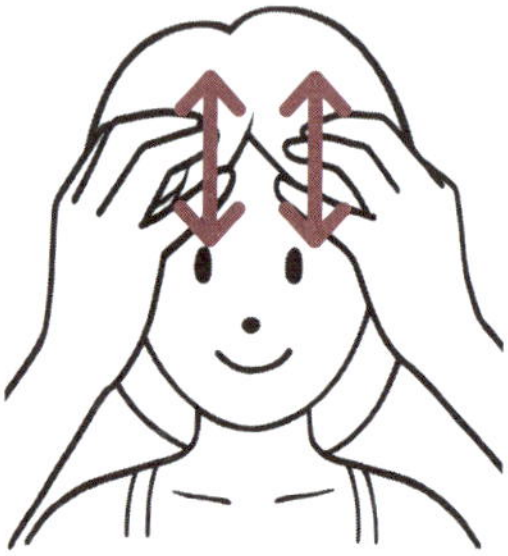

セルフトリートメント④後頭部の筋肉をほぐす

1～3セット

1

後頭部のちょうど目の裏側の辺りに押さえると響く箇所があります。

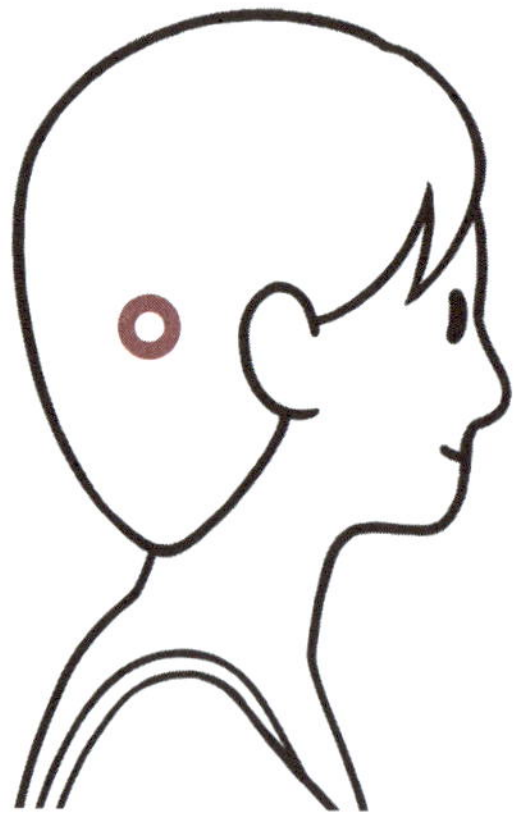

2

その箇所に両手の人差し指・中指・薬指の３本の指を当て、上下に30回ほど動かし、後頭部の筋肉をほぐします。

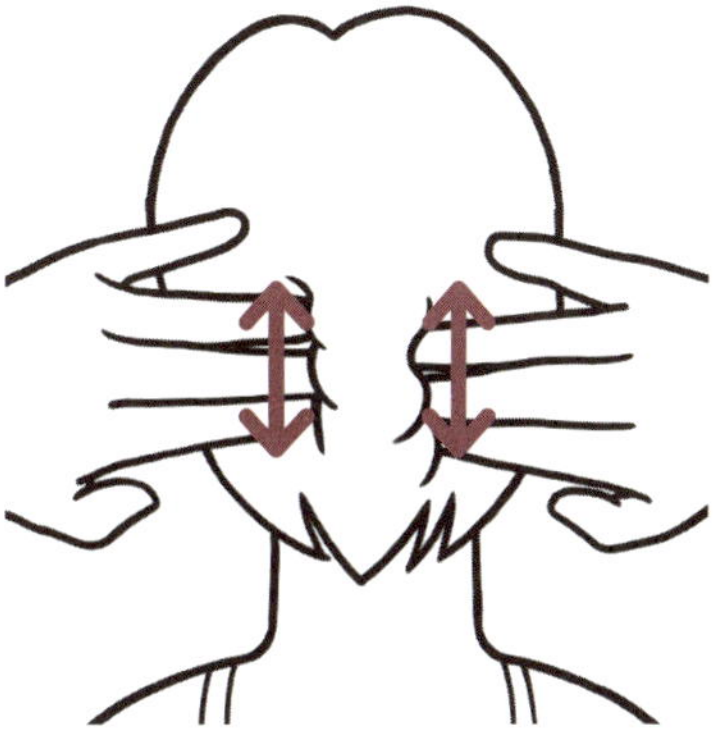

セルフトリートメント⑤首の筋肉をゆるめ、脳の血流を良くする

「集中できない」のセルフトリートメント②脳の血流を良くする（Ｐ１３５）を1〜3セット行ってください。

生理痛による下腹部の痛み

主な原因

▼ホルモンバランスの乱れ
▼過労やストレス、寝不足
▼冷え

解消ポイント

▼子宮への血液循環を良くする
▼腹部の血液循環を良くする

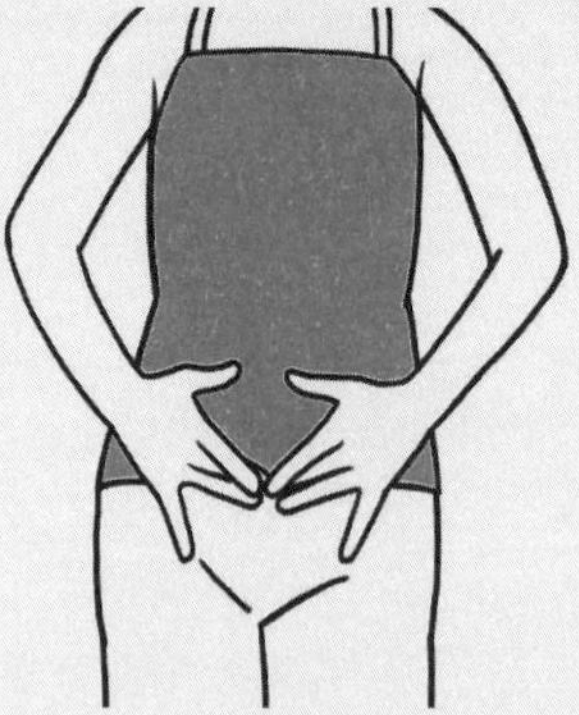

下腹部の痛みは、ホルモンの影響により子宮の血液循環が悪くなり、子宮が過度に収縮することから起こります。また、日常生活の乱れやストレスなどにより内臓の動きが低下し、腹部の血液循環が悪くなったり、冷えなどによりそれらが悪化すると痛みは増していきます。

セルフケアに加え、足湯などで下半身を温め、血行を良くすると痛みは軽減しやすくなります。また、生理中は冷たい飲み物や刺激物は避けましょう。特にアルコールは出血を促進する働きがありますので、飲み過ぎにも注意してください。タバコは血管を収縮させる作用があるので、生理の不快な症状を重くします。お酒もタバコも生理中は控えたほうがいいですね。

セルフトリートメント①子宮への血液循環を良くする

血液循環を良くするには、子宮と関係が深い骨盤底筋を動かすことです。

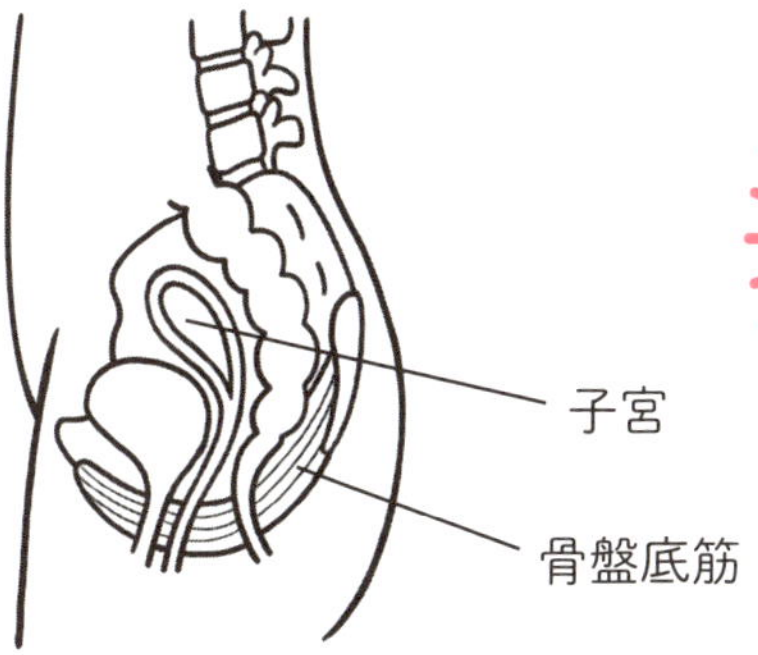

1～3
セット

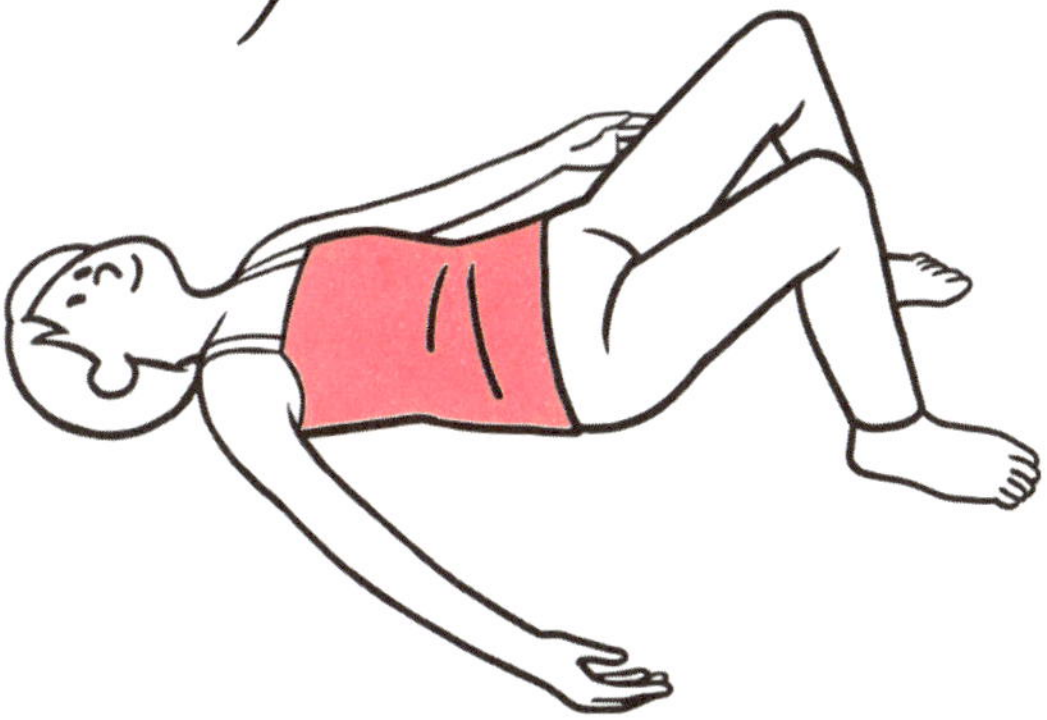

1

あおむけになり、軽く両膝を曲げて立てます。

2

身体をリラックスさせ、肛門をゆっくりと締めます。このとき、呼吸は止めません。お腹や肩・腰・太ももや足などには力が入らないように注意します。

3

10 秒間止めたら、身体から力を抜きます。

4

これを 10 回行います。

セルフトリートメント②腹部の血液循環を良くする

腹部の動脈は股関節を通り、脚の動脈へ繋がっていきます。脚を動かすと筋肉がポンプの役割を果たすので、腹部まで血流を促すことができます。

1～3セット

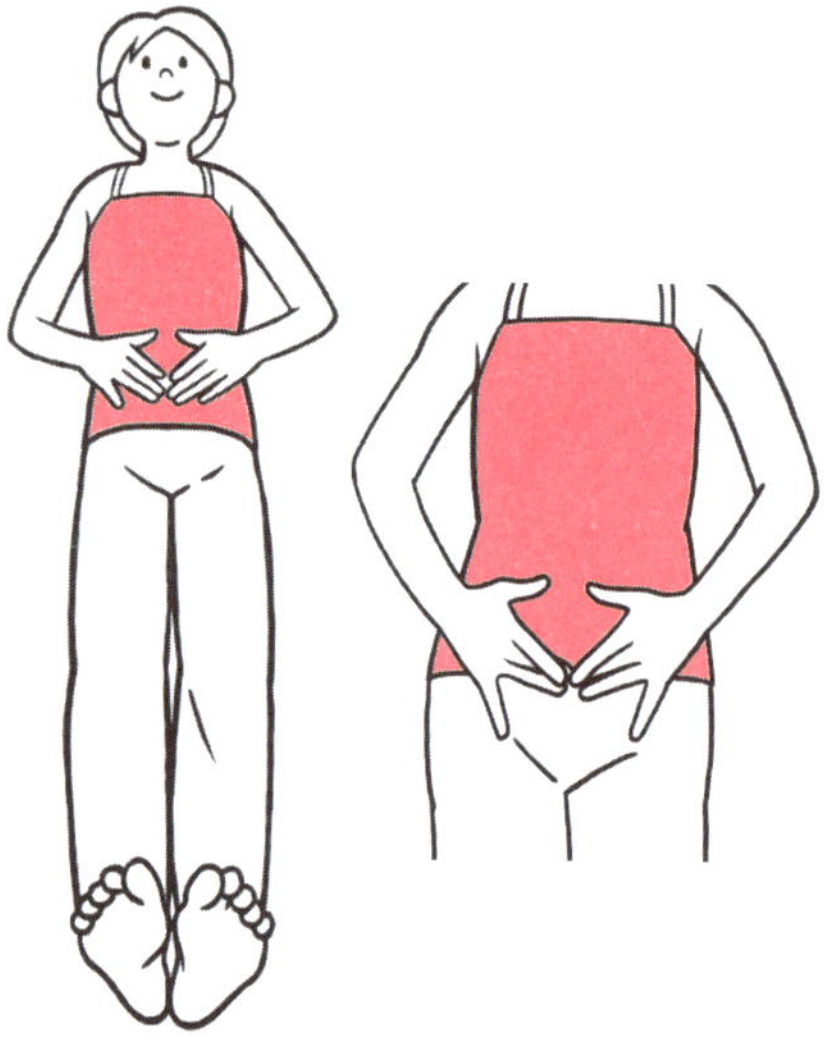

1

両手を下腹部（おへそと恥骨の間）に置きます。両脚はかかとまでつけます。

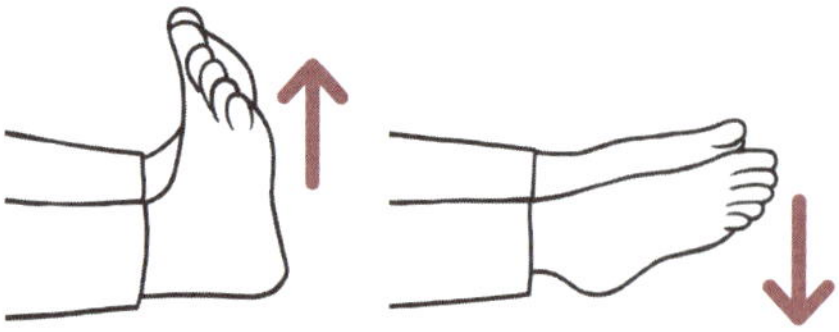

2

下腹部を押さえ、かかとをつけたまま、足首を前後に30回ほどリズミカルに動かします。

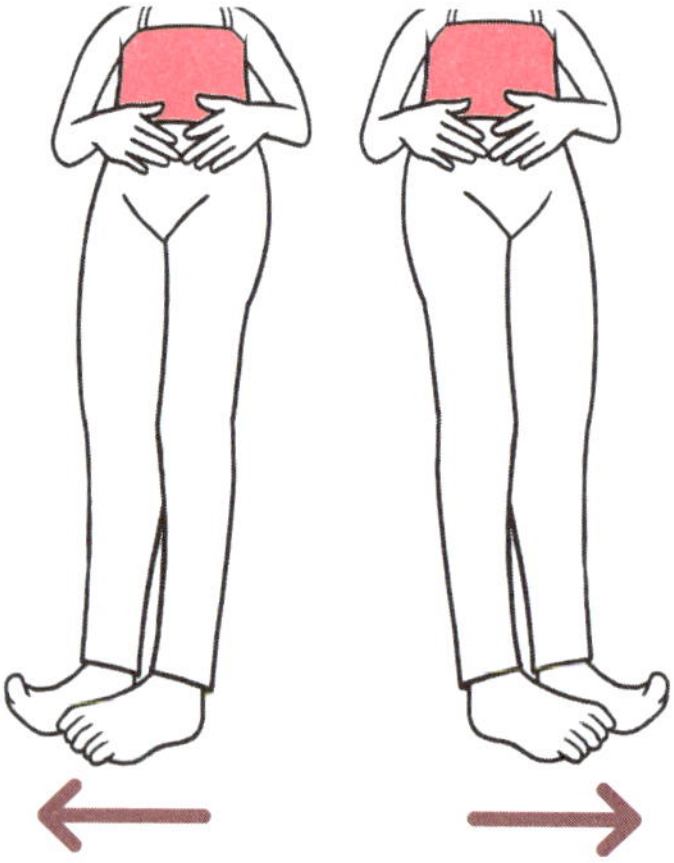

3

下腹部を押さえ、かかとをつけたまま、足首を左右に30回ほどリズミカルに動かします。

生理痛による腰の痛み

主な原因

▼子宮の血液循環の悪さ
▼骨盤のゆがみ
▼過労やストレス、寝不足

解消ポイント

▼子宮への血液循環を良くする
▼骨盤内の血液循環を良くする

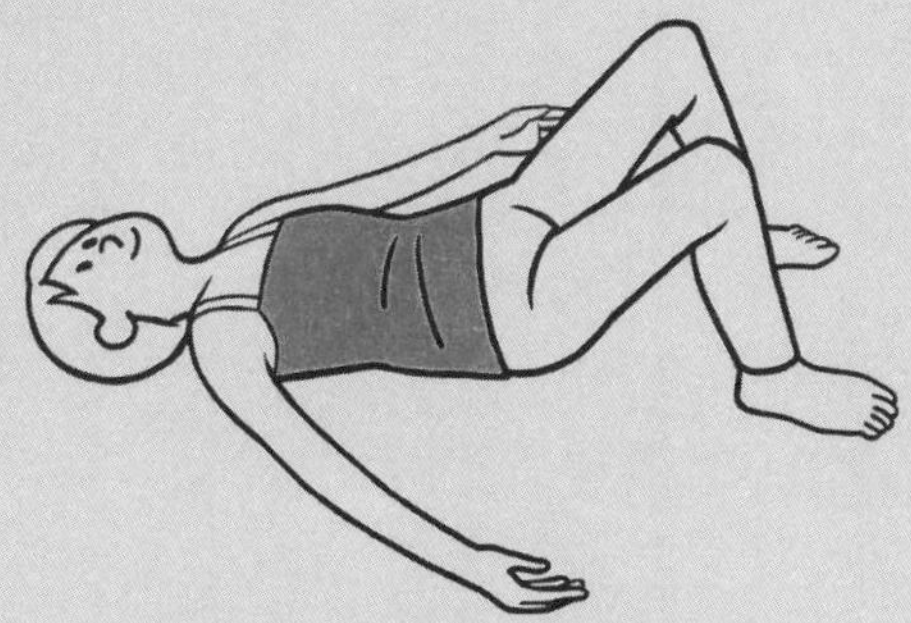

腰の痛みは、子宮が過度に収縮し、子宮内での血液循環が悪くなることによって起こる以外にも、過労やストレス・寝不足があります。長時間のデスクワークなどで座りっぱなしになると骨盤や股関節まわりの筋肉が凝り固まり、骨盤内の循環が悪くうっ血した状態となると、腰痛がひどくなる原因の一つになります。

骨盤底筋は子宮をはじめとした器官を支える筋肉なので骨盤底筋を動かすセルフトリートメントをすると、骨盤内の血行が促進され、間接的に子宮筋への血流を促してくれます。また、骨盤の動きを良くすることで骨盤内の血液循環を良くし、生理痛による腰の痛みを改善していきます。

セルフトリートメント①子宮への血液循環を良くする

「生理痛による下腹部の痛み」のセルフトリートメント①子宮への血液循環を良くする（P161）を1〜3セット行ってください。

セルフトリートメント②骨盤内の血液循環を良くする

「猫背」のセルフトリートメント①骨盤のゆがみを整える（P65〜66）と「脊柱管狭窄症」のセルフトリートメント③寝て脊柱管を広げる（P100）を1〜3セット行ってください。

Column

更年期とは

東洋医学では、女性の身体は7の倍数で転機を迎えるといわれています。42歳前後から小さな変化が出ることが多いようです。要因としては卵巣機能の低下もありますが、家庭内のトラブルや社会的な不安など、環境的な要因もあげられます。

更年期は病気ではなく女性の身体の自然な変化なので、セルフトリートメントで全身のバランスを整えるという考え方もあると思います。

生理不順

主な原因

▼ホルモンバランスの乱れ
▼骨盤内の筋力低下
▼骨盤の動きの悪さ

解消ポイント

▼骨盤の動きを良くする
▼骨盤内の筋力をつける

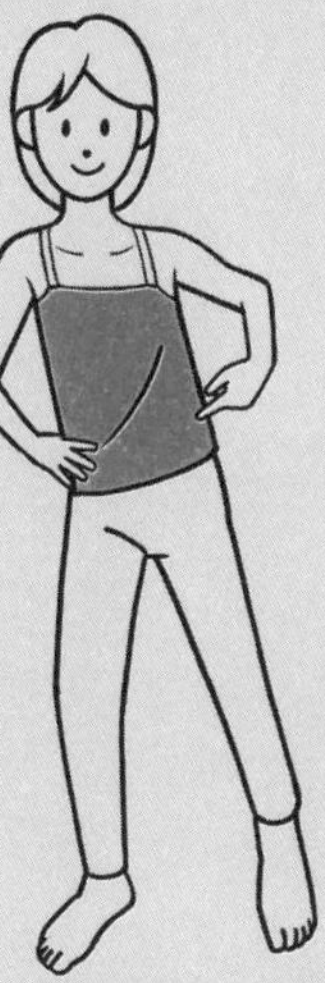

骨盤は、交感神経が優位になると閉まり、副交感神経が優位になるとゆるむという性質があります。ストレスや不規則な生活が続くと、生理周期になっても交感神経が緊張しているので骨盤が閉まり、なかなか生理が始まらない状態になります。

また、運動不足や長時間のデスクワークなどで骨盤内の筋力が下がると、骨盤の開閉が鈍ります。すると、骨盤内の血液の循環や神経の伝達が不安定になり、やはり生理不順を引き起こしやすくなります。

セルフトリートメント①骨盤の動きを良くする

ここでは、骨盤内の筋力も向上させるために、立って骨盤体操を行います。

1〜3セット

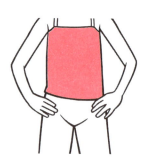

1

骨盤に両手を当てます。

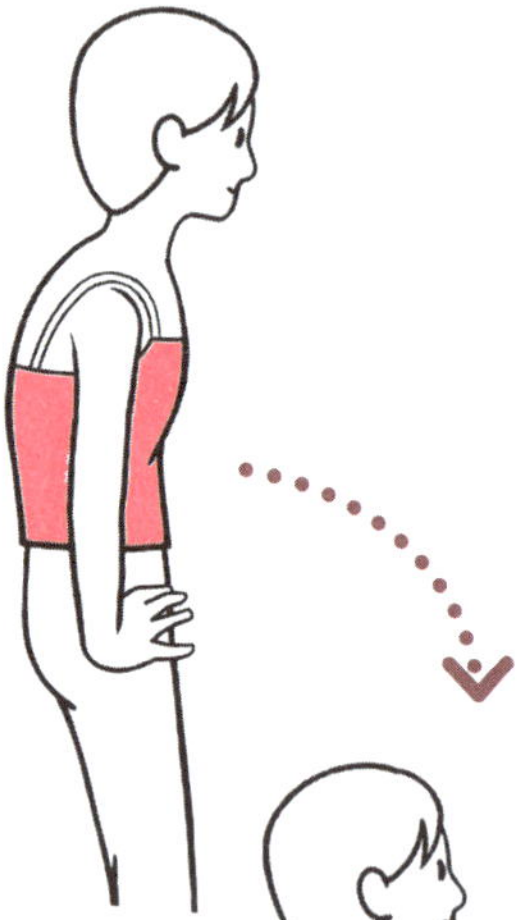

2

背中を丸めて、骨盤を後ろに傾けます。

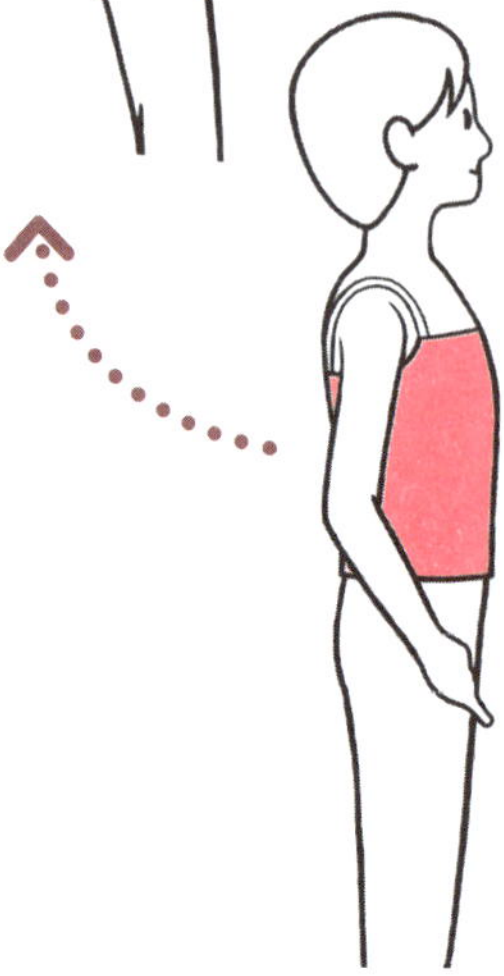

3

背中を伸ばし、後ろに傾いた骨盤を戻します。

※10回行います。

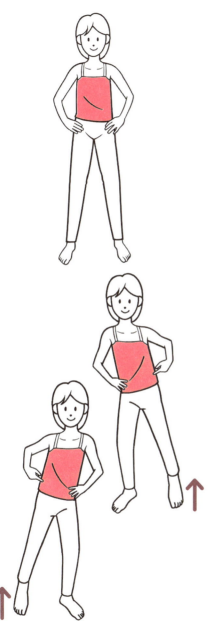

4

骨盤に両手を当て、足は肩幅程度に開きます。

5

右脚に体重を乗せ、左脚のかかとを上げます。この時、左ひざは伸ばします。
この動きをすると左の骨盤が上にあがります。

6

次に、左脚も同じように、左脚に体重を乗せ、右ひざを曲げずに、右脚のかかとを上げます。

この動きをすると右の骨盤が上にあがります。
※左右合わせて20回行ってください。

セルフトリートメント②骨盤内の筋力を向上させる

1〜3セット

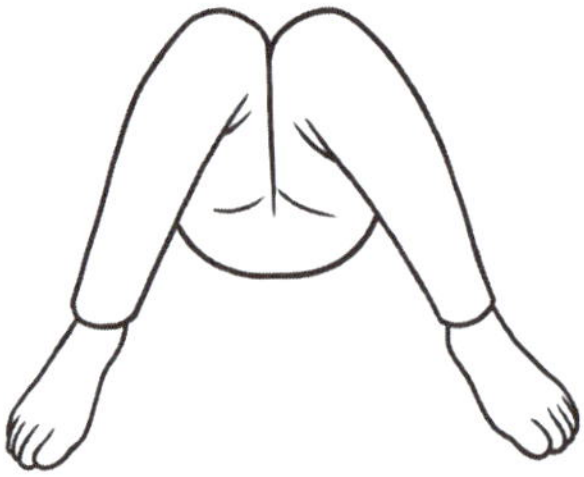

1

あおむけになり、両膝をつけて両脚を肩幅よりやや広く開きます。

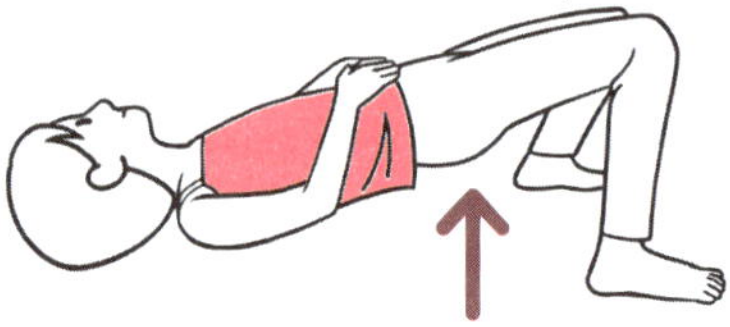

2

両膝をつけたまま、腰を上に上げます。
※これを10回ほど行います。

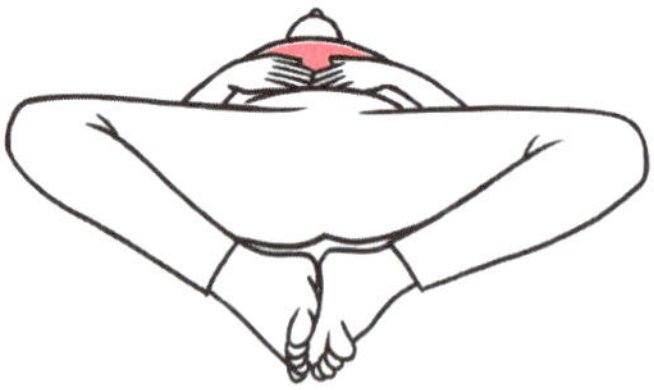

3

あおむけになり、両足の裏を合わせます。

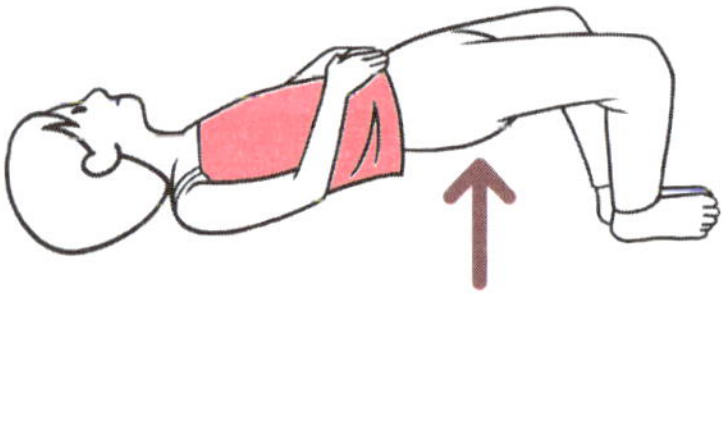

4

両足の裏を合わせたまま、腰を上にあげます。
※これを10回行います。

ホットフラッシュ

主な原因

▼女性ホルモンの減少による自律神経の乱れ

解消ポイント

▼血流のバランスを整える
▼呼吸のバランスを整える

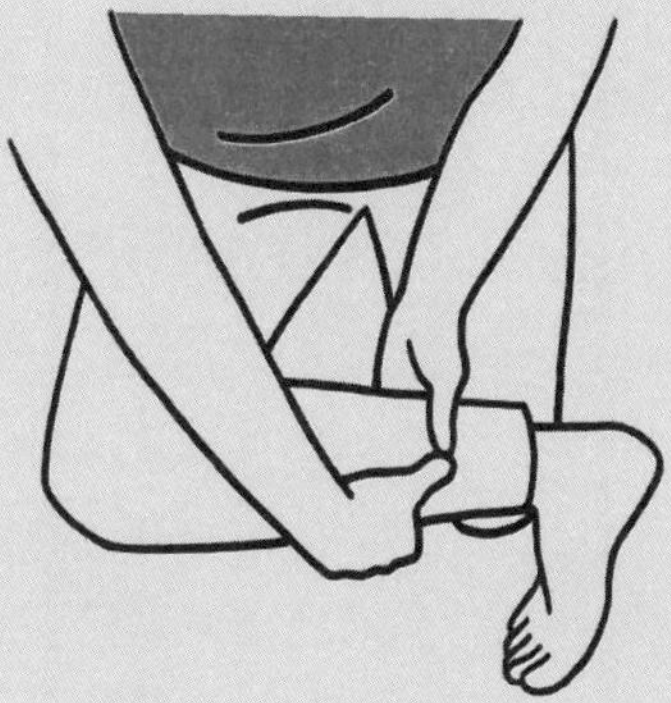

ホットフラッシュとは、女性特有の更年期障害の症状の一つで、ほてりや熱感・発汗が顔面や頭部から始まり、数分間持続します。女性ホルモンであるエストロゲンの減少による自律神経の乱れが主な原因と言われています。

改善させるには自律神経と血流のバランスを整えることです。また、自律神経は呼吸と深くかかわっているので、呼吸を整えることで自律神経のバランスを調整し、ホットフラッシュを改善させていきます。

セルフトリートメント①足先に血液を流す

上半身の火照りは、下半身に血液が流れていない状態の時に起こりやすくなります。足先に血液を流して血流のバランスを整えましょう。

「立ちくらみ」のセルフトリートメント①足先に血液を流す（P30）と②ふくらはぎを鍛える（P31）をそれぞれ3セット行ってください。

セルフトリートメント②呼吸のバランスを整える

「息苦しい、呼吸が浅い」のセルフトリートメント①舌の動きと気道の通りを良くする（P59）③横隔膜をゆるめる（P61）、「いつも緊張してしまう、緊張が解けない」のセルフトリートメント①肩と背中の力を抜き、呼吸を深くする（P146）を行ってください。

尿漏れ

主な原因

▼出産
▼加齢に伴う骨盤底筋《こつばんていきん》の筋力低下
▼デスクワークに伴う運動不足

解消ポイント

▼骨盤底筋を鍛える

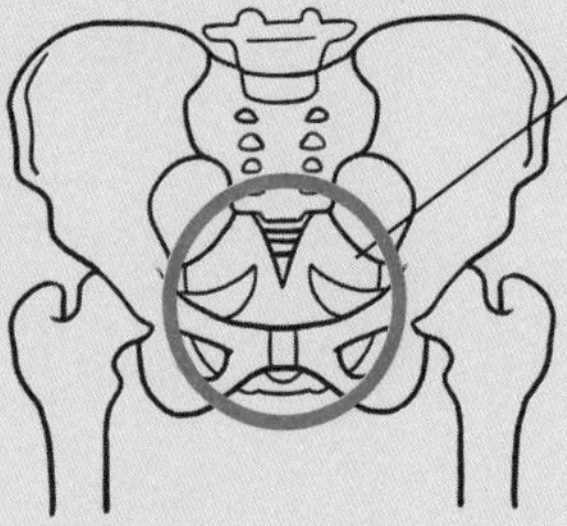

女性は、出産のダメージや加齢により、咳やくしゃみ、急に立ち上がるといった動作で尿漏れを起こすことがあります。

通常は半年から1年ほどで症状はおさまりますが、40代から50代になって筋肉が弱ってくると、再発しやすくなります。また、出産を経験していなくても、40代を過ぎると急激に筋力が弱まりますので、運動不足の方は注意が必要です。多くの尿漏れは骨盤底筋の弱まりから起きていますので、鍛えることで尿漏れを改善していきましょう。

骨盤底筋は骨盤の底で膀胱や子宮、直腸などが下がらないように骨盤を支えている筋肉で、日常生活の動作ではトレーニングができませんので、日頃から意識して動かさないとどんどん弱ってしまいます。

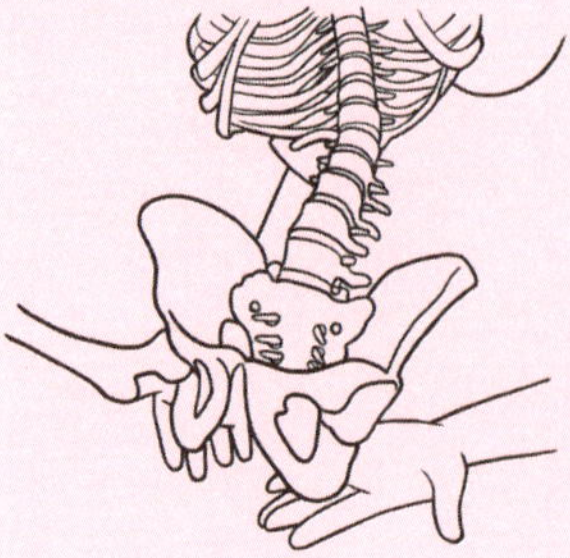

上のイラストの指の上にのっている骨の出っぱりが「坐骨結節《ざこつけっせつ》」で、この両側の坐骨結節の間に張っているのが骨盤底筋です。

セルフトリートメント①座って骨盤底筋を鍛える

1〜3セット

1

椅子に手のひらを上向きにして置き、指の腹の上に座ります。

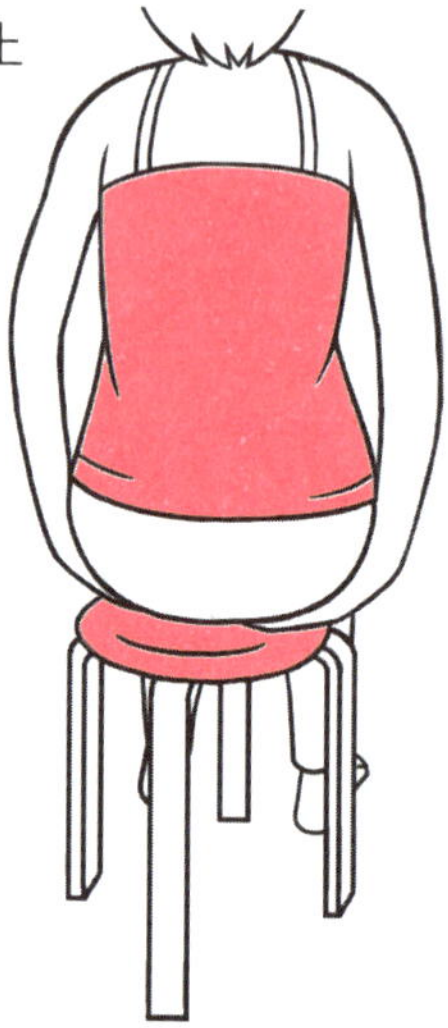

2

指が硬い骨の出っぱりと椅子の間にはさまれているかどうかを確認します。

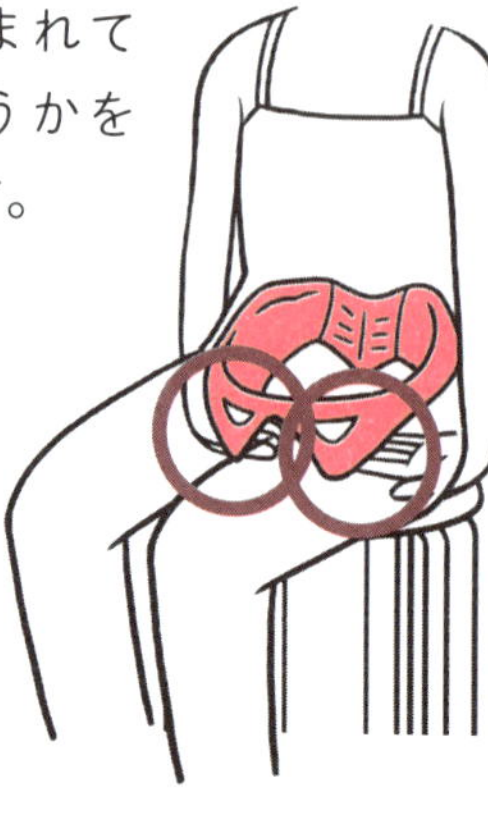

3

「人前ですごくオナラをしたくなったのを必死でこらえる」状態を想像しながら、肛門を締めます。このとき、腹筋には力は入れません。「肛門だけ」締めてください。

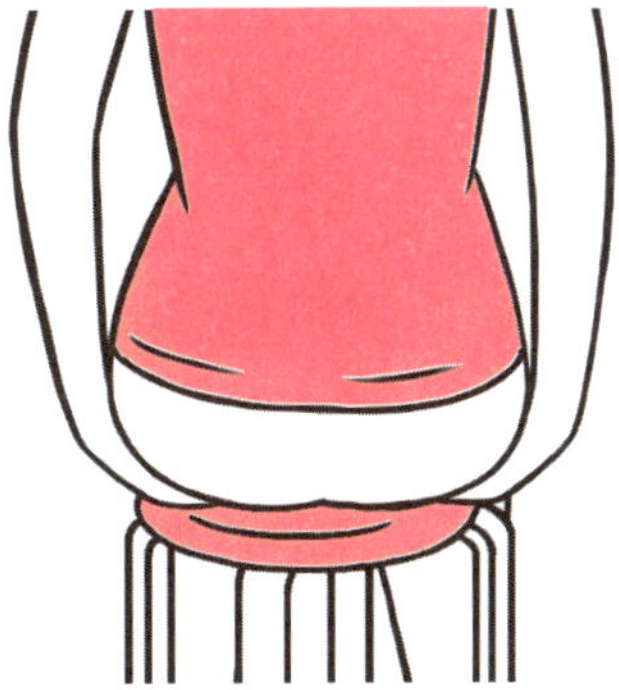

4

10 秒間止めたら、身体から力を抜きます。

5

これを 10 回行います。

セルフトリートメント②あおむけで骨盤底筋を鍛える

「生理痛による下腹部の痛み」のセルフトリートメント①子宮への血液循環を良くする（P161）と、「生理不順」のセルフトリートメント②骨盤内の筋力を向上させる（P168）を3セット行ってください。

Column

「SNS断ち」のすすめ

長年患者さんに接していると、肉体だけでなくココロの不調が長引く方は「自己肯定感が低い」人だと感じています。傾向としては、自分でなく他人に軸を置いてしまう方が多いようです。自分に軸を置いていないので、他人と比較して落ち込みやすくなりがちです。そんな方には「SNS は極力見ない方が良いです。特に寝る前の SNS は止めましょう」とアドバイスしています。

人が自分の持っていない何かを持っているということが、目に見えてわかりやすいのが最近の SNS です。SNS はアクセサリーと一緒で、着飾ろうと思えばいくらでも着飾れますし、装飾された一部の世界に過ぎないです。他の人が自分の持っていないものを簡単に手に入れているところだけを見て比較しても意味はありません。

また、夜は感情的でネガティブになりやすくなる時間帯です。SNS を見て自律神経を乱すより、夜はリラックスして早く寝た方が心身ともに回復していきます。

PART10

美 容

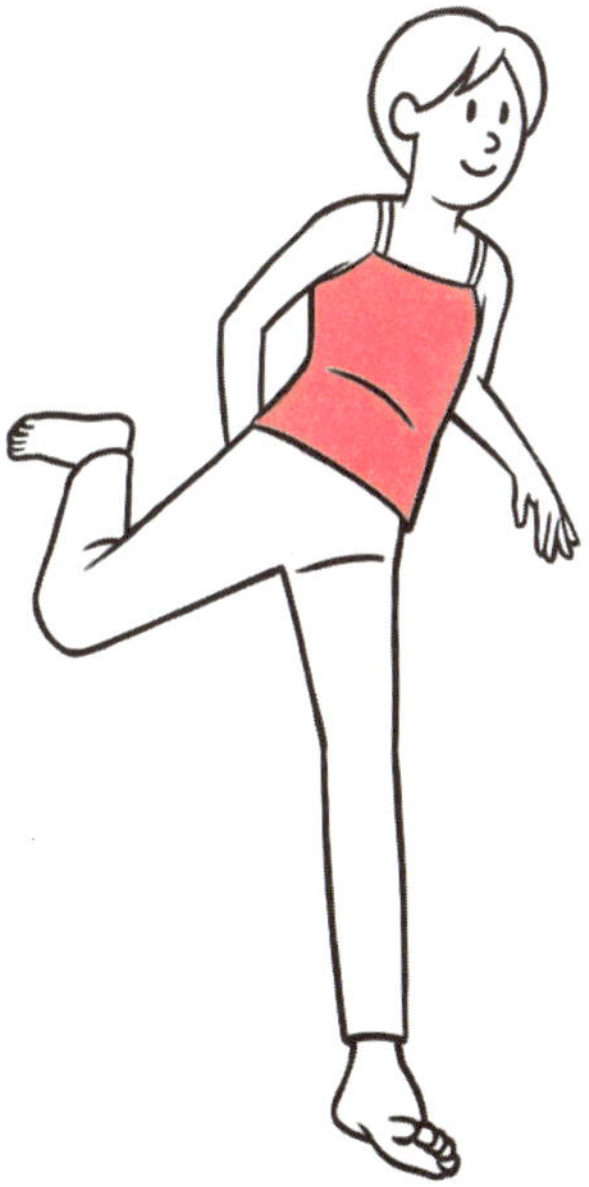

顔のむくみ

主な原因

▼ストレスや寝不足による自律神経の乱れ
▼塩分の取り過ぎ
▼アルコール

解消ポイント

▼えら下のリンパの流れを良くする
▼顔の筋膜を引き上げるタッピングを行う

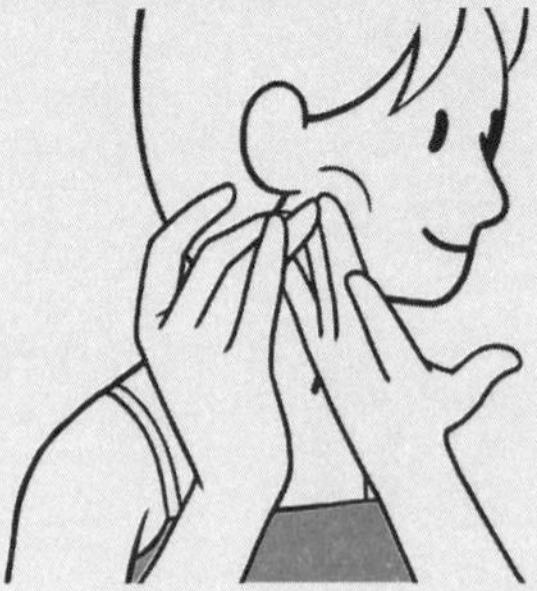

身体の水分は一定のバランスを保っていますが、自律神経の乱れや塩分・アルコールなどの取りすぎにより身体の中の水分バランスが崩れてしまうと、細胞と細胞の間に余分な水分が溜まり、むくみという現象が生じます。

女性の場合は、月経前や月経中に顔がむくみやすくなることがありますが、これは月経前に多く排出されるホルモンに、体内に水分をため込む働きがあるためです。

えらの下の部分には顎下《がくか》リンパ線という顔に溜まった水分を排出する機能があるので、このリンパ液の流れが良くなると顔のむくみは解消しやすくなります。

細胞と細胞の間に溜まった余計な水分を、筋膜を引き上げるタッピングを行うことで外に排出し、顔を引き締め、むくみを改善していきます。

セルフトリートメント①えら下のリンパ液の流れを良くする

1〜3セット

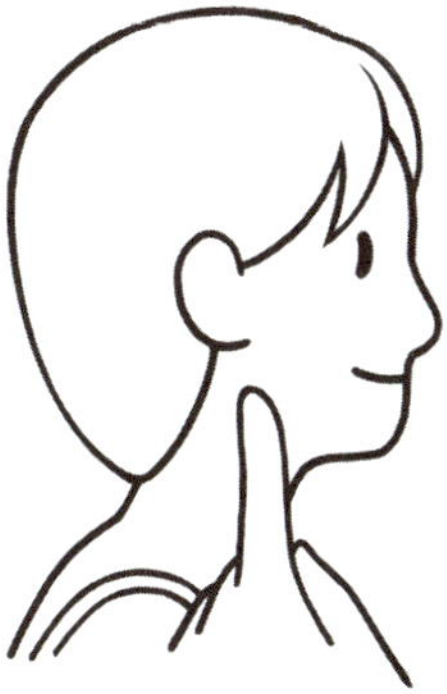

1

右側から行います。押す場所はアゴのえら部分です。

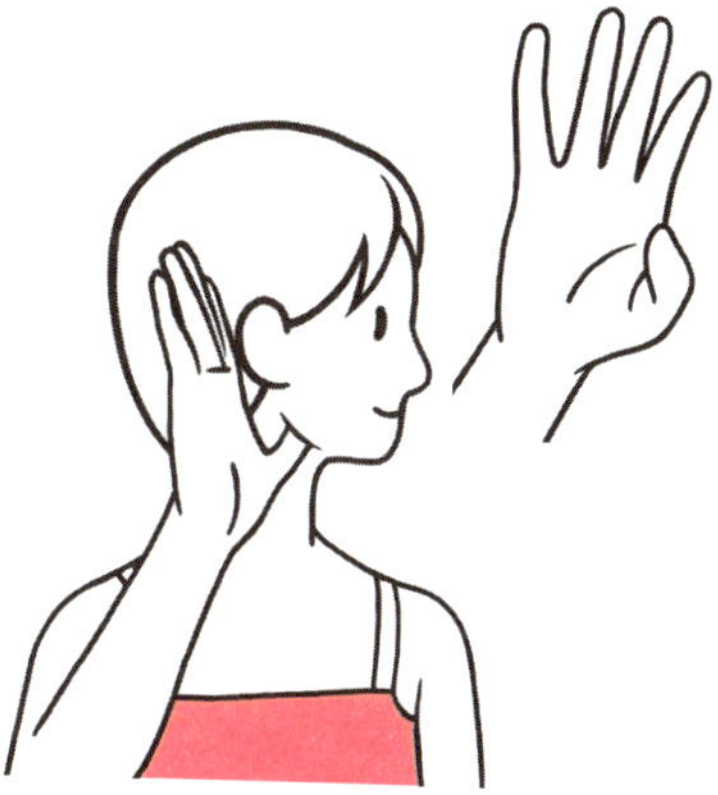

2

右手の親指を曲げ、えらの下に入れます。

3

えらに親指を押し当て、他の指は顔の側面につけます。

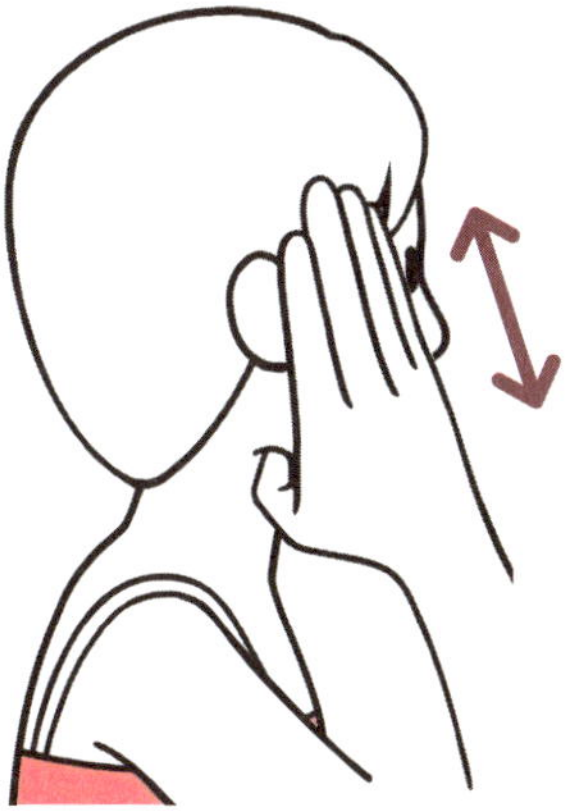

4

この状態から上下に30回ほど動かしてマッサージを行います。

※反対側も同じように行います。

セルフトリートメント②顔の筋膜を引き上げるタッピング

1〜3セット

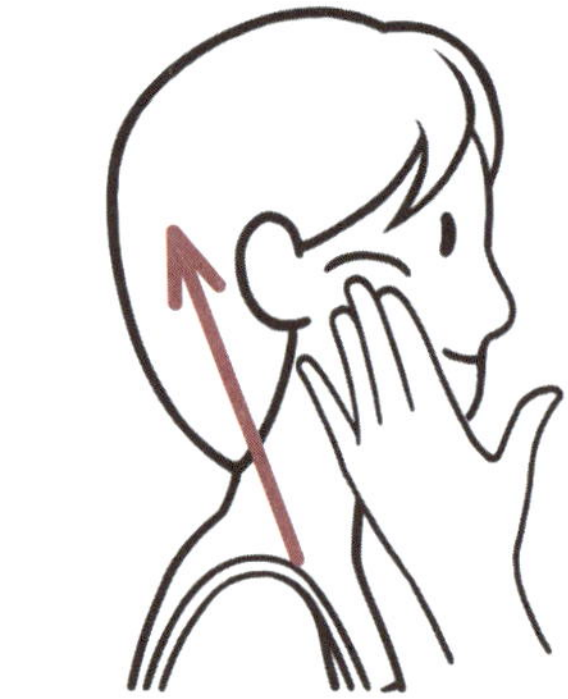

1

右側から行います。右あごの先端に左手の中指と薬指を当てます。

2

そのまま耳たぶの下まであごの皮膚を上に引き上げます。

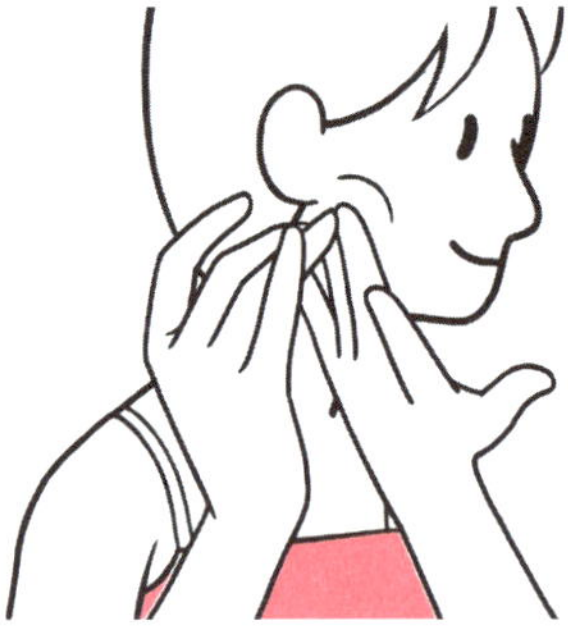

3

皮膚を引き上げた状態をキープしたまま、左手の中指と薬指の爪を右手の中指と薬指でトントンと叩いてタッピングします。

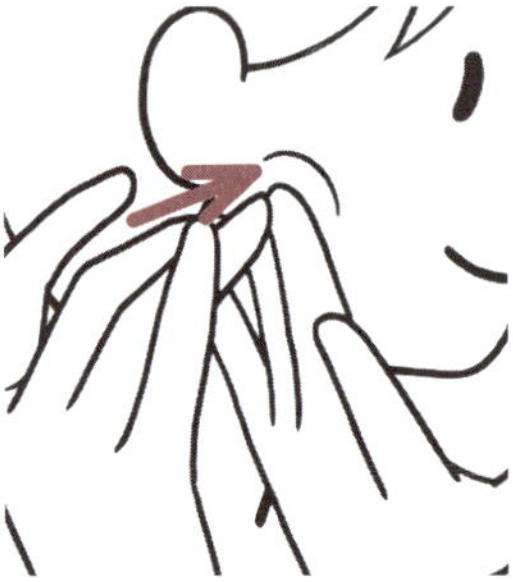

4

30回ほど行います。
※しっかりと皮膚を上に引き上げたまま行ってください。
※反対側も同じように行います。

顔色が悪い

主な原因

▼ストレス
▼偏った食事
▼運動不足
▼睡眠不足

解消ポイント

▼脇周辺と鎖骨周辺にあるリンパの流れを良くする
▼足の内側にある内転筋群《ないてんきんぐん》を刺激する

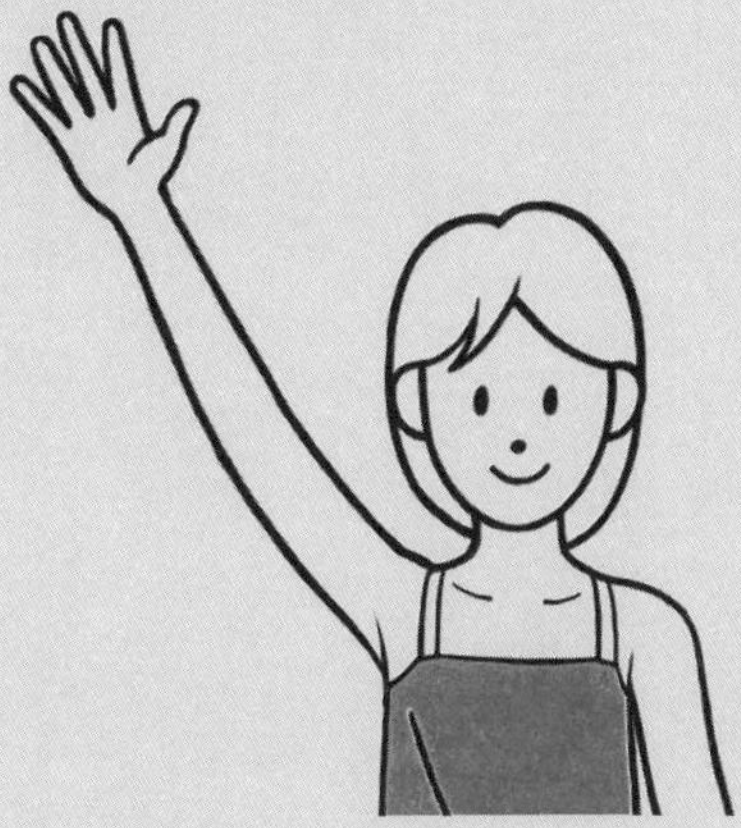

顔色とはそもそもなんの色なのかというと、顔の皮下の血管および血管を通る血液の色が顔色を構成する色素の一つです。悪い顔色の代表に青白い顔があります。これは、ストレスや偏った食事・運動不足・睡眠不足などにより、身体中を巡っている血管が縮んでしまい、血管を流れる血液がスムーズに流れてくれなくなっているのが原因です。

つまり、顔色は顔に流れる全身の血流の問題なので、顔に流れる血流＋全身の血流がよくなることで改善されていきます。

セルフトリートメント①脇周辺と鎖骨周辺にあるリンパの流れを良くする

1〜3
セット

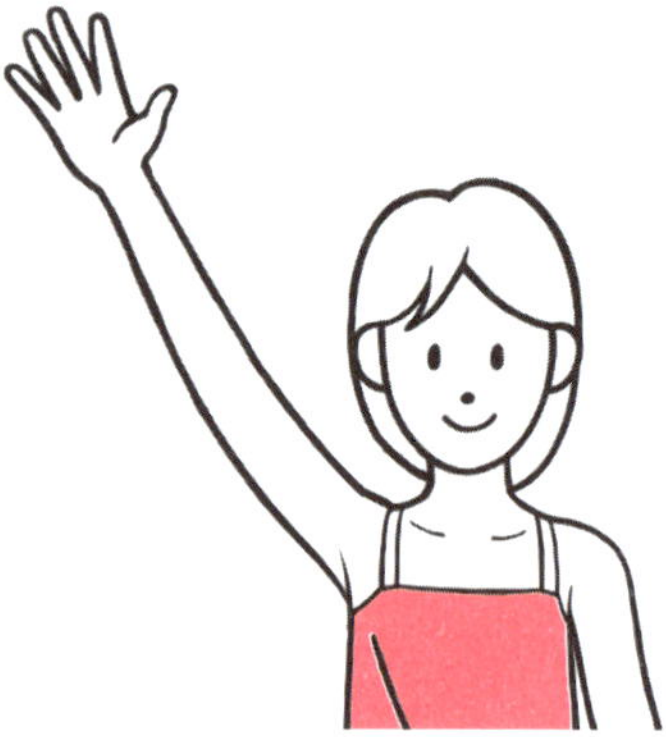

1

右手を上に上げます。

2

手の指は伸ばした状態で、前腕の内側に左手を添えます。

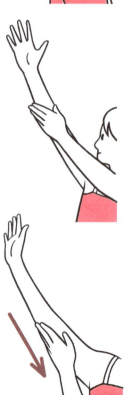

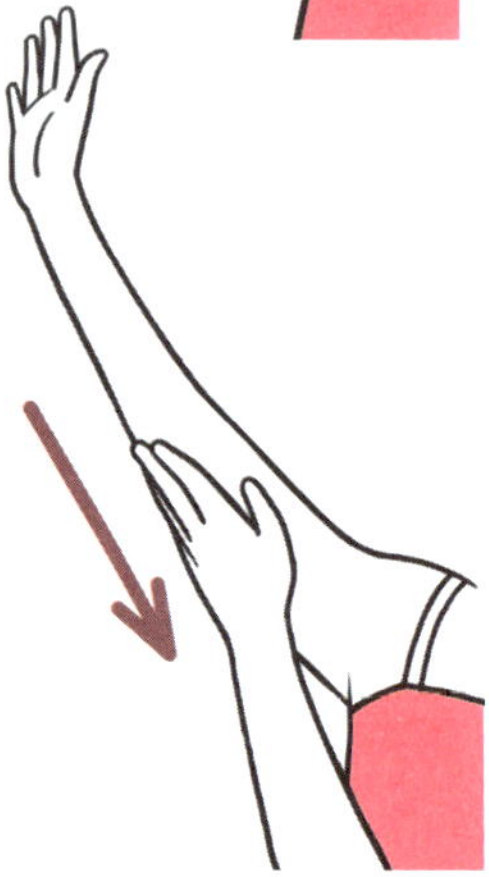

3

右手首を少し反らせます。反らした状態から前腕〜脇の下に向かってさすり下げます。10 回行います。

セルフトリートメント②脚の内側にある筋肉を刺激する

「脚の冷え」のセルフトリートメント②下肢の筋肉量を増やす（P123）を1～3セット行ってください。

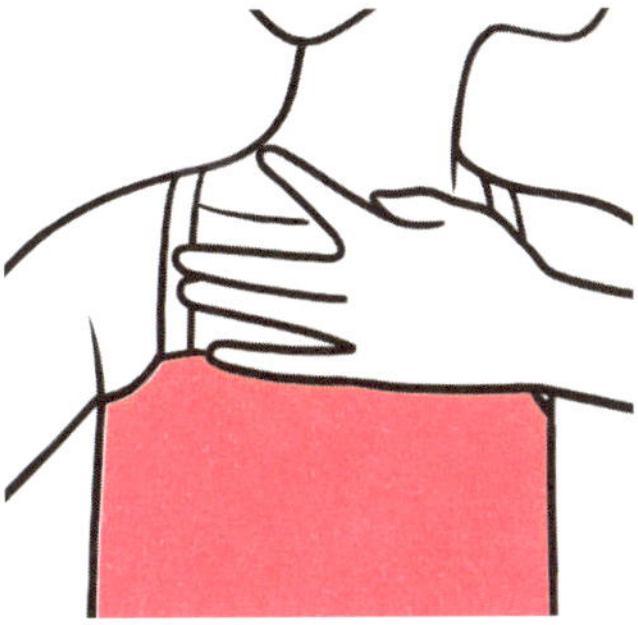

4

右の鎖骨を左手の人差し指と中指で挟みます。

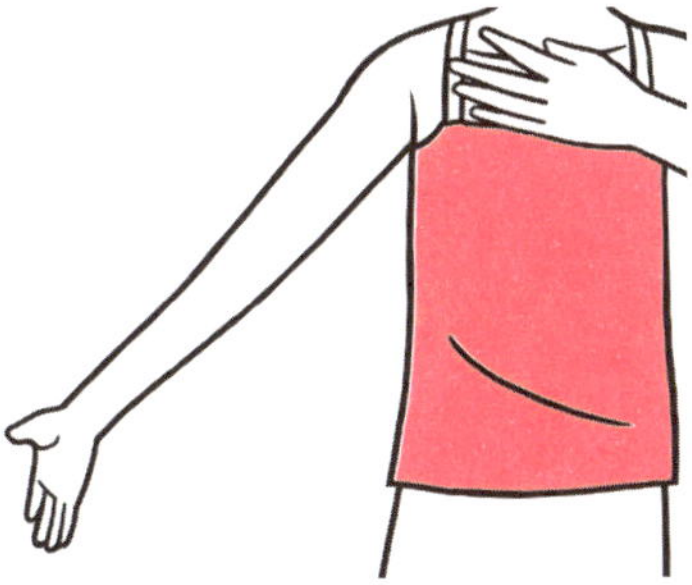

5

そのまま右手を斜め下におろし、手首を軽く反らします。

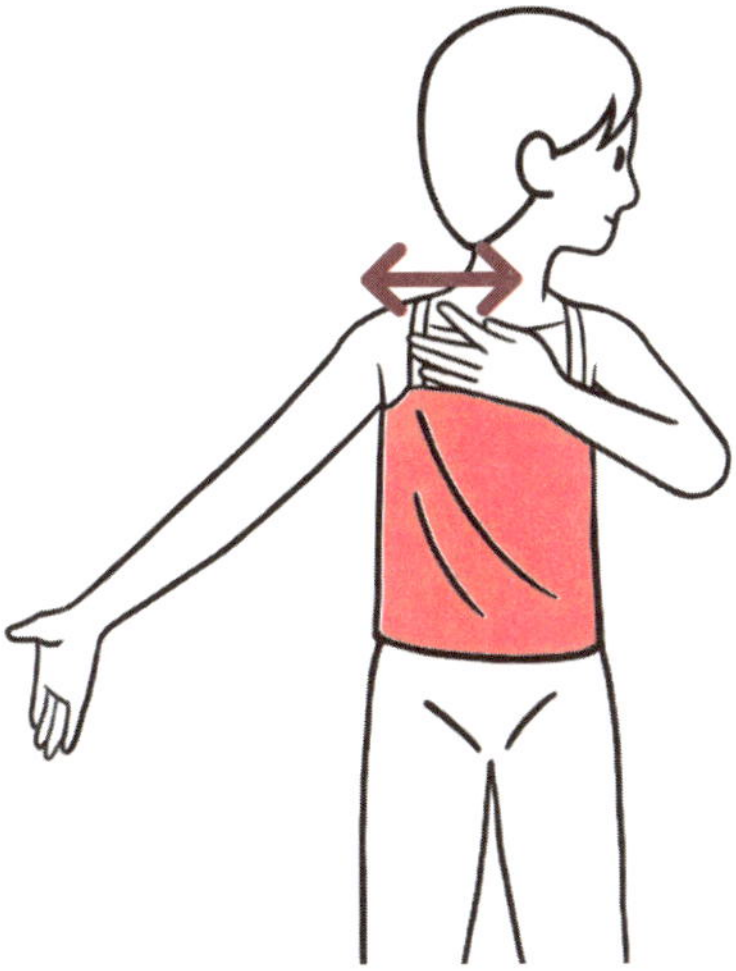

6

この状態で鎖骨を左右に10回さすります。

※反対側も同じように行います。

顔のたるみ

主な原因

▼加齢による筋力の衰え
▼長時間のスマホ・パソコン使用

解消ポイント

▼目の下のたるみは眼輪筋《がんりんきん》と前頭筋《ぜんとうきん》を鍛える
▼頬のたるみは大頬骨筋《だいきょうこつきん》を鍛える
▼あごのたるみは舌骨筋群《ぜっこつきんぐん》を鍛える

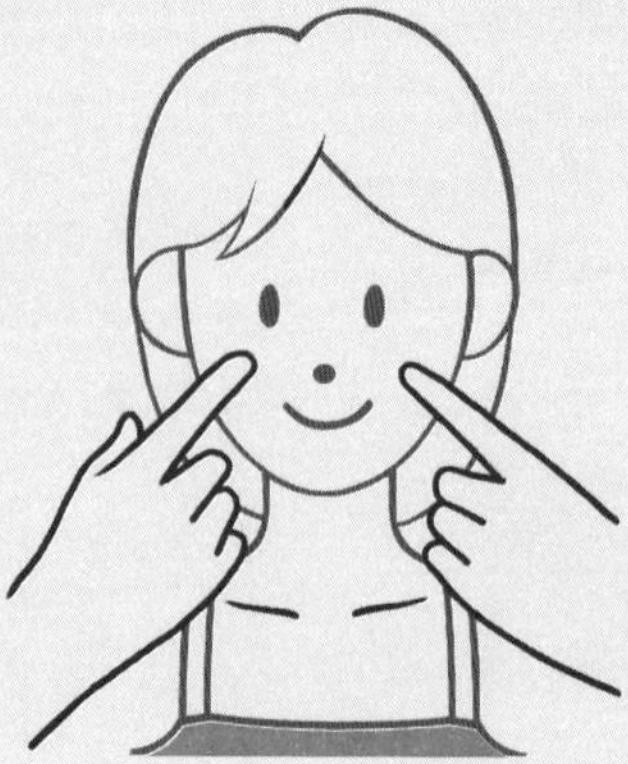

加齢による筋力の衰えが主な原因ですが、スマホやパソコンなどを長時間使うと無表情になり、表情筋が衰え、さらに顔がたるみやすくなります。箇所としては、目の下・頬・あごのたるみの3カ所が多いです。

眼輪筋は目の周りの表情筋で、まぶたの開閉を行う筋肉。前頭筋はおでこの筋肉で眼を見開く眼輪筋を上に引き上げています。舌骨筋群は大頬骨筋という口角を上に引き上げる働きをする筋肉で、硬くなり衰えると頬がたるみやすくなります。

あごのたるみは、舌骨筋群という舌を動かすための筋肉が弱まることで引き起こされます。

セルフトリートメント①眼輪筋と前頭筋を鍛える

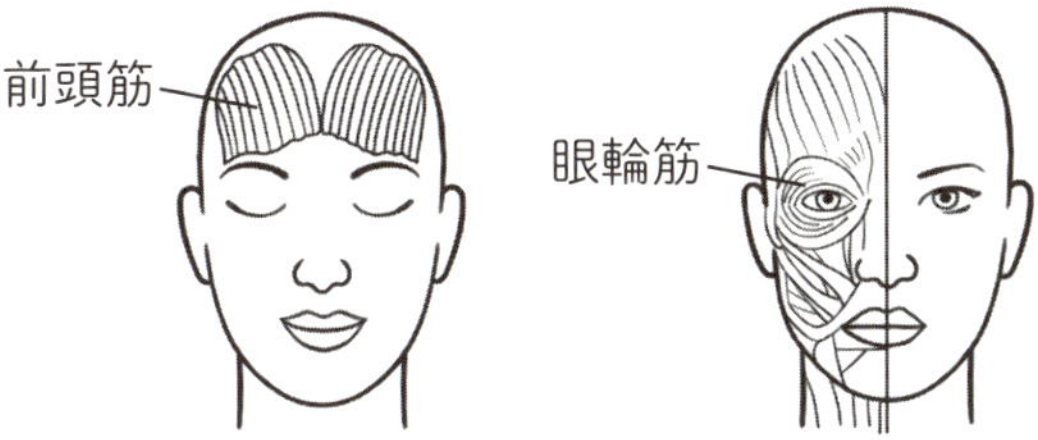

3セット

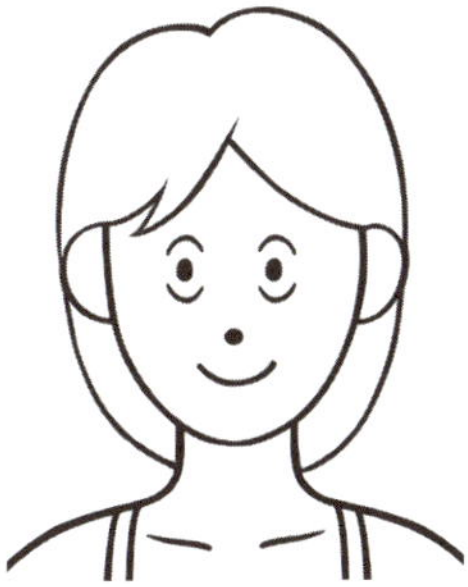

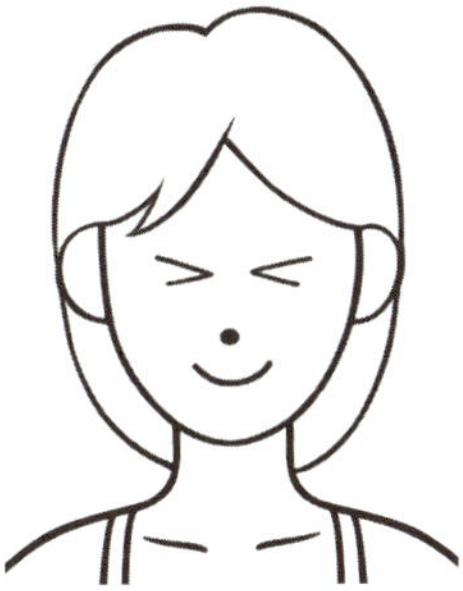

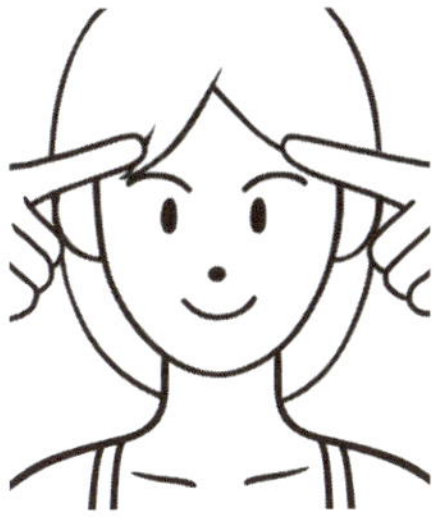

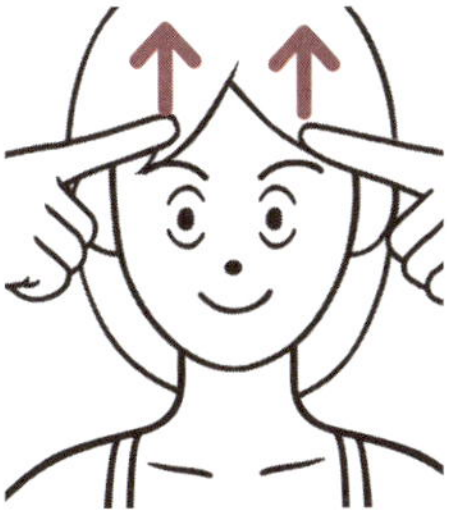

1

目を大きく、5～6秒間見開きます。

2

目をしっかりと5～6秒間つぶります。

3

両手の人差し指で眉毛の少し上の部分を押さえます。

4

目を大きく開きます。10秒ほどキープします。

※この時、両手の人差し指で額の筋肉を持ち上げながら行います。

セルフトリートメント②大頬骨筋を鍛える

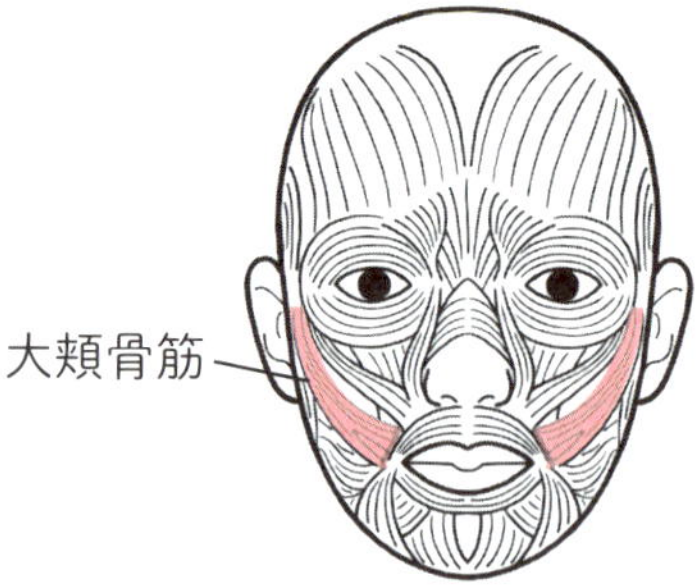

1
セット

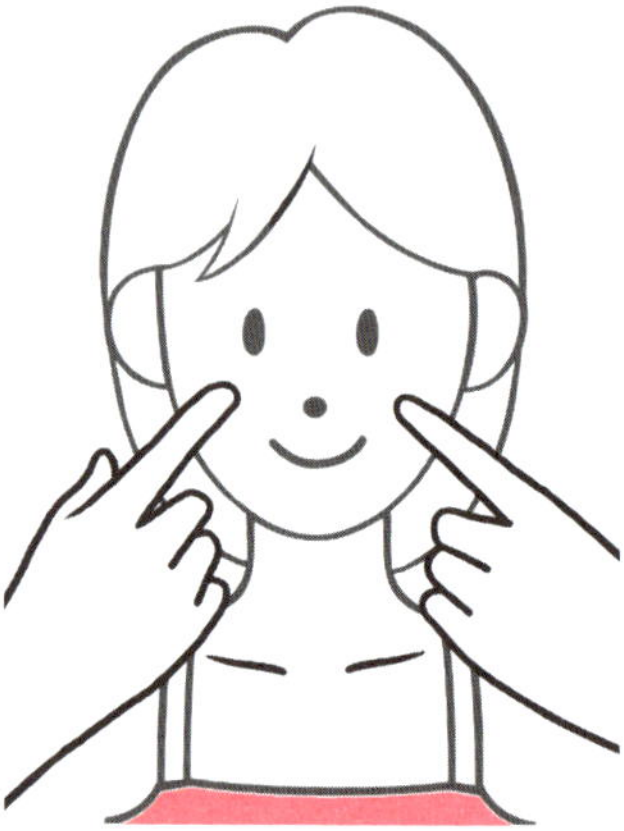

1

両手の人差し指を頬骨の下に当てます。

2

頬の下の筋肉を人差し指で持ち上げるようにしながら、口角を上にあげます。

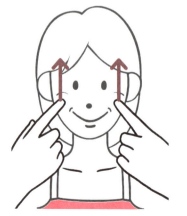

3

30 秒ほどキープします。

セルフトリートメント③舌骨筋群を鍛える

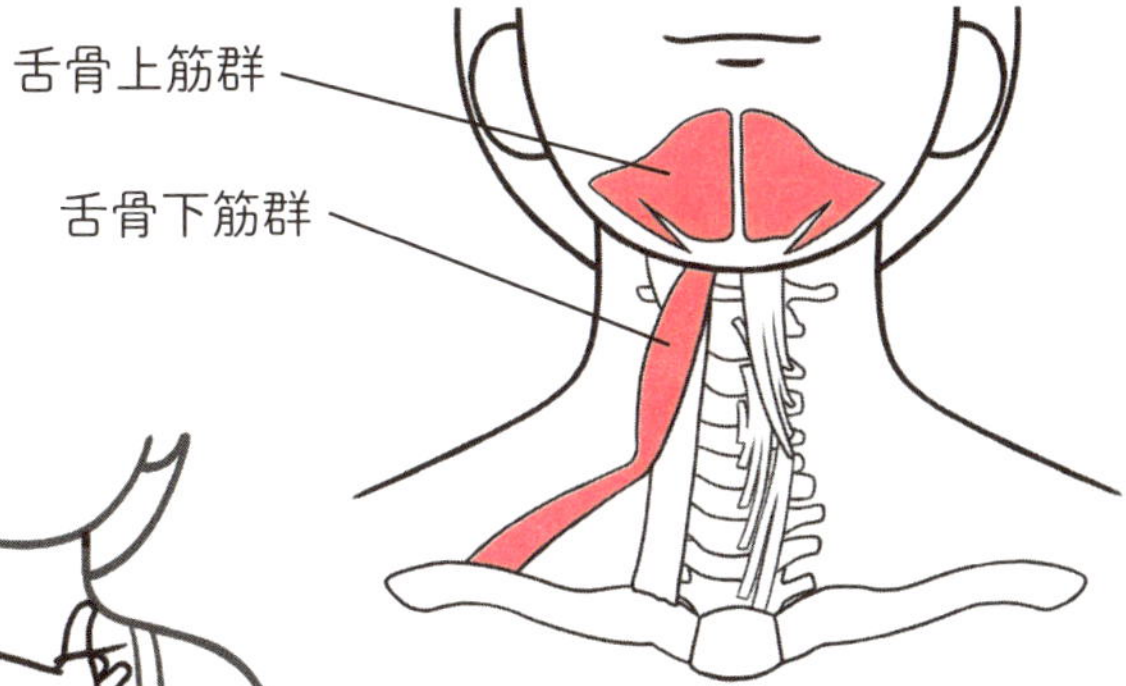

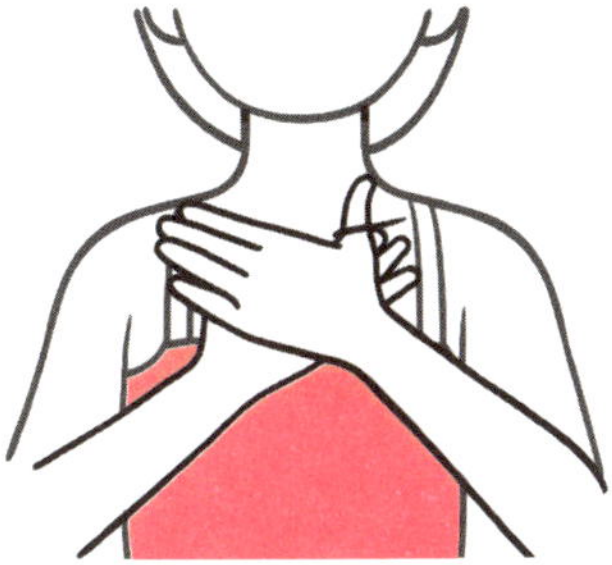

3セット

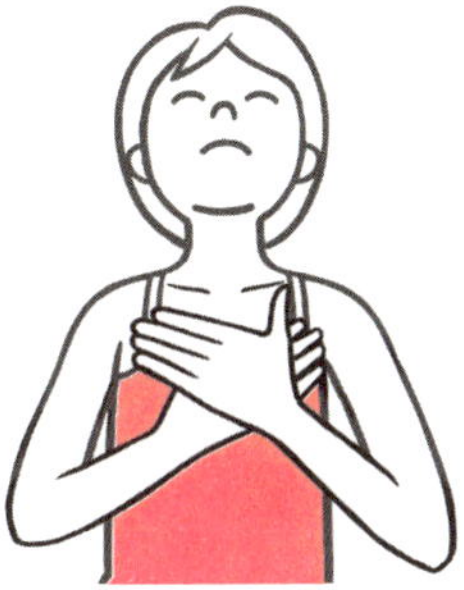

1

首の下に両手を重ねて当てます。下の手は鎖骨に引っ掛けるように置きます。
そのままあごを上にあげます。

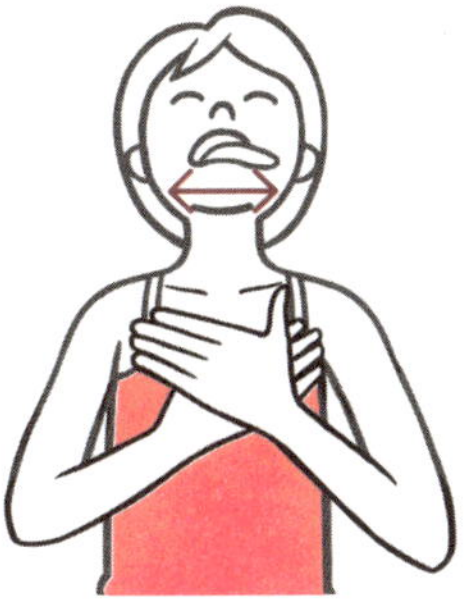

2

あごを上にあげた状態でベロを出し、左右に20回ほど大きく動かします。

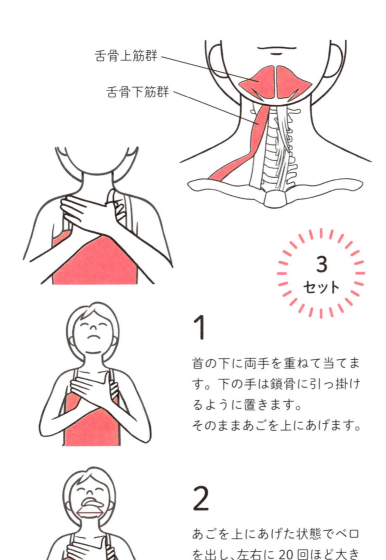

ほうれい線

主な原因

▼表情筋の衰え
▼長時間のマスク

解消ポイント

▼目頬を膨らませて表情筋を鍛える
▼側頭筋《そくとうきん》をゆるめる

ほうれい線は、ヒトの鼻の両脇から唇の両端に伸びる2本の線のことです。解剖学などの専門用語では鼻唇溝《びしんこう》と呼ばれていて、頬の境界線のことであり、実はシワではありません。マスクを長時間するとほうれい線は濃くなります。理由は、耳の周辺にある側頭筋という筋肉ががちがちに硬くなると頬を上にあげる働きが低下し、頬の筋肉がたるむからです。表情筋は、頬・鼻の周辺・あご付近に付いていて、頬を膨らませるだけでも鍛えられます。さらに少しだけ指で押すだけでも筋肉が意識されて効果が上がります。

顔の土台部分であるインナーマッスル（深層筋）は咀嚼《そしゃく》筋と呼ばれ、耳の上に付着している側頭筋は表情筋の土台で、顔全体の皮膚を支える役割を担っています。この側頭筋が凝り固まって衰えると、顔を引っ張り上げる力がなくなってしまうため、頬の位置が下がり、ほうれい線がくっきりと目立つようになるので、ほうれい線対策には側頭筋は重要な筋肉なのです。

セルフトリートメント①頬を膨らませて表情筋を鍛える

指で軽く抵抗をかけるとさらに効果的です。

3セット

1

右頬を膨らませ、指で軽く10秒ほど押し続けます。
※頬は頑張って膨らまし続けます。

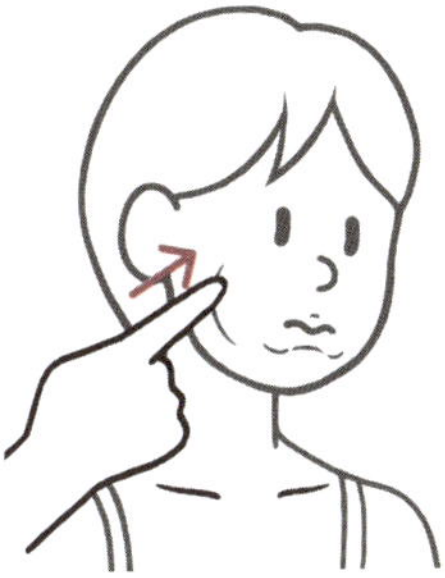

2

左頬も同じように行います。

3

鼻の下を膨らませ、指で軽く10秒ほど押し続けます。
※鼻の下は頑張って膨らまし続けます。

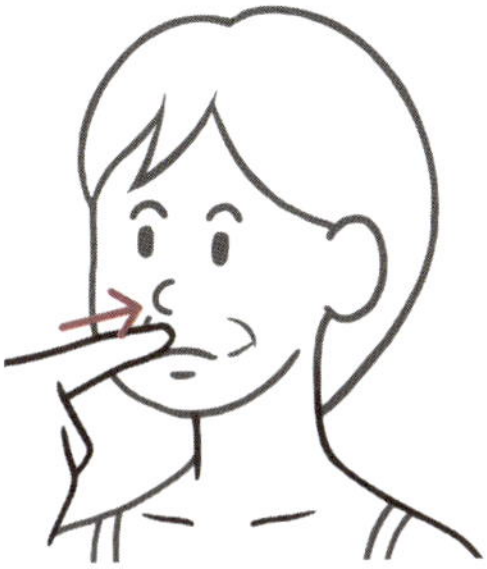

4

あごの部分を膨らませ、指で軽く10秒ほど押し続けます。あごの部分は頑張って膨らまし続けます。

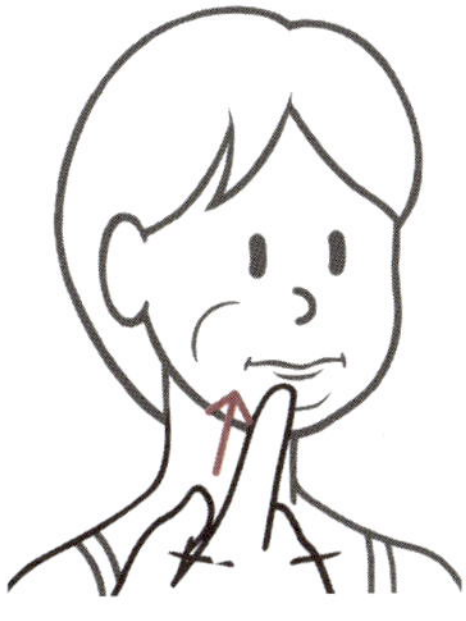

セルフトリートメント②側頭筋《そくとうきん》をゆるめる

「ストレスタイプの肩コリ」のセルフトリートメント①鱗状縫合をゆるめる（P37～38）と、「生理痛による頭痛」のセルフトリートメント②こめかみの筋肉をほぐす（P157）を3セット行ってください。

顔のシワ

主な原因

▼乾燥
▼加齢による顔の筋力の衰え

解消ポイント

▼水分を摂る
▼顔の筋肉をゆるめる
▼顔の筋肉を鍛える
▼姿勢を良くする

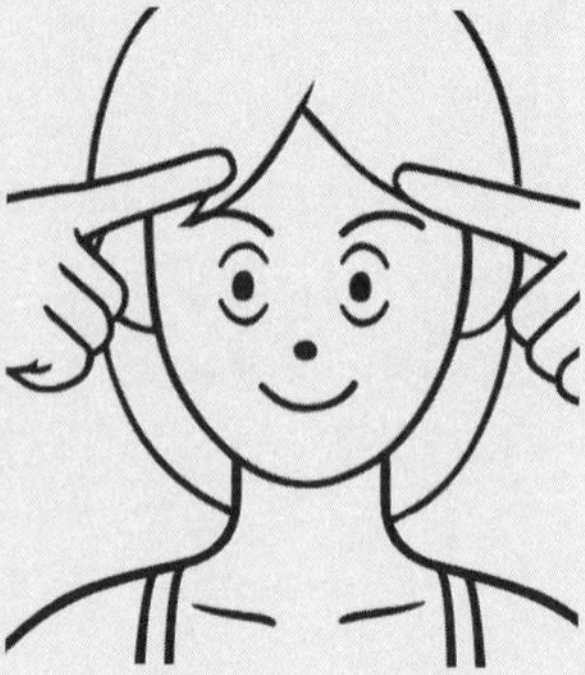

浅いシワは肌表面の乾燥＝水分不足が、深いシワの場合は、加齢による顔の筋力低下が主な原因です。

普段運動していない人が急に身体を動かすと身体を痛めることがあるように、顔の筋肉を使っていない状態でいきなり鍛えると、硬くなっている筋肉がさらに収縮してしまうので、逆にシワが深くなる恐れがあります。

また顔が下向きになれば、重力によって目の下や頬が垂れ落ち、シワが深くなりますので、姿勢を良くすることもポイントです。

セルフトリートメント①水分を摂る

肌は、水分量が低下するとバリア機能が低下して乾燥しやすくなり、シワが増えやすくなります。

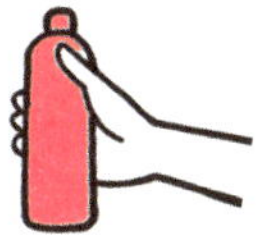

1

1日に飲む水の量の目安は、1.2～1.6リットルです。

2

1日に水を飲む回数は8～10回に分けてこまめに飲みます。

3

冷たい水は身体を冷やす原因になります。冷やしすぎないよう、飲む水の温度は常温を心掛けるようにしましょう。

セルフトリートメント②顔の筋肉をゆるめる

「食いしばり・歯ぎしり」のセルフトリートメント③寝る前に咬筋をゆるめる（P22）、「顔のむくみ」のセルフトリートメント①えら下のリンパ液の流れを良くする（P177）、「ストレスタイプの肩コリ」のセルフトリートメント①鱗状縫合をゆるめる（P37～38）を3セット行ってください。

セルフトリートメント③顔の筋肉を鍛える

「顔のたるみ」のセルフトリートメント①眼輪筋と前頭筋を鍛える（P183）②大頬骨筋を鍛える（P184）③舌骨筋群を鍛える（P185）を行ってください。

セルフトリートメント④姿勢を良くする

「巻き肩」のセルフトリートメント①鎖骨を開き、胸の筋肉をゆるめる（P46）、「筋肉疲労タイプの肩コリ」のセルフトリートメント　胸と鎖骨をゆるめる（P35〜36）を行ってください。

デコルテライン

主な原因
▼猫背
▼巻き肩

解消ポイント
▼巻き肩と猫背を修正する

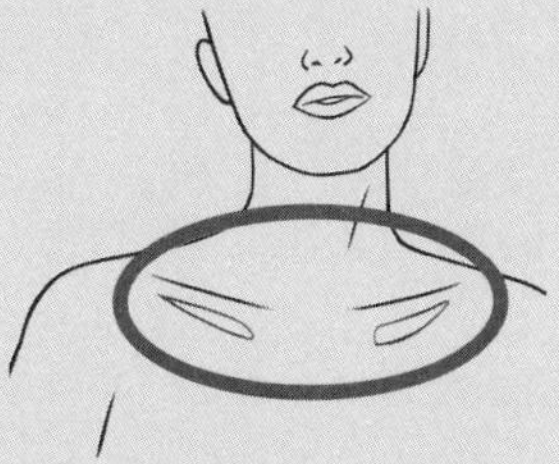

デコルテラインとは、首筋・鎖骨・胸元のラインを総称した呼び名です。美しいデコルテラインは、鎖骨がくっきりと浮き出て、左右の高さがそろい、鎖骨周辺の血行が良い状態です。しかし、猫背や巻き肩などが原因でデコルテラインが崩れると、見た目がよくないだけでなく、鎖骨周辺のリンパの流れも悪くなるので、顔のむくみや腕のむくみ、肩コリや首のコリにも繋がってきます。

セルフトリートメント　巻き肩と猫背を修正する

「腕がしびれる」のセルフトリートメント①首の付け根の筋肉をゆるめる（P85）、「筋肉疲労タイプの肩こり」のセルフトリートメント　胸と鎖骨をゆるめる（P35〜36）を1〜3セット行ってください。

O脚

主な原因

▼加齢による下肢の筋力低下
▼日常の中での偏った立ち方

解消ポイント

▼お尻と太ももの外側の筋肉をゆるめる
▼太ももの内側の筋肉を鍛える
▼股関節と膝の骨を内側にストレッチする

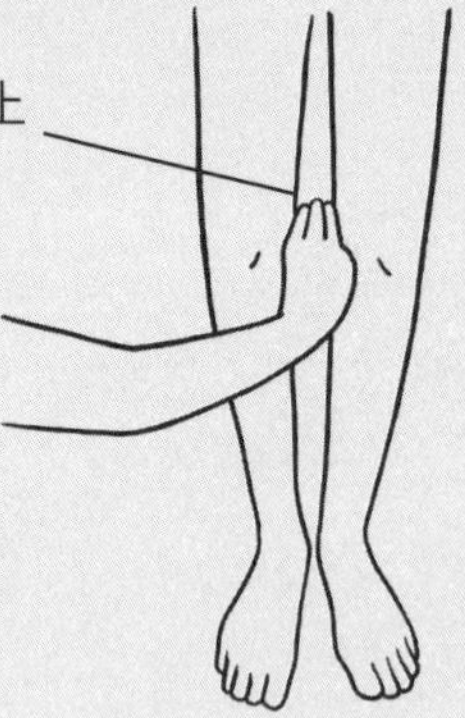

O脚とは、両ひざが外側に曲がり、左右の内くるぶしをそろえたときに膝が接しない状態のことです。内くるぶしをつけた状態で立った時、膝の隙間が指3本以上入る場合、O脚の可能性があります。原因は様々ですが、加齢による下肢の筋力低下や、日常の中での偏った片足立ちによる下肢の筋肉バランスの悪さがあります。

例えば荷物を片方の肩にかけた状態で極端にどちらかの足に体重をかけるような立ち方をすると重心は外側にかかるので、骨盤の外にあるお尻の筋肉と太ももの外側の筋肉に負担がかかり、お尻の筋肉と太ももの外側の筋肉が硬くなります。筋肉は硬くなると縮むので、外側に太ももの骨やすねの骨を引っ張り、傾けてしまいます。その結果、脚が外側に開くO脚となるのです。

セルフトリートメント①お尻と太ももの外側の筋肉をゆるめる

「坐骨神経痛」のセルフトリートメント③太ももの外側をゆるめる（P112）を1〜3セット行ってください。

セルフトリートメント②太ももの内側の筋肉を鍛える

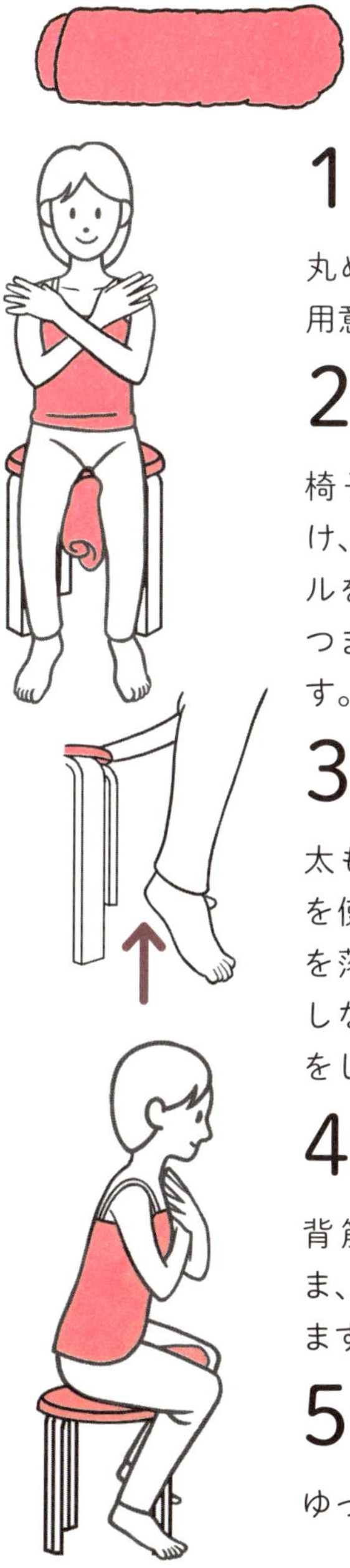

3セット

1

丸めたバスタオルを用意します。

2

椅子に浅めに腰かけ、両膝でバスタオルを挟み、そのままつま先立ちになります。

3

太ももの内側の筋肉を使ってバスタオルを落とさないようにしながら軽くおじぎをします。

4

背筋を伸ばしたまま、10秒間キープします。

5

ゆっくり戻します。

セルフトリートメント③股関節と膝の骨を内側にストレッチする

3セット

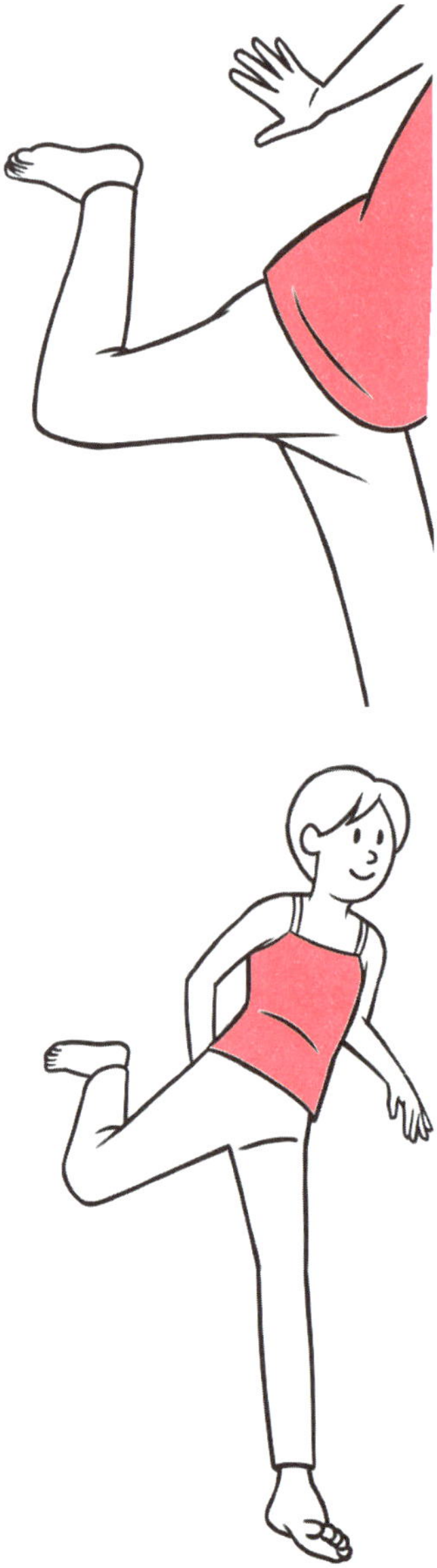

1

右側から行います。床に座り、股関節をできるだけ開き、膝を直角に曲げます。
この時、足首も床に平行にします。

2

床につけた膝が浮かないように、ゆっくり上体を後ろに倒します。膝の内側が伸びている感覚を感じていれば正解です。

3

これ以上後ろに倒すと膝が浮いてしまうという位置まで倒したら30秒間キープしてください。慣れてきたら徐々にキープする時間を長くしましょう。1分間が目標です。

※反対側も同じように行います。

肥満

主な原因

▼ストレス・不安
▼過食
▼運動不足
▼睡眠不足

解消ポイント

▼ストレスに対処すること
▼肥満を解消する食事
▼下半身の筋肉を鍛える
▼睡眠を取る

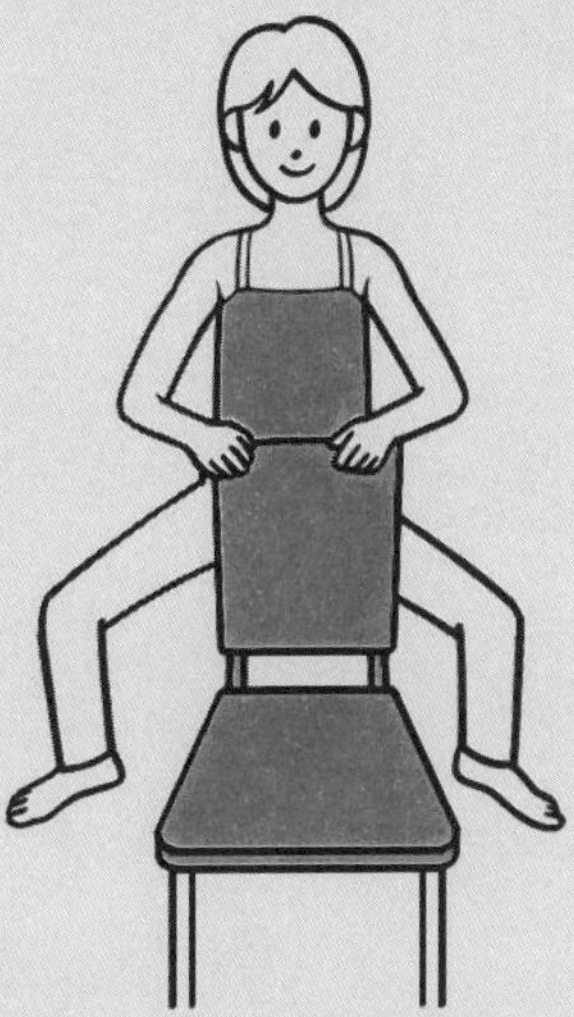

ストレスと肥満は関連しています。ストレスを感じると、身体を守るためにコルチゾールという胃を活発にさせたり、食欲を増す働きがあるホルモンが分泌され、必要以上に食べ過ぎてしまうからです。

肥満が解消できないのは、努力や能力が不足しているのではなく、ストレスや不安などのメンタル面の影響を解消してないことが原因の一つと言われています。

セルフトリートメント①ストレス対処　マインドフルネス

マインドフルネスとは何でしょう？　簡単にお伝えすると、心を整えるための考え方です。心を整えるために「今、この瞬間の自分自身の感覚や感情に集中」していきます。感情を抑制・解消することで自律神経が安定すると、ストレスによる過食などは減り、肥満は改善していきます。

「憂鬱状態になりやすい（メンタル疲労）」のセルフトリートメント　マインドフルネス瞑想法（P129）を行ってください。

セルフトリートメント②肥満を解消する食事

食事について具体的にお伝えしていきましょう。最初は1つでも良いので試してみてください。ですが、最終的には全部ができるようになってください。

①毎食後、食事の時間・内容・量を紙に書いて記録する

痩せないという方に多く共通するのは、ご自身の正確な体重や身体のサイズを知らないことです。少し厳しい言い方をすると「知りたくない」からです。太った自分を見たくなかったり知りたくないということは、自分自身ときちんと向かい合っていないことです。肥満を解消するには「ご自身と向き合う」ことが本当のスタートです。「食事の時間、内容、量を毎食後紙に書く」という行為は少々面倒かもしれませんが、ご自身を知る行為が肥満解消の1歩だと思ってください。

②食事の感情の記録をとる

食べている時に怒りや悲しみ、ストレスを感じていたか？　を毎食後記録することで、自分がどんな時に「快適な食事」を楽しめるのか分かるようになります。

③3食食べる

お相撲さんは1日2食です。食事の回数が少ないと体が栄養素を吸収しやすくなり、体脂肪が増えやすくなります。特に朝食を抜いて、夜にまとめ食いをすると太りやすくなるので注意してください。

④早食いを止める、よく噛む

ストレスや不安感が大きく、そこから逃げるために食べてしまうと早食いになり、過食してしまいがちです。止めるにはよく噛むことです。不安や嫌なことは考えず、噛むことに集中し、よく味わいながら食べましょう。また、よく噛むことで唾液が分泌され、消化酵素が多く出るので痩せやすくもなります。

⑤「ながら食い」を止める

スマホやテレビを見ながらのながら食いの習慣は、過食を増長させますので止めましょう。

セルフトリートメント③下半身の筋肉を鍛える

ここでは、最低限必要な運動をご紹介します。

基礎代謝を上げ、痩せやすい身体になるには、下半身の筋肉を鍛えることです。人体の7割の筋肉は下半身に集中しているため、鍛えることで痩せやすくなります。

「脚の冷え」のセルフトリートメント②下肢の筋肉量を増やす（P123）を3セット行ってください。

セルフトリートメント④睡眠を取る、睡眠の質を向上させる

睡眠が不足するとストレスがたまり過食しやすくなります。また基礎代謝も低下しますので、一日7時間半を目安に睡眠を取ってください。

「寝つきが悪い（不眠）」のセルフトリートメント①足先の血液循環をよくする（P137）、②腹部をゆるめる（P137）、③首、肩甲骨周りなどの背部をゆるめる（P138）をそれぞれ3セット行ってください。

小顔にする

主なポイント

▼あごのフェイスラインを引き締める
▼頬のたるみをリフトアップする
▼姿勢をまっすぐにする

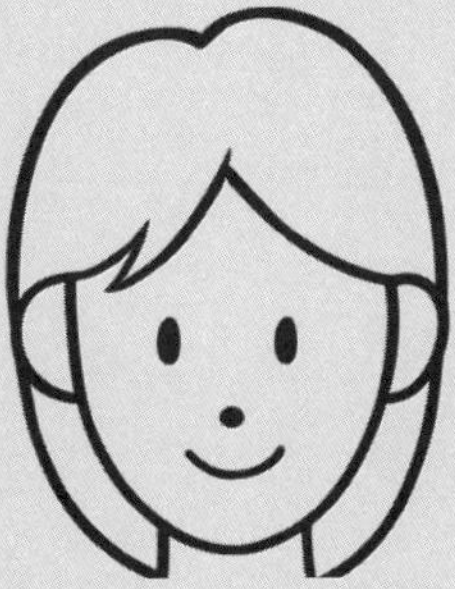

「顔が大きいのは生まれつき骨格がそうなっているのだからしかたない」と考えている人もいるかもしれませんが、そんなことはありません。

表情筋は30種類ほどありますが、通常の生活では全体の30％程度しか使われていません。筋トレをすると身体が引き締まるように、表情筋も鍛えれば引き締まっていきます。顔も土台となっているのは筋肉だからです。

小顔のポイントは様々ありますが、①あごのフェイスラインを引き締める　②頬のたるみをリフトアップする　③姿勢をまっすぐにする、の3つが重要になってきます。

①あごのフェイスラインを引き締める

解消ポイント

▼下《か》顎《がく》骨《こつ》周辺の筋肉や筋膜を引き上げる

▼舌《ぜっ》骨《こつ》筋《きん》群《ぐん》を鍛える

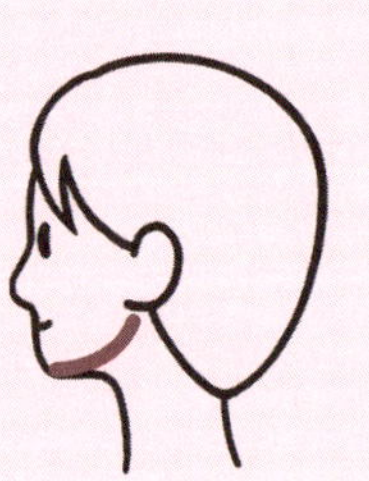

顔が小さく見えるポイントはあごのフェイスラインにある下顎骨という骨です。この骨は顔の3分の2を占めていて、顔の輪郭に大きく影響しています。下顎骨周辺に付いている筋肉や筋膜を引き上げると顎はシャープに見え、小顔に見えます。また舌骨筋群という舌を動かす筋肉は、この下顎骨にも付着していて、加齢等で衰えてくるとあごがたるんで見えてきます。

セルフトリートメント①下《か》顎《がく》骨《こつ》周辺の筋肉や筋膜を引き上げる

「顔のむくみ」のセルフトリートメント①えら下のリンパ液の流れを良くする（P177）②顔の筋膜を引き上げるタッピング（P178）を1～3セット行ってください。

セルフトリートメント②舌《ぜっ》骨《こつ》筋《きん》群《ぐん》を鍛える

「ストレスタイプの肩コリ」のセルフトリートメント①鱗状縫合をゆるめる（P37～38）を1～3セッ

ト行ってください。

②頬のたるみをリフトアップする

解消ポイント

▼咬筋《こうきん》をゆるめる

▼大頬骨筋《だいきょうこつきん》を鍛える

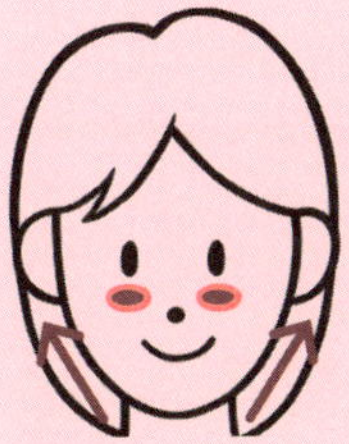

頬がたるむと顔の輪郭を構成しているフェイスラインが崩れ、顔が大きく見えます。主な原因は、大頬骨筋という筋肉の衰えです。咬筋をゆるめ、大頬骨筋を鍛えることで頬がリフトアップし、小顔の効果が出やすくなります。

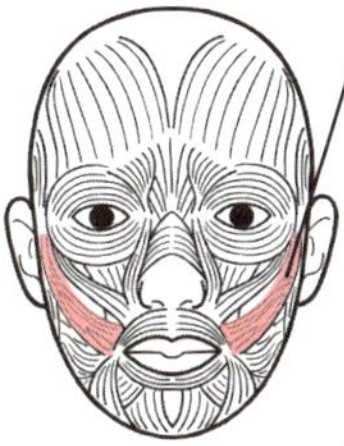

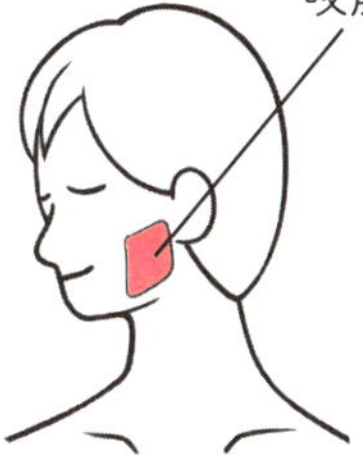

セルフトリートメント①咬筋をゆるめる

「食いしばり・歯ぎしり」のセルフトリートメント③寝る前に咬筋をゆるめる（P22）を1～3セット行ってください。

セルフトリートメント②大頬骨筋を鍛える

「顔のたるみ」のセルフトリートメント②大頬骨筋を鍛える（P184）を1～3セット行ってください。

③姿勢をまっすぐにする

解消ポイント
▼首の関節を伸ばす
▼巻き肩を修正する

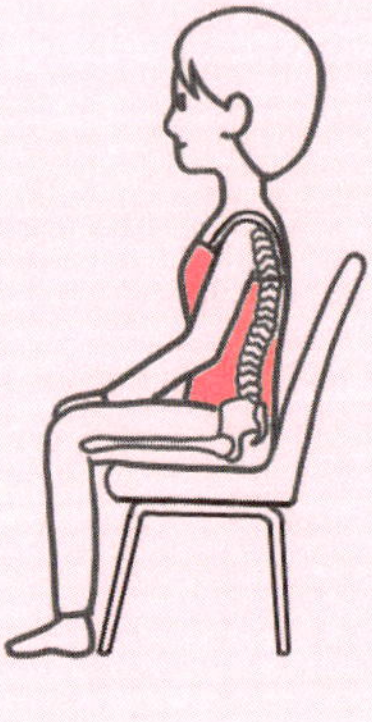

猫背や巻き肩など、いわゆる不良姿勢になると、首が縮んできます。この状態になると、あごのフェイスラインがつぶれ、顔が大きく見えるようになります。

また、下を向いている時間が長いと重力によって顔周りの脂肪や筋肉が垂れ下がってしまう可能性があります。姿勢を正すことで顔そのものを触らなくても、小顔にすることはできます。

首の関節の動きを良くすることで首が伸びやすい状態を作り、次に肩や鎖骨を開くことにより首が前に突き出た姿勢は矯正され、顔がすっきりと見えるようになります。

セルフトリートメント①首の関節を伸ばす

「首のコリ・痛み」のセルフトリートメント①首の関節 上下の動きを良くする（P48）②首の関節 左右に倒す動きを良くする（P49）③首の関節 左右にひねる動きを良くする（P50）を1～3セット行ってください。

セルフトリートメント②巻き肩を修正する

「巻き肩」のセルフトリートメント①鎖骨を開き、胸の筋肉をゆるめる（P46）、「筋疲労タイプの肩コリ」のセルフトリートメント　胸と鎖骨をゆるめる（P35～36）を1～3セット行ってください。

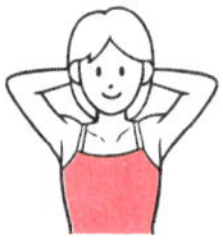

おわりに

治療院とスクールを運営する傍らでの執筆は、気がつけば始めてから出来上がるまで3年もかかってしまいました。その間、コロナ禍がはじまり、人々のライフスタイルや働き方は一変しました。

もともとコロナ禍以前から、自律神経からくる身体の不調を訴える患者様は年々増えていましたが、コロナ禍が長引くにつれ、身体の不調に加え、ココロを病む方が非常に多くなりました。

ココロの不調と言っても、頑張り屋の方は、自分で気がつかないことが多いように見受けられます。また欧米に比べ、まだ日本では心療内科に一歩踏み込む勇気がないという方も多いように思います。

健康は掃除みたいなもので、その都度やっておくと楽になります。年末に大掃除を行いますが、普段から使うたびに掃除をしておけば、大掛かりな掃除は必要ありません。その都度「ちょっと楽」なことを積み重ねれば、ひどい身体にはつながらない、そう思います。

本書もココロや身体の不調を感じた時にさっと開けるように、皆様の身近に置いてほしいという思いでつくりました。

コロナ禍前と後で社会も身体の不調も大きく変化してしまいましたが、変わらないものもあります。それはやはり「治癒力」ではないでしょうか。

ほんのちょっとのセルフケアでも身体は十分に変化します。そして不調を通して、ココロや身体に意識を向けることでまた着実に好転します。

そのように皆さんが不調と上手につきあって、少しでも心地よい日常が送れるようになってくれればと願います。

最後になりましたが、この本を書くきっかけをくださった松井バランス研究所のクライアントの皆様、3年間辛抱強く編集におつきあい頂いた株式会社STAR CREATIONSの伊集院尚様、出版してくださいました自由国民社の竹内尚志様、応援してくれているMBボディアートスクールの仲間の皆様、そして、僕の最大のサポーターである妻へ心から感謝します。本当にありがとうございました。

松井真一郎

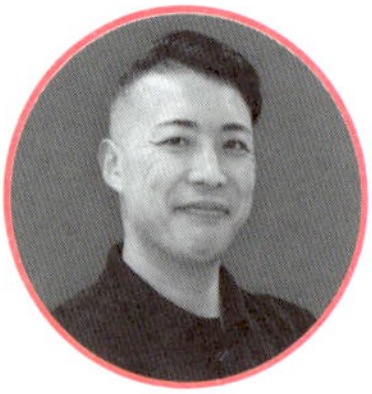

松井真一郎（まつい・しんいちろう）

治療家・MB式整体創始者
松井バランス研究所院長　MBボディアートスクール主宰

東京都出身。高校卒業後、鍼灸学校に進学。資格取得後は、整骨院・鍼灸院・整体院・マッサージ院・病院の整形外科など様々な治療術に触れ、修行を積む。

2003年東京都恵比寿にて「松井バランス研究所」を開業。「徹底したバランス調整」をコンセプトに開業当初から芸能人やスポーツ選手などを中心に予約が困難な状況が続き、延べ3万人以上を施術している。

2006年に整体学校「MBボディアートスクール」を開校。整体院を開院後、わずか3ヶ月で月商100万円を突破する卒業生を数多く輩出している。講演・セミナーも積極的に開催し、日本に留まらずアメリカでの実績も含めるとその数は300回超。現在、全国5000人を超える卒業生治療家が知識・手技・人間性を高めるために研磨している。

また、独自の理論を体系化したMB式整体の治療法DVDは、初版2000本がわずか1週間で完売するなど、業界内での話題も絶えない。

松井バランス研究所
代々木にある整体院です。
https://www.matsui-balance.jp/
Access
東京都渋谷区代々木１丁目３６－６
代々木駅前ビル ６Ｆ
代々木駅北口より徒歩１分

ＭＢボディアートスクール
素人さんからプロの治療家まで、シンプルな「使える」手技を実技中心で教えています。
https://www.mb-bas.com/

YouTube「松井真一郎チャンネル・身体の不調をノックアウト」
セルフ体操を中心に教えています。本書に掲載のセルフトリートメントもご覧いただけます。

本書は、『オトナ女子の自律神経セルフケア大全』（二〇二二年十一月一日初版発行）の新装版として刊行したもので、内容は同一です。

Special Thanks to:

企画協力：
岩谷 洋昌（H＆S株式会社）

編集協力：
伊集院 尚（株式会社 STAR CREATIONS）

本文イラストレーション：
黒田 文隆
株式会社ラポール イラストエージェント事業部

オトナ女子《じょし》の自律神経《じりつしんけい》セルフケア大全《たいぜん》［新装版］

二〇二二年（令和四年）十一月一日　初版発行
二〇二四年（令和六年）十月十一日　新装版第一刷発行

著　者　松井 真一郎
発行者　石井 悟
発行所　株式会社自由国民社
東京都豊島区高田三―一〇―一一
〒一七一―〇〇三三
電話〇三―六二三三―〇七八一（代表）
造　本　JK
印刷所　大日本印刷株式会社
製本所　新風製本株式会社